防控猝死

——心脑血管疾病科普手册

冀明忠　高剑波 ◎ 主编

辽宁科学技术出版社

·沈 阳·

图书在版编目（CIP）数据

防控猝死：心脑血管疾病科普手册 / 冀明忠, 高剑波主编. — 沈阳：辽宁科学技术出版社, 2022.1
ISBN 978-7-5591-2312-1

Ⅰ. ①防… Ⅱ. ①冀… ②高… Ⅲ. ①心脏血管疾病—防治—手册②脑血管疾病—防治—手册 Ⅳ. ①R54-62 ②R743-62

中国版本图书馆CIP数据核字（2021）第207025号

出版发行：辽宁科学技术出版社
　　　　　（地址：沈阳市和平区十一纬路25号　邮编：110003）
印 刷 者：辽宁新华印务有限公司
经 销 者：各地新华书店
幅面尺寸：170mm×240mm
印　　张：18.5
字　　数：350千字
出版时间：2022年1月第1版
印刷时间：2022年1月第1次印刷
责任编辑：吴兰兰
封面设计：王思雨
版式设计：鼎籍文化
责任校对：王春茹

书　　号：ISBN 978-7-5591-2312-1
定　　价：98.00元

投稿热线：024-23284363
邮购热线：024-23284357
E-mail:2145249267@qq.com
http://www.lnkj.com.cn

前言

　　近年来，以冠心病、脑梗死为主的心脑血管疾病正在高扬"生命第一杀手"的黑旗，其令人色变的杀伤力，毫不留情地伤害着人类的健康和生命。瞬间致命致残者随处可见，而令人猝不及防，只能束手无策地无奈承担恶果。

　　我们来看一组数据：据《中国心脑血管病报告（2013年）》所载，中国目前约有2.9亿心脑血管病患者，其中有高血压2.7亿人，高血脂1.6亿人，糖尿病1.2亿人（还有1.5亿糖尿病前期症状者），超重人群超过总人口的1/5；脑卒中者达700万人，心肌梗死者250万人，心力衰竭者450万人，现有放支架者1100万人（占总人口的1‰）。该报告还显示：中国每年约有300万人死于心脑血管疾病，平均每天死亡9590人，每10秒就有1人死于该病。心脑血管病死亡人数占我国总死亡人数的51%。这是多么可怕啊！所以心脑血管疾病被人类惧称是威胁人类生命的"头号杀手"！

　　有人做过统计，每100个猝死的人中，有80%~90%是由急性心肌梗死引起的，大多在发病15分钟内死亡。全世界每1秒就有1人死于心肌梗死。

　　我们每每耳闻眼见，周围常常眼见有人倒下，毙命于心脑血管疾病：有亲戚朋友，有邻里同事。一同事在县医院门口突发心脏病，死在去急救室的路上；一位亲戚的儿子31岁，好好地睡下，第二天就再也没有醒来。2012年沈阳飞机集团罗董突发心肌梗死牺牲在工作岗位，年仅51岁；年前有报道称南京某学院李院长，国家特聘专家，多有著作，可谓精英，也在瞬间被心肌梗死夺去生命，年仅 42 岁；近期惊悉一向强调亮丽时尚健身的《时尚》杂志刘老总也不幸突遭猝死，年仅 60 岁；更令人惊恐的是 2019 年 7 月，30 天内国内六大著名医院有 6 位优秀医生相继猝死！可悲、可叹！

无数的眼见耳闻一再警告我们，心脑血管疾病，随时都有可能夺去我们之中任何一位的鲜活生命！

所以，如何有效防控心脑血管疾病，已成为社会关注的重大问题。目前，专家的一致意见是"无论心脑血管疾病多么严重，这类疾病都是可以预防、可以控制、可以管理的"。从而达成共识，根据是数据得出的结论：一个人的健康和寿命，15% 取决于遗传，10% 取决于社会因素，8% 取决于医疗条件，7% 取决于气候影响，60% 取决于自身。如果自己生活方式科学，再加上中国现代的良好社会氛围和全民医保，三项接近 80%，所以可以肯定地说，中国人目前主观行为基本可以掌握自己的健康和生命。

2016 年第 27 届长城国际心脏病学会会议将"创新分享，群防群治"定为今后中国开展健康建设重要国策。可见国家对群众防控心脑血管疾病的重视。

遗憾的是，现在中国人只管享受丰衣足食的现代生活，以为心脑血管疾病离自己很遥远，就随意透支健康，或尽管重视年检，心电图很正常，就掉以轻心；也有人认为那么多人总不会下一个猝死者是自己吧？因而心存侥幸；还有不少人虽然闻"猝死"色变，但把患病危险完全交给医院，自己甘愿屈从为任由医生宰割的羔羊！

有权威人士做过统计：我国每 100 名猝死病发者，只有 15 人"意识"到自己病发而拨打 120 求助（或家人或路人），在医院获救；有 10 人虽然也"意识"到自己可能发病但不懂急救措施，自己驾车、步行、打车赶往医院，而死在寻求医生的路上；更有 75 人根本没有"意识"到自己已经病发，仍然留在家中，而延误了急救时机，糊里糊涂地死在家中。

在国家层面，近年来发达国家猝死发病率和死亡率都有明显下降，其主要原因是强调了各项预防的落实；而我国则相反，在过去 15 年中，35~45 岁年龄段人群，患病率却增加了 150%，其主要原因是忽视了全民预防教育。

心脑血管猝死的夺命来势汹汹和人们的盲目无知、无能为力、听天由命的应对策略是何等的不对等啊！

为了让尽量长的有限生命为我们宏大愿景服好务，我们就应该分外珍惜和保护自己生命的载体——身体，皮之不存毛将焉附？所以作者经过5年的收集整理剖析，几经感悟，整理出版《防控猝死——心脑血管疾病科普手册》一书奉献给广大中老年朋友。全书贯穿"预防"主线，查找猝死成因、诱因，简单系统地讲解人体相关知识，增强"预防第一"的自觉性、自信心；联系人们日常生活饮食习惯，落实预防猝死综合治理措施，有备无患；让普通任由病魔肆虐的百姓，成为主宰自己身体健康的行家里手！主动权在手，自己的生命自己做主，治病在未病之前。一定要严防固守，让猝死病魔无孔可入！

　　"心脑血管疾病最好的治疗，永远是预防"，这是中外专家一致的见解。通过学习系列的相关生物医学知识，普及大家的生命科学知识，提高猝死防范意识，主动行动起来预防了，健康地生活，岂不家国大幸！

防控猝死
——心脑血管疾病科普手册

内容简介

　　本书紧扣猝死病发，明确提出防控猝死的三大要素，即：① 病因；② 诱因；③ 病发时的自救意识和措施。

　　全书贯穿防重于治，治病在未发病前的理念，对猝死病发的三大要素，展开科普式系统讲解，便于普通百姓理解应用：

　　① 病因——猝死病发的根本原因。主要是血管里"长出"血栓，包括沉积在血管壁上的游走于血液中的血栓，讲解这些血栓的形成以及如何少长栓、迟长栓和自身化解血栓功能，达到防控猝死的目的。

　　② 诱因——尽管血栓形成，如果没有诱因诱发，猝死一般也不会发生。所以明白什么是猝死病发的诱因，有哪些诱因以及会诱发哪些种类的猝死，对及时掐住诱因，避免猝死发生至关重要。

　　③ 猝死病发时的自救意识及措施——是防控猝死最惊险的一步。据统计，有85%的死亡都发生在急救人员到来之前，多为自救意识和措施不当，被自己和家人耽搁了。

　　学习必要的心脑血管科普知识，就完全可以有效防控猝死发生，化险为夷。

　　根据需要，本书还适当增加了相关的机体器官构造及功能和一些生命学、营养学的科普知识，以便百姓更好地理解、掌握和运用，防控猝死。自己掌握自己生命主动权，安康一生。

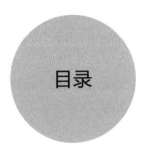

目录

全书各章节插图汇集

全书各章节插图汇集

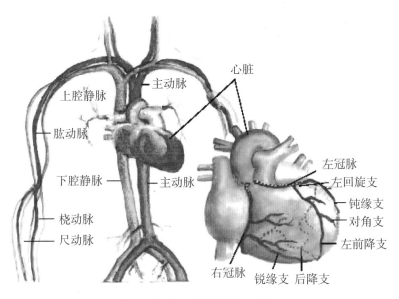

图 1　心脏及主要血管示意图

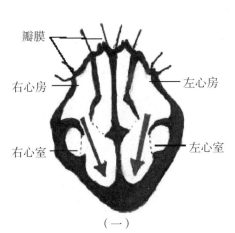

（一）

左右心房收缩左右心室扩张，分别将血液压至左右心室。

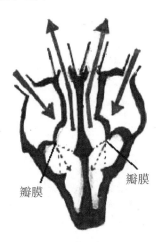

（二）

左右心房舒张静脉血被吸入，同时左右心室收缩，分别将室内血液泵入主动脉和肺动脉。

图 2　心脏泵血示意图

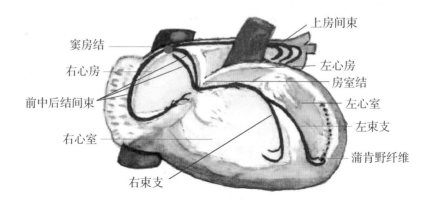

窦房结
右心房
前中后结间束
右心室
右束支
上房间束
左心房
房室结
左心室
左束支
蒲肯野纤维

图3 心脏传导系统示意图

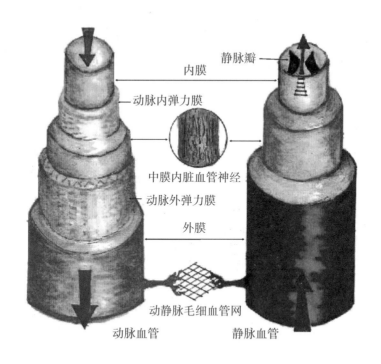

静脉瓣
内膜
动脉内弹力膜
中膜内脏血管神经
动脉外弹力膜
外膜
动静脉毛细血管网
动脉血管
静脉血管

图4 动静脉血管构造示意图

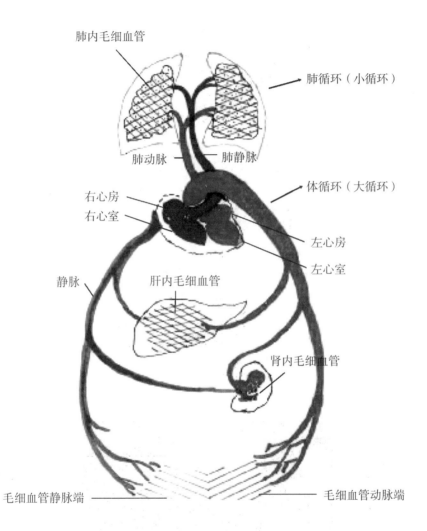

肺内毛细血管

肺循环（小循环）

肺动脉　　肺静脉

右心房

右心室

体循环（大循环）

左心房

左心室

静脉

肝内毛细血管

肾内毛细血管

毛细血管静脉端

毛细血管动脉端

图 5　人体大小循环示意图

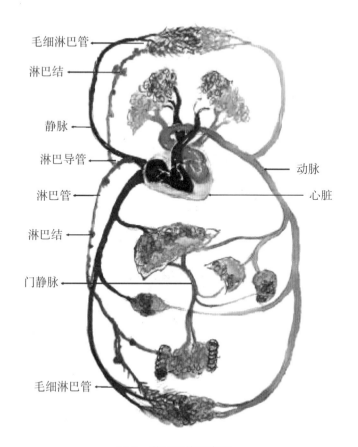

毛细淋巴管

淋巴结

静脉

淋巴导管

淋巴管

淋巴结

门静脉

毛细淋巴管

动脉

心脏

图 6　淋巴系统示意图

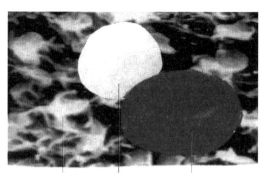

血小板　　白细胞　　红细胞

图 7　血细胞示意图

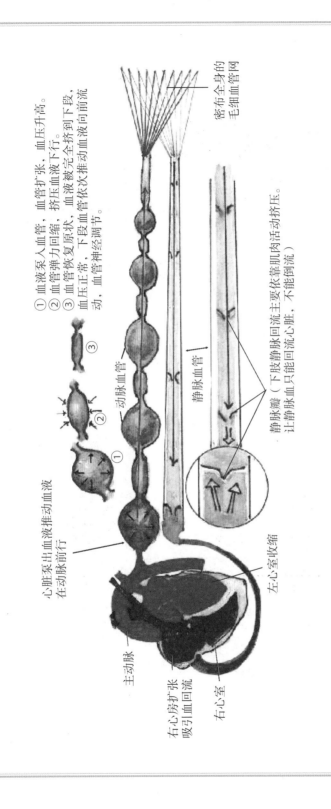

图 8　心脏血管在神经协调下血压输送血液循环示意图

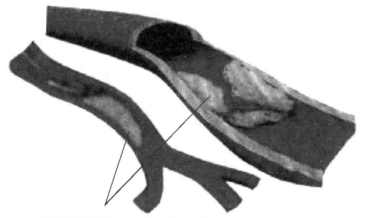

血管壁沉积的斑块（也叫血栓、血块）

图9　血栓示意图

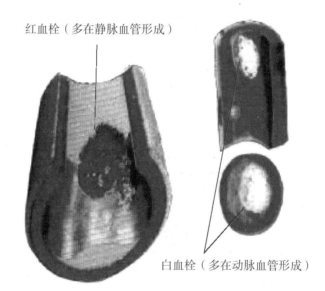

红血栓（多在静脉血管形成）

白血栓（多在动脉血管形成）

图10　动静脉血栓示意图

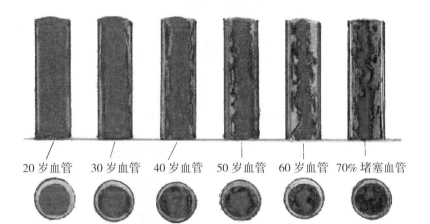

20 岁血管　　30 岁血管　　40 岁血管　　50 岁血管　　60 岁血管　　70% 堵塞血管

图 11　一般性血栓生长过程示意图

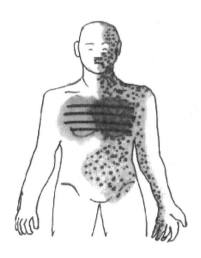

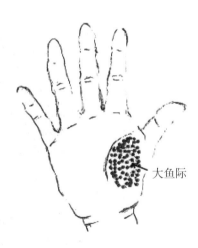

大鱼际

图 12　心绞痛的典型表现示意图　　　　图 13　手掌大鱼际穴位图

胸有捆绑压缩憋闷临死感，疼痛向
上放射到左颈、左下颌、左牙、左
太阳穴，向下放射到左肩、左臂内
侧、左无名指小指。另类心绞痛有
腹泻、腹痛

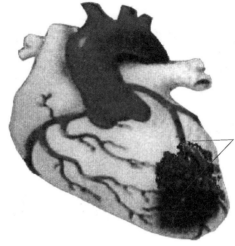

左前降支栓堵造成前间壁心肌梗死（其他部位都可发生）

图 14　心肌梗死示意图

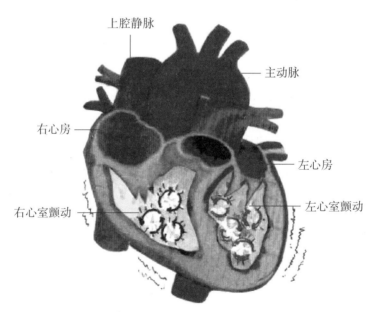

上腔静脉

主动脉

右心房

左心房

右心室颤动

左心室颤动

（室颤比任何心律失常更凶险）

图 15　心室颤动示意图

图中白色线为显影了的血管，导丝（白色直线）反复击撞堵塞处，直至疏通手术完成

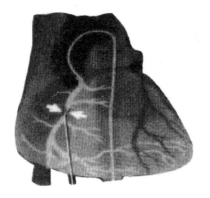

图 16 冠脉再通手术示意图

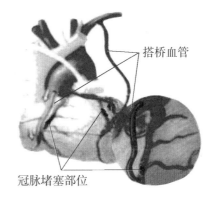

搭桥血管

冠脉堵塞部位

图 17 心脏搭桥示意图

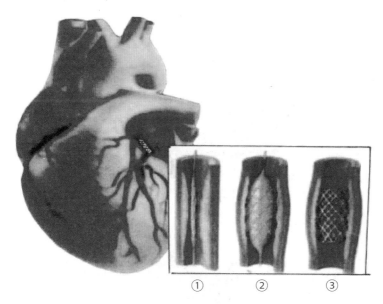

① 支架导入狭窄血管　　② 支架撑开　　③ 支架术完成

图 18 冠脉支架术示意图

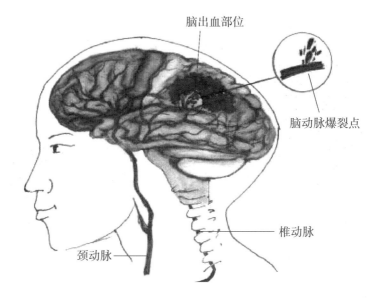

脑出血部位

脑动脉爆裂点

椎动脉

颈动脉

图 19　脑出血示意图

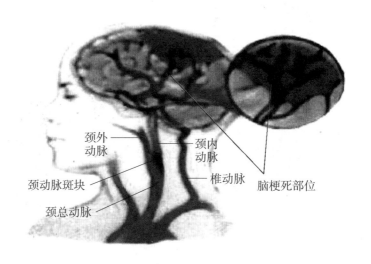

颈外动脉

颈内动脉

颈动脉斑块

椎动脉

脑梗死部位

颈总动脉

图 20　脑梗死示意图

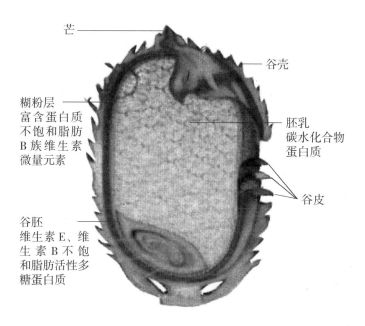

芒

谷壳

糊粉层
富含蛋白质
不饱和脂肪
B族维生素
微量元素

胚乳
碳水化合物
蛋白质

谷皮

谷胚
维生素 E、维
生 素 B 不 饱
和脂肪活性多
糖蛋白质

图 21　稻谷结构示意图

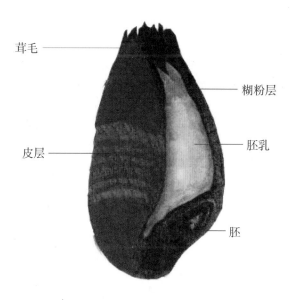

茸毛

糊粉层

皮层

胚乳

胚

图 22　小麦粒构造示意图

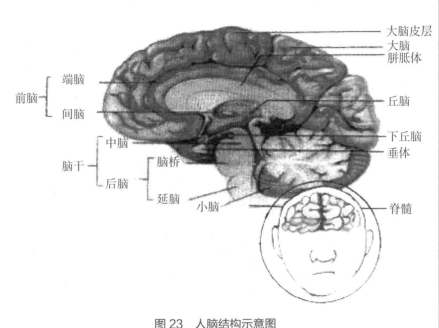

图 23　人脑结构示意图

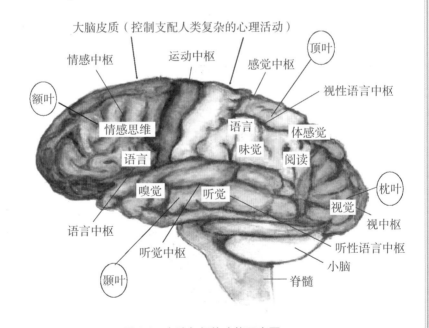

图 24　大脑各部位功能示意图

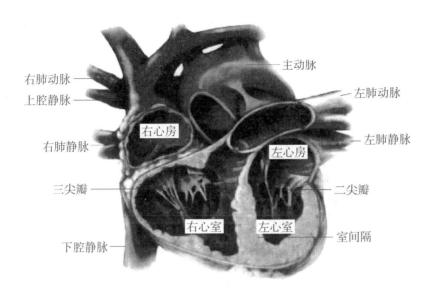

图 25　心脏结构示意图

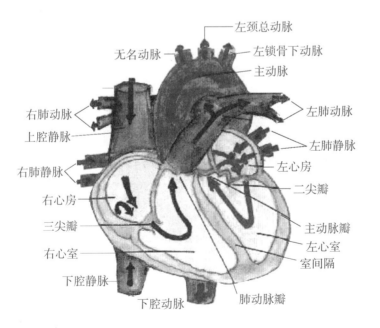

图 26　心脏血液流动示意图

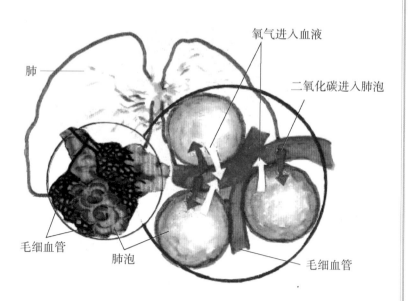

图 27　肺脏气体交换示意图

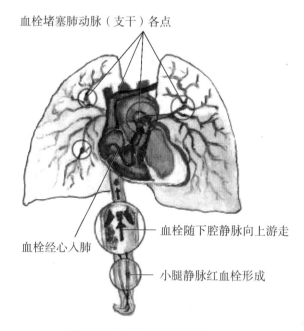

图 28　肺栓塞形成示意图

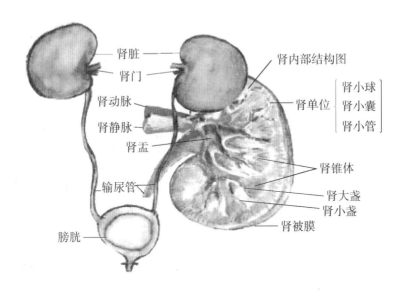

肾脏
肾门
肾内部结构图
肾动脉
肾静脉
肾单位 { 肾小球 肾小囊 肾小管 }
肾盂
肾锥体
输尿管
肾大盏
肾小盏
膀胱
肾被膜

肾单位示意图
（每个肾有 100 多万个肾单位）

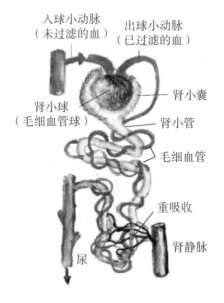

入球小动脉
（未过滤的血）
出球小动脉
（已过滤的血）
肾小球
（毛细血管球）
肾小囊
肾小管
毛细血管
重吸收
肾静脉
尿

图 29　肾脏结构与膀胱联系示意图

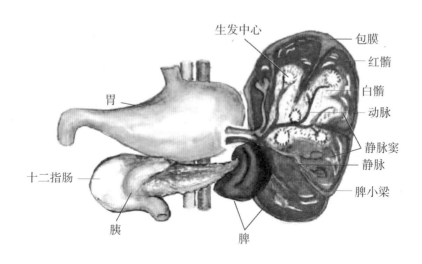

生发中心

包膜

红髓

白髓

动脉

静脉窦

静脉

脾小梁

胃

十二指肠

胰

脾

图 30 脾脏与胃、胰功能关系示意图

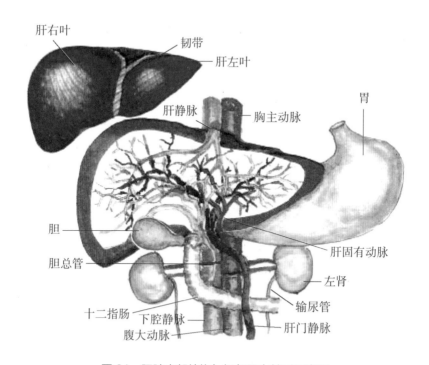

肝右叶

韧带

肝左叶

肝静脉

胸主动脉

胃

胆

肝固有动脉

胆总管

左肾

十二指肠

输尿管

下腔静脉

肝门静脉

腹大动脉

图 31 肝脏内部结构与相邻器官关系示意图

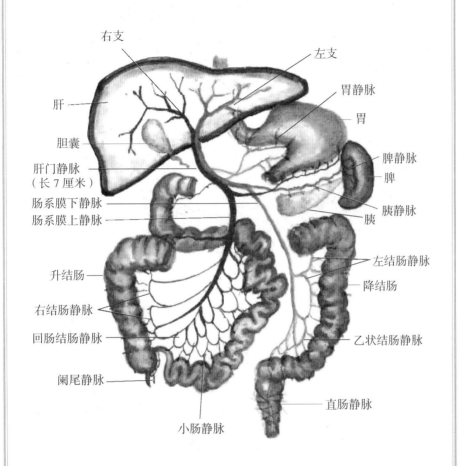

右支

左支

胃静脉

肝

胃

胆囊

脾静脉

肝门静脉
（长7厘米）

脾

肠系膜下静脉

胰静脉

肠系膜上静脉

胰

升结肠

左结肠静脉

降结肠

右结肠静脉

回肠结肠静脉

乙状结肠静脉

阑尾静脉

直肠静脉

小肠静脉

图 32　肝门静脉及肝门脉系统示意图

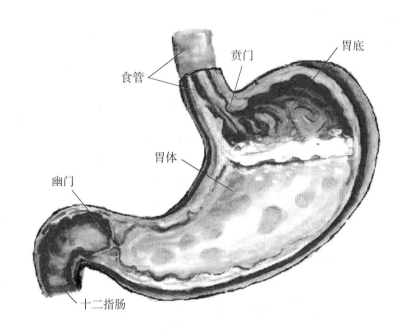

图 33　人体胃示意图

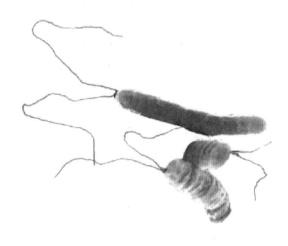

图 34　幽门螺杆菌图

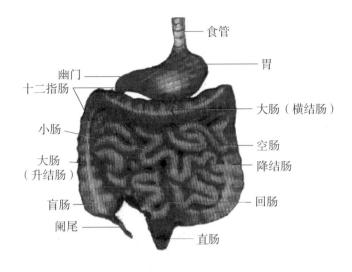

食管
胃
幽门
十二指肠
大肠（横结肠）
小肠
空肠
大肠（升结肠）
降结肠
盲肠
回肠
阑尾
直肠

图 35　小肠、大肠示意图

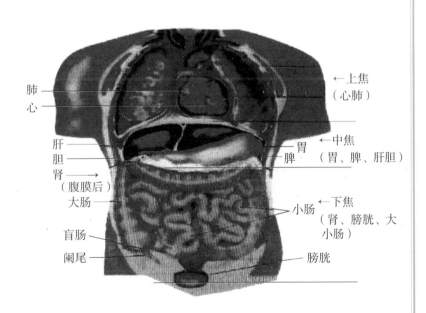

肺
心
←上焦（心肺）
肝
胆
肾（腹膜后）
胃
脾
←中焦（胃、脾、肝胆）
大肠
小肠
←下焦（肾、膀胱、大小肠）
盲肠
阑尾
膀胱

图 36　三焦及五脏六腑位置示意图

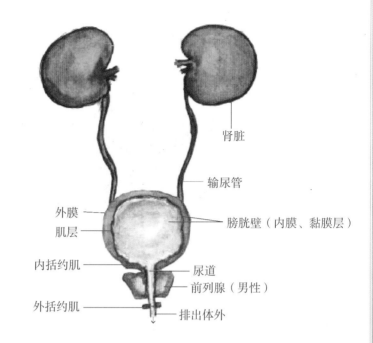

图 37　膀胱与肾脏关系示意图

肾脏

输尿管

外膜

肌层

内括约肌

外括约肌

膀胱壁（内膜、黏膜层）

尿道

前列腺（男性）

排出体外

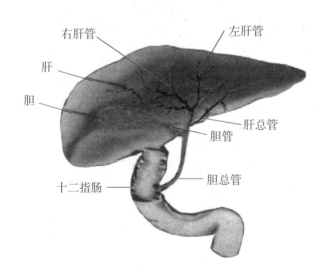

右肝管

左肝管

肝

胆

肝总管

胆管

胆总管

十二指肠

图 38　胆、肝、小肠关系示意图

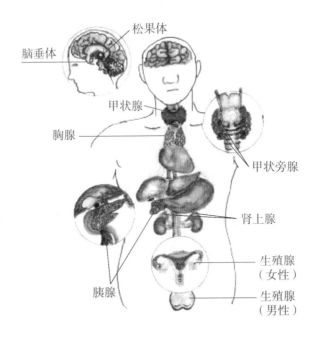

图 39　八腺体示意图

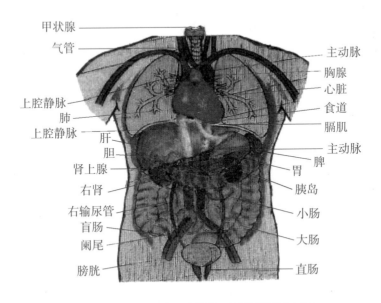

图 40　胸腹腔器官及血管透明联络关系示意图

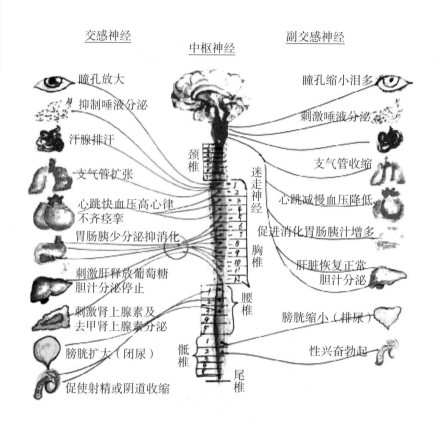

交感神经　　　　　　　　　　　副交感神经

中枢神经

瞳孔放大　　　　　　　　　　　瞳孔缩小泪多

抑制唾液分泌　　　　　　　　　刺激唾液分泌

汗腺排汗

支气管扩张　　　　　　　　　　支气管收缩

颈椎

迷走神经

心跳快血压高心律　　　　　　　心跳减慢血压降低
不齐痉挛

胃肠胰少分泌抑消化　　　　　　促进消化胃肠胰汁增多

胸椎

刺激肝释放葡萄糖　　　　　　　肝脏恢复正常
胆汁分泌停止　　　　　　　　　胆汁分泌

腰椎

刺激肾上腺素及
去甲肾上腺素分泌

膀胱扩大（闭尿）　　　　　　　膀胱缩小（排尿）

骶椎

性兴奋勃起

促使射精或阴道收缩

尾椎

　　　交感神经和副交感神经都属植物神经，神经根成对从脊柱的每节之间的椎间孔中伸出来（出至脊髓）与内脏、肌肉连接、指挥九大系统及感觉器官的协调运作，掌握着性命攸关的生理功能（大都是无意识的调节），如心跳、呼吸、新陈代谢、消化、吸收、血液、瞳孔等应激反应。

　　　交感神经极易受到外界及心理等因素影响，对人体产生强烈的应激反应；副交感神经如刹车，有平息应激反应的作用。

图 41　交感神经与副交感神经示意图

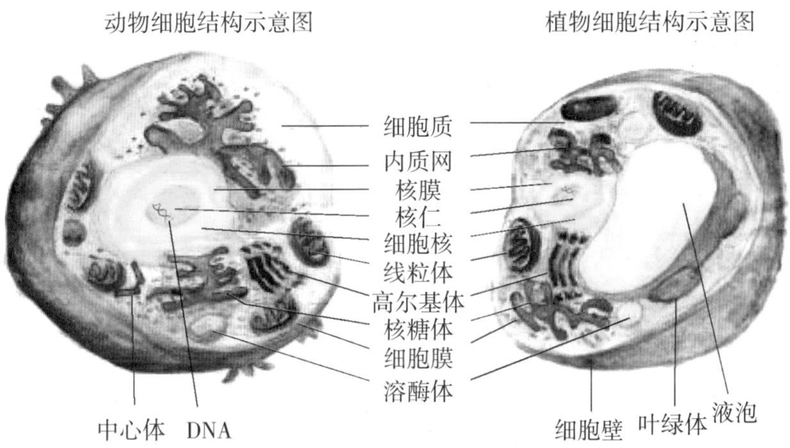

动物细胞结构示意图　　　　　　植物细胞结构示意图

细胞质
内质网
核膜
核仁
细胞核
线粒体
高尔基体
核糖体
细胞膜
溶酶体

中心体　DNA　　　　　　　　　　细胞壁　叶绿体　液泡

图42　动物细胞和植物细胞异同比较示意图

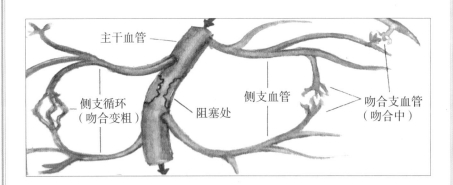

主干血管

侧支循环
（吻合变粗）　　　阻塞处　　　侧支血管　　　吻合支血管
（吻合中）

　　侧支是指血管主干四周分支出的网状小血管（包括吻合支小血管），这些小血管平时彼此不相连。但当主干血管发生狭窄或被慢性阻塞时，机体处于缺血缺氧状态（或发生某些强刺激预警时），受阻主干血管两端的侧支网状血管血压差变大，引起吻合支血管开放相互吻合连接（一对或多对），侧支血管扩张粗壮，从而使受阻主干血管上下通过侧支小血管绕道贯通起来。这种侧支血管连接贯通替代部分或全部主干血管血液循环功能，称之为侧支循环。

　　心脑器官血管特别具备形成侧支循环的条件，它们可以在脑垂体的指令下自动形成侧支循环；也可以通过人为外力干预促成侧支循环（需数天或数十天），以避免心脑猝死发生（参看第一章第二节"血管吻合"）。

图43　侧支循环示意图及原理

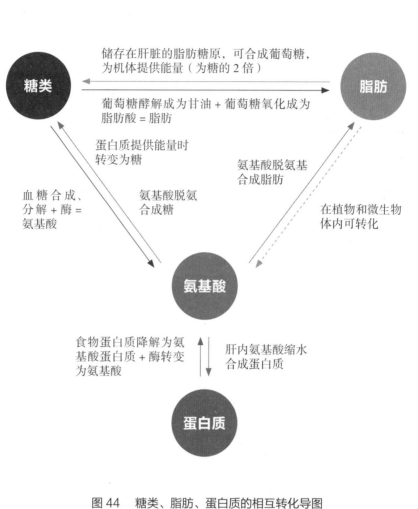

图 44　糖类、脂肪、蛋白质的相互转化导图

第一章 >>>
心脑血管循环系统

第一节　心脏

一、概述

心脏（图1，图2，图25）是人体中最重要的器官，是循环系统的动力器官。人类心脏位于胸腔中部偏左下方，体积约相当于本人拳头大小，重量为250~425克，女性略小（轻）于男性。

心脏由心肌构成，由左心房、左心室、右心房、右心室4个腔组成。

左右心房之间和左右心室之间均由间隔隔开，互不相通。心房接纳来自静脉的回心血，心室则将离心血打入动脉。心房与心室之间有瓣膜（房室瓣），这些瓣膜使血液只能由心房流入心室，而不能倒流。

二、功能

心脏主要负责推动血液流动，向器官、组织提供充足的血流量，以供应氧和各种营养物质（如水、无机盐、葡萄糖、蛋白质、脂类、各种水溶性维生素等），并带走代谢的终产物（如二氧化碳、无机盐、尿素和尿酸等），使细胞维持正常的代谢和功能。

血液循环是由于心脏"泵"的作用实现的。成年人在安静状态下，心脏每分钟约跳 70 次，每次泵出血 70 毫升，每分钟约泵血 5 升（约 5 千克），每 3 分钟周流全身一次。心脏每天泵血量达到 10 吨，每年泵血达 3000~4000 吨，直到 80 岁心脏共出血 24~30 万吨。

心脏泵血功能（图 2）由组成心脏的心肌有节律地收缩和舒张形成心脏的搏动来完成。心肌收缩时，挤压心室血液进入动脉，流向全身，心肌舒张时，血液静脉流回心脏（心房扩张，也吸引血液回流）。所以，心脏的搏动推动着血液的流动，是血液运输的动力器官。

人的心脏跳动次数是有限的，最好的心脏跳动次数是 40 亿次，是极限。以成年人心脏每分钟跳动 70 次计算，一天跳 10 万次。但由于心脏会发生各种疾病，功能也会大大受损。

三、心率（心跳次数）

人一生心脏要跳 25~30 亿次。不同年龄性别的人心率不同，年轻人比老年人快，女性比男性快。心跳正常与否，速度快慢，直接与寿命相关。

长期心率过慢的人（< 50 次 / 分），由于心脏"泵"出的血液不够，会致人体缺氧缺血。为了解决供血不足的问题，心脏就必须更加"努力"，出现代偿性心室加快运动；由于心室运动过速，反而造成回血不足，严重者可能导致猝死，甚至死于睡梦中（应看医生或装心脏起搏器）。

如果心跳太快，等于迅速消耗人体一生的"心跳总额"。长期心动过速会导致心脏扩大，心力衰竭，有冠心病史的会直接诱发冠心病的发作，从而增加心血管病率和死亡率。

心率在 60~100 次 / 分为正常，但超过 80 次 / 分，需要注意；成人心率超过 100 次 / 分（100~160 次 / 分），属于窦性心动过速，不过这未必是病理性的，运动或劳动之后出现，休息后恢复正常。心率 160~220 次 / 分，常称为阵发性心动过速。相反，如果低于 60 次 / 分（通常 > 40 次 / 分）则为窦性心动过缓，这种情况大都是疾病所致，多见于心脏病者，患者常有心悸胸闷，心前区不适，应尽快就医。心率及脉搏少于 50 次 / 分，一定要详细检查。高血压者心率最好不要超过 80 次 / 分，超过 100 次 / 分应及时就诊。

不同人群心率（安静状态）：

健康普通人：60~90 次 / 分

高血压患者：60~75 次 / 分

冠心病患者：50~60 次 / 分

心力衰竭者：55~60 次 / 分

超过正常心率，无须恐慌，大部分非严重疾病所致，注意改善生活方式、避免剧烈运动、不喝浓咖啡等即可；如果是病态心律不齐（看注释），则必须找专家医生诊断。

（注释：心率与心律：心率是心跳的频率次数，如 60 次 / 分，80 次 / 分；心律是心跳的节奏，是由"窦房结"发出信号刺激心脏跳动的，称为"窦性心律"，是正常心脏跳动的来源，其他不是窦性心律的心跳都是不正常的。心律失常包括 4 个方面：心率过速、心率过缓、期前收缩、房室颤。）

四、心脏相关疾病

风湿性心脏瓣膜病；肺源性心脏病；风湿性心脏病；先天性心脏病。以上这些属于大病，在猝死中不多见。不在本书论述范围。

五、心脏引发猝死的主要原因

1. 心脏传导系统（图 3）

该系统是由特殊的心肌纤维所构成，能产生并传导冲动，使心房肌和心室肌协调地规律地进行收缩，从而维持心脏的正常节律。心脏的传导系统，以窦房结为正常起搏点，起搏细胞 P 细胞发生兴奋，通过过渡细胞传至心房肌，使心房肌收缩，兴奋下传至房室结，再传到房室交界，发出房室束分两支进入左右心室引起心室收缩，房室束继续沿着心室内膜下行，最后以细小分支分布于心室肌。

各种病因可引发不同程度、不同部位的传导阻滞，特别值得注意的是房和室交界是心房与心室之间唯一的传导电通道，一旦房室电通道完全阻滞，可导致猝死（如房颤）。

2. 心脏动脉血管（冠状动脉）

几乎环绕圆圆的心脏一周的冠状动脉恰似一顶王冠，所以得名冠状动脉。冠状动脉是供给心脏（自身）血液的动脉血管，起于主动脉根部

（升主动脉），分左右两支，行于心脏表面。其静脉最终汇集成冠状静脉窦开口于右心房。供给心脏本身的血液循环，叫冠脉循环。

冠状动脉有 3 个主要分支：① 左前降支；② 左回旋支；③ 右冠状动脉。这三根动脉（或一根）一旦被堵，轻者心绞痛，重者心肌梗死。

3. 心率不齐

主要包括期前收缩，心率过慢，心率过速，房（室）颤等四方面。一般并非严重疾病所致，当事人应该注意改善生活方式，避免剧烈运动，少喝浓茶浓咖啡等容易诱发心律不齐的习惯，无须恐慌，特别像期前收缩现象人人都发生过。但如果是病态心律不齐，则另当别论。比如心率过慢，一般人 < 50 次 / 分，甚至 40 次 / 分，心脏就供血不足，心室就要努力推血补充，反而引起心房回血不足，导致猝死，甚至死于睡梦中；比如心率过快，> 100 次 / 分，甚至 150~200 次 / 分，心脏负担超重，导致心脏扩大，心力衰竭，有冠心病史者会诱发冠心病、心肌梗死；再比如房室颤，容易引发传导阻滞，特别容易阻断心房与心室之间的唯一传导线路，心室得不到行动指令而停搏，发生猝死。

六、有益心脏和有害心脏的食物和行为

1. 心脏欠佳者饮食——三少三多

三少：

① 少食——超重是导致心脏病的诱因之一。肠胃负担减轻，也降低了心脏病发病率。

② 少盐——摄入盐总量超标，会增加血容量，加重心脏负担，对预防心脏病极不利。正常情况下，每日 5 克盐（总量）足矣。

③ 少脂——高胆固醇和高脂肪食品是引起动脉硬化的主要因素，胆固醇含量的多少直接影响着人体的健康。脂肪肝、冠心病、高血脂等都是长期食用高热量、高脂肪食品所致。所以甜食、肥肉、动物内脏等都要少吃。

三多：

① 多膳食纤维素——虽不能被人体消化吸收，但能减少胆固醇在体内生成，有利防止冠心病。韭菜、芹菜、竹笋以及大豆、燕麦中多含。每天摄入 20 克纤维素见效。

② 多维生素——如维生素 C 改善冠状动脉血循环，降低胆固醇生成

速度；维生素 E 强抗氧化性，预防血栓、保护心肌功能；维生素 PP 扩张末梢血管，防止血栓形成，宜多补充。

③ 多矿物质——如矿物质硒能防止病毒感染，保护心脏安全，铬可强化胰岛细胞，预防糖尿病发生发展；钙、镁、钾、碘等矿物元素也对保护心脏有益。

2. 天然护心食物

① 沙丁鱼——富含 OMEGA-3 脂肪酸，以及钙质和烟酸，预防心脏病发生。

② 燕麦——富含纤维素，低糖，能软化血管，防治心脏病。与葡萄干苹果同食效果更佳。

③ 鲑鱼——富含 OMEGA-3 脂肪酸，降压和减低血液黏度。含虾青素，强力抗氧化剂。

④ 鳄梨——含单元不饱和脂肪酸的优质脂肪，有助降低坏胆固醇，同时提高好胆固醇含量。富含 β 胡萝卜素和番茄红素。

⑤ 橄榄油——富含不饱和脂肪酸，能有效降低坏胆固醇。富含好胆固醇。

⑥ 菠菜——富含叶黄素、叶酸、钾和纤维，保护心脏。

⑦ 核桃——含有 OMEGA-3 脂肪酸。核桃中的大量油脂属于不饱和脂肪，适当吃一些对身体有益无害。建议日食 2 个。

⑧ 豆腐（及豆制品）——能够降低坏胆固醇含量。富含大豆异黄酮，降低坏胆固醇，维护心脏健康。

⑨ 苹果——富含抗氧化剂，防治动脉硬化和减少坏胆固醇含量，从而保护了心脏。

⑩ 香蕉——富含钾镁离子，利用蛋白质修复被破坏的组织，保护心脏、降低血压和中风发生率。防治各种心律失常。

⑪ 葡萄干——每天吃一把，甩掉心脏病。富含维生素、矿物质、氨基酸、多酚、类黄酮等，对心肌有营养作用，改善心脏血液循环，有助于扰胆固醇吸收，降低心脏病风险。

⑫ 木瓜——番茄红素的生物利用度是西红柿的 2.6 倍，对心脏益处多。

⑬ 生姜——"早吃姜，补药汤"，每天进餐时吃 3 片醋泡姜，90 岁还有 40 岁的心脏。

⑭ 鸡蛋——天然蛋白质来源。1 个蛋含 6 克蛋白质，13 种维生素和矿物质，最新食物指南已经取消饮食中对胆固醇摄入量的限制。每天吃

1 个鸡蛋，可降低 12% 的中风风险。

3.最"伤心"的食物：

① 肥肉——有大量的饱和脂肪和胆固醇，长期多食增高患心血管疾病的风险。

② 烧烤野味——产生一种血液化合物，会减低细胞弹性，增加"心病"风险。

③ 泡面——高盐、高脂、低维生素、低矿物质。

④ 腌制食品——高盐（或超标），引发高血压、胃肠病及癌症。

⑤ 奶油制品——体重增加、血糖和血脂升高。

⑥ 罐头类食品——高糖和各种防腐剂。

⑦ 冷冻甜食——高奶油、高糖。

⑧ 果脯、话梅和蜜饯类食品——含有亚硝酸盐，在人体内会形成致癌物亚硝酸胺。

七、保护心脏行为——四要七不要

四要：

一要经常进行适合自己体质的有氧运动，比如野外步行、跑步、骑车、游泳等，运动强度微喘。这样有益扩张心脏血管，增强心肌力量。避免雾霾天气和魔鬼时间外出锻炼。

二要天天睡好觉，据《欧洲预防心脏病学杂志》调查，睡觉好的人比睡觉不好的人患病概率减少 43%。

三要每天喝好三杯水：第一杯早晨起床后喝，可以降低血液黏稠度；第二杯睡前一小时喝，稀释血液，防血栓、心梗；第三杯深夜醒来喝，补充水分，保护心脏。不足水分其他时间补。

四要每天一把核桃（或其他坚果），核桃及坚果能有效改善血管机能。

七不要：

一不要久看电视喝浓茶——久坐看电视 1 小时可增加心脏病死亡风险 7%，看 4 小时增加 28%，如果再加上浓茶、咖啡、酒精之类刺激，更使心跳加快，心脏负担加重，患病风险加大。

二不要过度疲劳洗桑拿——心脏过度疲劳，高温刺激皮下血管迅速扩张，皮肤血流量猛增 3~5 倍，心脏负担加重，危险。一旦出现心慌，心跳过快、眩晕，立即停洗。

三不要棋牌室（或公共场合）吸二手烟——烟雾中含尼古丁、一氧化碳等百千种有毒物质，会导致心肌缺血、血管痉挛、心率失常，进而猝死。一手二手烟都有害，老年人尤甚！

四不要酒后喝咖啡——二者相加会使大脑极度兴奋，对人体损伤超过单纯喝酒多倍。

五不要愤怒情绪加暴饮暴食——愤怒（或其他不良情绪）会使人体分泌大量血管收缩激素，升高血压，诱发高胆固醇血症和高血糖，使心脏患病率增大 10 倍。暴食影响血流畅通。

六不要运动后立刻冷水洗澡——运动后体表面血管扩张，猛受冷水冲激，血管急速收缩，血压升高，增加心脏负担，很容易诱发心脏病。

七不要猛用力（猛动）——比如中老年人清晨一骨碌挺身起床：睡眠时血管收缩心跳慢，猛起身血压跟不上来，会出现头晕、恶心、乏力等症状，严重者会引发意外；猛引体向上；久坐从床上跳到地下，猝死者屡见不鲜；排便用猛力或排完猛站起，都会引发猝死，尤其是中老年人，有心脑血管病患者尤应注意。

八、心脏出现问题的 7 个报警信号

① 耳垂皱褶——耳垂出现对角形折痕，建议就医查心脑血管。

② 眼皮突然长黄斑——上下眼睑附近长出凸起的睑黄瘤，是心脏病风险标志。

③ 躺下时上气不接下气——无法平卧，轻微活动就出现，心脏功能差极了。

④ 肩颈臂痛而且会转移——心脏缺血时将疼痛信号通过神经传递反映到水平相同的脊髓段区域，附近的肩、颈、下巴、手臂就在范围内，所以有痛感。

⑤ 无缘无故的心跳加速——持续时间在 1~10 分钟，为心梗信号。

⑥ 不失眠却总从梦中惊醒——排除压力、情绪不佳等外，可能是心梗信号。

⑦ 长期反复过度出汗——无剧烈运动，颈部、后背、头皮、手心、脚掌大量出汗，心脏病信号。

温馨提示（图 13）

　　心脏不好的人，经常按一按左手大鱼际。如果突然心悸、心绞痛、胸憋闷、不舒服，用右手大拇指尖掐按揉左手大鱼际，重力掐几下。

　　方法：右手揉或双手互搓，直到不酸不痛为止。对失眠、早醒、感冒、伤风、流鼻涕、鼻塞有缓解效果。

第二节　血管

一、概述

　　血管——是指血液流过的一系列管道。除角膜、毛发、指甲、牙质及上皮等地方外，血管遍布人体全身。血管按构造功能不同，分为动脉，静脉（凡是心室泵出血液的血管都叫动脉，回流血液的血管都叫静脉）和毛细血管 3 种。动脉起自心脏，不断分支，口径渐细，管壁渐薄，最后分成大量的毛细血管，分布到全身各个组织和细胞间。毛细血管再汇合、逐级形成静脉，最后返回心脏。动脉和静脉是输送血液的管道，毛细血管是血液与组织进行物质（氧气养分）交换的场所，动脉和静脉通过心脏连通，全身血管构成封闭式管道。人体血管分布常具有对称性，并与机能相适应，大的血管走向多与身体长轴平行，并与神经一起被结缔组织膜包裹成血管神经束（图 5）。

二、构造（图 4）

1. 动脉

　　分为大、中、小动脉。由于承受压力较大，所以动脉血管壁较厚，管腔断面呈圆形。动脉壁由外膜、中膜和内膜构成。外膜为结缔组织，大动脉的中膜富含弹力纤维（中膜外层厚，里层薄），当心脏收缩射血时，大动脉管壁扩张，送出血液；当心室舒张时，管壁弹性收缩，继续推动血液前行（故称为弹性动脉）。中小动脉，特别是小动脉的中膜，平滑肌较发达，在神经支配下收缩和舒张，以维持和调节血压和血流量（故称为肌性动脉）。中膜还分布有神经和微血管，供给血管外膜和中膜的营养需要。内膜为动脉血管最里层，由单层内皮构成，腔面光滑，可直接吸收血管腔内营养。

动脉包括：主动脉，头额部动脉，上肢动脉（含腋动脉、肱动脉及肘关节前分成的桡动脉和尺动脉），胸部动脉，腹部动脉，盆部动脉，髂外动脉和下肢动脉及股动脉。

2. 静脉

静脉血管是引导血液回流心脏的血管。静脉毛细血管与动脉毛细血管相连，逐渐归于小静脉，汇成中静脉、大静脉，最后开口于右心房。静脉因所承受压力小，故管壁薄，平滑肌和弹力纤维均较少，弹性和收缩性均较弱。头颈、躯干、四肢的静脉有深浅之分，深静脉与同名动脉相伴而行。静脉较动脉数量多，管腔较大。在肢体的中间段及侧段，一条动脉会有两条静脉与之伴行。

3. 毛细血管

毛细血管是管径最细的血管，分布最广，这是连接微动脉和微静脉的桥梁，它们的分支相互吻合成非常密的网，它们管壁薄、通透性强，是血液与组织（细胞）之间进行物质交换的场所。

4. 肝门静脉和门静脉系统（图32）（详情看"五脏"肝脏项）

血管系统十分庞大，有大小动脉血管1.6亿条，大小静脉血管5亿条，毛细血管3000亿条，连接起来总长约11万千米，可围绕地球2.7圈。人体每平方厘米就有1350条微血管（毛细）。

动脉血管最粗直径有2~3厘米，毛细血管最细直径只有8微米，约1/10头发丝粗细；静脉最大直径与动脉基本相同，甚至略粗些，静脉数量多于动脉。动脉由于沿途不断分支，管径不断变细；静脉由于沿途不断汇合，管径也不断变粗。

三、血液循环（图5）

血液由心室射出，经动脉、毛细血管、静脉再回流入心房，循环不已。根据循环途径不同可分为大循环（体）和小循环（肺）两种。

1. 大循环

起始于左心室，左心室收缩将富含氧气和营养物质的动脉血泵入主动脉，经各级动脉分支到达全身各部组织的毛细血管，与组织细胞进行物质交换，即血中的氧气和营养物质为组织所吸收，组织细胞的代谢产物和二氧化碳等进入血液，形成静脉血。再经各级静脉，最后汇合成上、下腔静脉注入右心房。回流废物通过肺、肾等器官排出体外。

2. 小循环（心肺循环）

起于右心室。右心室收缩时，将大循环回流的血液（含细胞代谢产物及二氧化碳的静脉血）泵入肺动脉，经肺动脉的各级分支到达肺泡周围的毛细血管网，通过毛细血管壁和肺泡内的空气进行气体交换，即排出二氧化碳，摄入氧气，使血液变为富含氧气的动脉血，再经肺静脉回流于左心房。

3. 血管吻合（图43）

人体的血管除通过动脉—毛细血管—静脉血管连通外，在动脉与动脉之间，静脉与静脉之间，甚至动脉与静脉之间，都可以彼此直接连通，形成血管吻合。其对人体的重要性是，各种吻合都有保证器官在病理状态下都可以恢复受阻局部血液循环通畅的重要作用。

4. 血管自身营养供应（图4）

血管直径在1毫米以上的动脉和静脉管壁中（中膜）都分布有微血管，称之为营养血管，这些微血管在中膜分支成毛细血管，随大小动静脉前行，专门供应血管外膜、中膜所需营养。内膜一般无微血管，营养由血管腔内血液直接渗透供给（血管中膜还分布有神经丛，调节血管舒缩推动血液前行）。

温馨提示

"人与血管同寿"，也就是说"血管寿命有多长，人的寿命就有多长"，已被国际医学界广泛认同。迅速置人死地的夺命杀手，脑猝死还是心猝死，并不是心和脑器官本身发生病变，根本原因，其实就是血管发生了病变：血管硬化，血管失去弹性或堵塞了。所以，要长寿就要好好保护血管健康。

四、疏通血管，清理血管垃圾，预防血管硬化的食物

1. 主食类

① 玉米——血管清道夫，有软化动脉血管功能。玉米富含不饱和脂肪酸，特别是亚油酸含量高达 60% 以上，有助人体脂肪及胆固醇的正常代谢，减少胆固醇管壁沉积，从而软化动脉血管。

② 荞麦面——强健血管。荞面营养均衡，富含血管健康所需的赖氨酸、色氨酸、蛋氨酸等氨基酸，堪称"完美食品"。此外，荞麦中含有血液循环所需的维生素 B1、促进代谢的维生素 B2、胆碱以及烟酸等，可改善净化血液，强健血管。

③ 黑豆——血液循环催化剂。帮助血管洗个澡。黑豆中富含花青素，是多酚类物质，极易被人体吸收，助代谢，清除自由基，降低胆固醇，促进血液循环，是血管健康保护伞。

④ 黑苦荞——清除血管垃圾，保护血管健康。富含维生素 E 和可溶性膳食纤维及烟酸、芦丁，降胆固醇，软化血管；黄酮及生物活性物质降脂清血排毒，软化血管，增强血管弹性。

⑤ 黑芝麻——很好的血管清道夫。它能吸附血液中的垃圾（包括多余胆固醇）然后清除出去，是血稠黏者，有血管问题者佳食。

2. 蔬菜类

① 洋葱——西方美称"菜中皇后"。洋葱是唯一含前列腺素 A 的蔬菜，能舒张血管，降低血黏度，减少血液外周阻力，降压防血栓形成；硫氨基酸等硫化物增强纤维蛋白溶解的活性，降脂抗动脉硬化；此外槲皮酮能抑制血小板凝聚。防血管硬化。

② 卷心菜（茴子白）——让血管更加有弹性，是血液健康的绝对功臣。富含维生素 C、钾、钙、膳食纤维，还含有强抗氧化活性的异硫氰酸盐以及维生素（U、K），都有保护血管黏膜，加速血液流动，让血管更加坚固、有弹性。

③ 大蒜——降压调脂增强血管的通透性。富含阿霍烯，是天然的血液稀释剂。可增强心脏的收缩力，预防血栓形成，保护血管。含挥发性辣素，可清除血管积存的脂肪，是降脂和防动脉硬化良药。

④ 西红柿——抗氧化清血管保护血管弹性。富含芦丁，可提高机体抗氧化能力，清除自由基等体内垃圾，预防血栓形成，保护血管弹性。

⑤ 西兰花——抗氧化血管清理剂。富含可溶性纤维，有助降低胆固

醇，控脂；含萝卜硫素，抗炎，预防血管损伤，保护心脏；含类黄酮，能阻止胆固醇氧化，防血小板凝结，保护血管。

⑥ 茄子——血管软化剂。富含芦丁，增强毛细血管弹性，防止动脉硬化；含皂草甙，改善血流，防血栓，增强人体细胞间黏着力，保护血管。

⑦ 芹菜——无论哪种芹菜都有预防血管疾病的功效。含芹菜苷等有降脂清洁血液防止动脉硬化的作用。

⑧ 芦笋——富含芦丁。芦丁具有降低毛细血管脆性，降低血压，改善心血管功能；富含硒，提高谷胱甘肽过氧化酶活性，促进血管壁前列环素合成，减少血栓，防止血管堵塞。

⑨ 海带——血管软化剂。富含盐藻多糖，昆布素，降脂防止血栓形成，抑制动脉硬化；含不饱和脂肪酸，矿物质（碘），有排毒净血保护血管的作用。

⑩ 黑木耳——有"血管清道夫"美称，食物中的阿司匹林。富含维生素 K、钙、镁，抗血小板凝结，防血栓形成，保护血管；含植物胶质，可将残留杂质、毒素吸附并排出体外，起到降脂防止动脉粥样硬化作用。

⑪ 香菇——包括蘑菇、香菇、草菇、平菇等四菇，都有防止血管硬化功能。香菇中的香菇素能降低坏胆固醇，保护心血管，防止动脉粥样硬化。

3. 水果类

① 苹果——全方位健康营养食品，心血管保护神。富含多糖酸和类黄酮，钾及维生素（E、C）等营养成分，有促进脂肪分解、预防动脉硬化的作用。

② 山楂——中老年人的长生果，常食清血管。山楂富含硫化物，使血管不易形成斑块；含多酚，舒张血管，降低血凝成块，保护血管。

③ 桑葚——黑色更优，非常健康的小野果。富含维生素，矿物质，不饱和脂肪酸等，不仅滋肝养肾，还可分解脂肪，降低血脂，防止血管硬化。

④ 猕猴桃——血管柔韧利器。富含维生素 C，每百克猕猴桃中含 69 毫克维生素 C，是合成骨胶原必不可少的原料之一。利血管，强柔性，还可调节血压。

⑤ 柑橘类——如橙子等水果中富含维生素 P（生物类黄酮），是天然

抗氧化剂，能维持血管正常功能；含果胶，有助降脂防血管硬化。

4.其他类：

① 蜂蜜蜂胶——能延缓血管硬化；蜂胶乃天然维生素，可增强免疫力，防止血管氧化。富含黄烷酮、黄酮、异黄酮、维生素P等及矿物质，有益护心血管作用。

② 黑巧克力——含天然抗氧化黄酮素，可防止血管硬化，增强心肌活力（每周2块）。

五、13种清理软化血管的药茶

① 柿叶茶——新鲜柿嫩叶30克，开水冲泡，入少许白糖饮。

② 田七丹参茶——日饮3次，一日一包。

③ 山楂荷叶茶——山楂30克，荷叶12克，温火煎煮20分钟，去渣饮。

④ 菊花乌龙茶——菊花10克+乌龙茶3克，开水冲饮。

⑤ 决明子茶——决明子15克，烤微香，碾碎，开水冲泡当茶饮。

⑥ 莲心茶——莲心茶6克，沸水冲泡，早晚各1次。

⑦ 葛根茶——30克葛根，水煎当茶饮。

⑧ 丹参茶——研粗末，沸水冲泡10分钟，饮，1日1剂。

⑨ 首乌茶——20克首乌，水煎30分钟，饮，1日1剂。

⑩ 枸杞茶——枸杞25克，沸水冲泡、饮。

⑪ 桑寄生茶——15克桑寄生，水煎10分钟，早晚各一次饮。

⑫ 槐花茶——槐花6克，开水冲泡，饮。

⑬ 罗布麻茶——每日1次，每次3杯，1包茶。

温馨提示

是药三分毒，饮用药茶同理，饮用时制作现成品请看说明；其他请事先听从医生安排，对症下药，对症饮服。

要让血管有弹性不老化，就要供给血管丰富的营养。有人讲，高营养族群的死亡风险是1，那么低营养族群的死亡风险就是2.5。但是，高营养族群应该清楚吃什么，怎么吃，就更完美了。

六、最伤血管的 7 种因素

（有的人只有 30 岁，血管已经 80 岁，血管僵硬异常，弹性全无，受损严重。）

① 大油大肉——摄入营养过剩，多余的脂质难以排出，血液变稠，容易沉积在血管壁上，或形成斑块，使血管通道变窄，血流受阻，引发心脑血管疾病。

② 熬夜——晚 11 点至凌晨 5 点，是肝脏代谢最佳时间，深夜不睡，导致肾上腺素和去甲肾上腺素分泌紊乱，使血管收缩，血流缓慢，心脏病风险倍增。

③ 吸烟——美国科学家 50 年跟踪研究证实："吸烟是导致血管发生故障的元凶之一"，烟草中尼古丁、焦油、一氧化碳等有害物质进入血管，使血液黏稠度比正常时升高 8 倍以上。严重干扰了血液中的脂肪代谢。戒烟后修复需要 10 年之久，而且冠心病的风险增加 2~3 倍。

④ 高血压、糖尿病——高血压患者发生脑梗死概率是正常人的 4~7 倍；高血糖者脑卒中发生率是正常人的 2~3 倍。吃盐多既会引发高血压，也会使血管壁变皱，沉淀增多。

⑤ 不运动——多运动促进血液循环，扩张毛细血管，将多余的脂肪、胆固醇、糖分排出体外。不运动则会囤积废物在血管里，并形成斑块。加大堵塞风险。

⑥ 压力——瑞士专家最近证实，精神压力能引起血管内膜收缩，加速血管老化。

⑦ 冷——血管是最不喜欢"冷"的器官，所以我国冬季心血管死亡率高于夏季 41%，其原因有三："冷"会激活交感神经系统，导致心率加快，外周血管阻力增加，进而血压升高，心脏负荷加大；"冷"会引起供应心脏血液的冠状动脉痉挛，使原有的粥样硬化斑块狭窄的血管更加狭窄；"冷"也会使斑块破裂出血，游动血栓形成，造成急性血管阻塞，引起心绞痛发作或心肌梗死。

七、经常给血管"洗澡"，让血管年轻弹性好

1. 吃好饭

经常吃些"血管清道夫"食物（如山楂、香菇、木耳、洋葱等），补充叶酸的食物（如菠菜、芦笋、豆芽、柑橘、苹果等），也要多吃些

鱼肉。

2. 喝好水

充足的饮水是清洗血管的一大法宝：喝水可以降低血液的黏度，减少血小板在血管壁上的停留，避免动脉粥样硬化、血栓形成，从而干净血管；喝水可以加速身体的新陈代谢，减少血液中毒素的停留，使血管更健康；喝水可以增强饱腹感，减少食物的摄入，避免肥胖和高血脂等疾病，间接保护血管。

3. 睡好觉

睡眠是第一大长寿运动，充足的睡眠不仅可以拥有清醒的大脑，还可以保护血管：睡眠让血管放松，血液更稳定畅通；睡眠时是最佳的排毒时间，使血管更清洁，不易老化；睡眠可以降低胆固醇、避免血管壁"垃圾"堆积。

4. 冷热水交替洗澡促进血液循环

先冷后热交替洗澡 5~10 次，每次 2~3 分钟，热水洗浴结束。洗澡促进血液循环，及时"冲走"血管内的垃圾。

5. 运动

运动可以很好地锻炼血管，提高血管运血能力，使血管更年轻。适合健康血管的运动多式多样，从上到下有：
① 梳头：顺一定方向梳头 10 次；② 叩齿：促进颈动脉运动；③ 转颈：前后、左右、顺逆时针转颈；④ 耸肩：上下、前后转肩；⑤ 握手：五指握紧松开，反复多次，或手握圆球滚动，活动手指末梢毛细血管；⑥ 转膝：双脚并拢站着或坐着，双手按膝，顺时针转膝 30 圈，再反转，2 次。强肌促血流，预防下肢静脉曲张；⑦ 按摩腿肚：轻轻按摩腿肚 15 次，上下重复，或轻拍腿肚，舒活下肢血循环；⑧ 转脚踝：坐在椅子上，脚尖着地，以脚腕为轴转动，每次 30 秒，早晚各一次（踝骨周围有许多穴位，气血运行枢纽）；⑨ 抬小腿：仰卧，双腿伸直抬高 45 度，放下，再抬起。活动 5 分钟，促进下肢血循环；⑩ 动脚尖：平卧、腿伸直，脚尖一勾一直交替进行 5 分钟，活动微血管；⑪ 踢小腿：坐床上，小腿垂地，前后踢小腿 2 分钟，促进下肢血液循环；⑫ 原地小跑：肩放松，臂自由摆动，挺腹、脚尖跷起、原地小跑 1~2 分钟，活动一周血管

可年轻 9 岁。血液循环加速活化，有助制造能够修复及扩张血管的一氧化氮，起到预防动脉硬化作用。

> **温馨提示**
>
> 正常人皮肤每平方厘米有 1000 多根毛细血管，平时只使用 200 多根，多运动就可以让更多的毛细血管开放，进一步促进血液微循环；而长期不运动，血管内的垃圾会逐渐累积，堵塞更多的毛细血管，影响到毛细血管血循环畅通，形成供血不足，同时也形成粥样硬化斑块，埋下"不定时炸弹"。

八、血管弹性好不好，自测一下就知道

自测方法一：自己有下列哪些情况？

① 情绪压抑，过度较真；② 爱吃方便面、点心、偏食肉类；③ 不愿运动；④ 每天吸烟支数 × 年龄超过 400；⑤ 爬楼梯胸痛、气紧；⑥ 手脚发凉；⑦ 有麻木感；⑧ 忘性大、丢三落四；⑨ 血压升高；⑩ 胆固醇、血糖升高；⑪ 有死于冠心病、中风家庭者。

说明：有 1~4 项血管尚年轻；有 5~7 项，血管超生理年龄 10 岁；有 8~11 项，血管超生理年龄 20 岁。

自测方法二：

紧紧握拳 30 秒，松开后手掌变白，3~5 秒手掌颜色马上恢复，说明弹性好，血循环正常，指尖也变红温度恢复，说明血压也好；如果 20 秒以上颜色才恢复正常，说明弹性可能不好，动脉硬化及心脏泵血功能有问题，指尖发凉怀疑血压有问题。

第三节　血液

一、概述

血液是流动在人体血管和心脏中的一种红色不透明黏稠液体，有腥气。富含氧气血液呈鲜红色，缺氧气血液呈暗赤色。人体内血液的总量

称为血量，是血浆量和血细胞量的总和。正常人的血量，男性约占体重的 8%，女性约占体重的 7.5%，大约为 5 升血液（5000 克），血量相对恒定。但因人身体状况不同，略有区别。

血液由血浆和血细胞两大类组成，血浆占血量的 55%，血细胞占血量的 45%。血浆内含有水（90%）、血浆蛋白（白蛋白、球蛋白和纤维蛋白原）、脂蛋白等各种营养成分以及无机盐（旧称矿物质，有大量元素，如钙、磷等；微量元素，如硒、铁等）、氧、激素、酶、抗体和细胞代谢产物等。血细胞有红细胞、白细胞和血小板。

二、功能

血液的功能包含血细胞功能和血浆功能两部分，有运输、调解人体温度，防御、调节人体渗透压和酸碱平衡等 4 个功能。

1. 血细胞功能（图 7）

红细胞——形状如红色柿饼，主要功能是运输供给全身组织和细胞所需要的氧气，带走所产生的部分二氧化碳。红细胞的细胞膜上有 ABO 血型抗原。红细胞的生存时间为 120 天，衰老死亡的红细胞多在脾、骨髓和肝等处被巨噬细胞吞噬，同时由红骨髓生成和释放同等数量红细胞进入外周血液，维持细胞数的相对恒定。

白细胞（包括淋巴细胞）——为无色有核的球形细胞，移动能力强，体积比红细胞大，形多变（有五种：即中性粒细胞、嗜酸性粒细胞、嗜碱性粒细胞、单核细胞、淋巴细胞）。白细胞的主要功能是杀灭细菌，抵抗炎症，参与体内免疫发生过程。白细胞数值受各种生理因素影响，均略有增多或减少。白细胞生存时间为 9~13 天。

血小板——具有质膜，没有细胞核结构，一般呈圆形，体积小于红、白细胞。血小板具有特定的形态结构和生化组成，在正常血液中有较恒定数量，在止血、凝血、伤口愈合、炎症、血栓形成及器官移植等生理和病理过程中有重要作用。血小板因能运动和变形，一般表现为多形态（像碎片）。血小板生存时间为 8~9 天。

2. 血浆功能

主要是把众多自身含有的营养物质输送到器官和细胞中去：
水——血浆中水含量占 90%，水既是器官所需的营养物质，又是血液循环的主要承载体。

蛋白质（血浆蛋白）——占血浆含量的 7% 左右，有白蛋白、球蛋白、纤维蛋白原 3 类，是组成细胞的重要成分。

脂质——占血浆含量的 1%，血浆中所含脂肪类物质，统称血脂。包括磷脂、甘油三酯、胆固醇等。这些物质是构成细胞成分和合成激素等物质的原料。血脂含量与脂肪代谢有关，也受食物中脂肪含量影响，血脂过高对机体有害。

糖类——占血浆含量的 0.1%，血浆中所含糖类主要是葡萄糖，简称血糖，葡萄糖是人体的重要组成成分，也是能量的重要来源。其含量与糖代谢有密切关系，正常人血糖含量比较稳定，血糖过高称高血糖，过低称低血糖，都会导致机体功能障碍。

无机盐——占血浆总量的 0.9%，无机盐即无机化合物中的盐类，旧称矿物质，人体组织和细胞结构不可或缺。无机盐又分为大量（宏量）元素和微量元素。

血浆中营养物质还有氧气、电解质（酸类）、小分子物质（激素、酶、抗体维生素等）。

血浆还不停地将代谢产物包括尿素、肌酐（肌肉代谢的废物）、毒素、尿酸、二氧化碳等通过肺、肝、脾、肾、肠等器官排出体外。

三、血型

血型是以血液抗原形式表现出来的一种遗传性状。狭义讲，血型专指红细胞抗原在个体间的差异；广义讲血型应该包括血液各成分（白细胞、血小板乃至某些血浆蛋白）的抗原在个体间出现的差异。通过它们了解局限于 ABO 血型以及输血等问题。

ABO 血型可分为 A、B、AB 和 O 型等 4 种血型。红细胞含 A 抗原和 H 抗原的叫作 A 型，A 型的人血清中含有抗 B 抗体；红细胞含 B 抗原和 H 抗原的叫作 B 型，B 型的人血清中含有抗 A 抗体；红细胞含 A 抗原、B 抗原和 H 抗原，叫作 AB 型，这种血型的人血清中没有抗 A 抗体和抗 B 抗体；红细胞只有 H 抗原，叫作 O 型，O 型的人血清中含有抗 A 抗体和抗 B 抗体。另外，输血时以输同型血为原则，必要时可以少量（200 毫升以内）输入 O 型血（O 型血的人为万能输血者，AB 型血的人为万能受血者）。

血型与遗传

父母血型	子女可能血型	子女不可能血型
O+O	O	A、B、AB
A+A	A、O	B、AB
B+B	B、O	A、AB
AB+AB	A、B、AB	O
O+A	A、O	B、AB
O+B	B、O	A、AB
O+AB	A、B	AB、O
A+B	A、B、AB、O	—
A+AB	A、B、AB	O
B+AB	A、B、AB	O

四、抗原与抗体

抗原——引起机体抵抗的原因。一般是指进入机体内的外来物质，可能诱发免疫反应。

抗原可以是外来的细菌、病毒、花粉等；也可以是不同物种间物质，如马的血清进入兔子体内；也可以是同种异体间的物质，如 A 型血输入 B 型血者身上，张三肾换在李四体内；也可以是自身体内某些成分，如自身组织因辐射、烧伤、药物作用等，成为自身抗原。于是就引起自身免疫疾病。小分子抗原物质，很快会被机体排出体外，分子量越大，抗原性越强，免疫疾病越大。

抗体——能与抗原特异性结合（一种抗体只与一种抗原相对抗）的免疫球蛋白（并非所有免疫球蛋白都是抗体），被免疫系统用来鉴别与中和外来物质的大型 Y 型蛋白质。

五、健康的血液是长寿之源

做到以下 3 点对保障血液健康至关重要。

1. 喝好所需水

水在血浆中含量高达 90% 以上，水既是各器官所需的营养物质，更是血液循环的主要承载体。水在血液中有多种作用：首先可稀释血液，让血液顺畅流向毛细血管，供应器官细胞营养；水也像人体清道夫，参与新陈代谢和排出废物；一旦缺水，血液流速变慢，各部位缺营养，久之细胞干瘪，人就衰老；喝水不足，身体新陈代谢迟缓，废物累积血管，形成斑块，危险。

喝水要适量，不要超量，否则对肾脏（包括胃）造成较大负担。会喝水比多喝水更为重要。不要牛饮，一次别喝过多的水；不要口渴才喝水，要定时定量，一般为小口慢咽，特别要喝好 4 次水：第一次临睡前 1 小时，喝 200 毫升水，对降低血黏稠度，防止夜间血栓形成；第二次夜间小便后喝几口水（约 100 毫升），防止午夜心肌梗死发生；第三次清晨起床后，也要喝杯温开水，稀释血液，减轻心血管负担，午睡后也应喝水，一天大约喝够 1700 毫升水。

空腹饮水在胃内只停留 2~3 分钟，很快进入大肠，在大肠内被吸收进入血液，1 小时左右就可以补充到全身各组织细胞中。

2. 及时清除血中废物

血液中废物垃圾很多，包括毒素、尿素、尿酸、肌酐以及体内代谢废物，都需要及时排出体外，以保持血液的纯洁，中医讲"血净自无病，血浊百病生"，污染了的血液对人体是非常有害的。

3. 吸收均衡营养

人体每日所需营养素有七大类：蛋白质、脂肪、碳水化合物、维生素、矿物质（无机盐）、膳食纤维和水。其中蛋白质、脂肪、糖、矿物质是构成人体组织的元素；蛋白质、脂肪、糖类为人体提供能量；蛋白质、维生素预防疾病；维生素、矿物质有抗氧化功能等。

六、如何才能使血液干净？

1. 肝脏解毒

肝脏是人体内脏中最大的最重要的解毒器官，成人肝脏重 1.5 千克。肝脏以代谢功能为主，对来自体内和体外的许多非营养性物质，如各种药物、毒素以及体内某些代谢产物，通过新陈代谢将他们彻底分解或以原形排出体外，这种作用也被称作"解毒功能"。其实是一种生物转化作用。

肝脏解毒是通过肝脏血液循环来完成的，即血液边流进肝脏边解毒，流出解毒完成，不停解毒，但同时身体的其他部位正常运转中又会继续产生代谢废物等（所以，血液中旧的毒物、废物清除，新的毒物、废物又产生，周而复始）。

肝脏清除毒物废物的方式很多，一般水溶性物质，常以原形从尿和胆汁排出；脂溶性物质则易在体内积聚，并影响细胞代谢，则必须通过肝脏一系列酶系统作用（生物转化）将其灭活，或转化为水溶性物质，再通过尿道排出体外。

2. 肾脏排毒

肾的基本功能是生成尿液。通过尿液，把每时每刻都在产生的血液中的代谢产物（废物）、毒素，大部分都由肾脏通过尿液排出体外（少部分由胃肠等排出），肾美称"血筛子"。肾脏排尿过程是：当血液流过肾小球时，由于压力关系，滤出原尿，原尿通过肾小管时又将其中绝大部分水（99%）、全部的糖、蛋白质、氨基酸、钠离子、钾离子等送回血液，而将含有残余物质的浓缩液体，就是"尿"，送入膀胱排出体外（占原液1%，约1000~2000毫升）。

3. 脾

脾对人体血液也有重要的3种作用，不可小觑：

① 滤血作用——脾脏犹如一台血液"过滤器"，当血液中出现病菌、抗原、异物、原虫以及衰老死亡的红细胞、血小板和退化的白细胞时，脾脏中的巨噬细胞、淋巴细胞就会将他们统统吃掉（吞噬），使血液清洁。

② 储血作用——脾脏是人体的"血库"，当人体休息、安静时，脾中便储存满血液，每次可存200毫升血液，当运动、劳作、失血、缺氧等应激状态时，脾又将储血送回血液循环中，以增加人体血容量。

③ 造血作用——脾脏在人体胚胎时期是一个重要的造血器官，人出生后脾就只产生淋巴细胞和单核细胞。但在人体病态及大失血后，脾又制造各种血细胞，以供人体血液需要。

脾脏是人体重要的淋巴器官，同时还可以制造免疫球蛋白、补体等免疫物质，发挥免疫作用。

想要血液好，首先要保护好自身的"三脏"，即肝脏、肾脏、脾脏，打铁还需自身硬，三脏健康强壮，才能病毒不入，即使进入血液也会被三脏以不同方式消灭。三脏的正常运行，也使不断产生的自身废物被过滤、吞噬、生物转化。

七、人体每天需要摄入多少营养

《中国居民膳食指南》规定每天摄入量为：蛋白质 75 克，脂类 50 克，碳水化合物为总能量的 50%~65%，维生素 A（800 微克）、维生素 D（10 微克）、维生素 E（14 毫克）、维生素 C（100 毫克）、维生素 B1（1.4 毫克）、维生素 B2（1.3 毫克）、维生素 PP（14 毫克），矿物质钙（800 毫克）、镁（350 毫克）、磷（500 毫克）、钾（2000 毫克）、钠（1000 毫克）、铁（120 毫克）、碘（1.5 毫克）、锌（15.5 毫克）、硒（0.5 毫克）。

人体众多营养的来源——其实很简单，只要做到食物多样，膳食平衡，就能保证每天营养充足。中国营养学会居民膳食指南指出：谷类为主，粗细搭配，日主食 250~400 克；蔬菜、薯类 300~500 克，水果 200~400 克；奶类制品及豆类制品适量；禽肉蛋鱼 50 克；油脂 25~30 克；盐 6 克以下。如果吸收正常的话，一般成人就足够了。

八、食物是如何变成 7 类营养素进入血液的（图 32）

人体主要消化吸收器官为胃，小肠（包括十二指肠、空肠及回肠），大肠（包括盲肠、结肠、直肠、肛管）。常把口腔至十二指肠称为上消化道，空肠以下的部分称下消化道。其中有小消化腺和大消化腺。

小肠上至十二指肠下至空肠，长达 6 米左右。内壁上布满了环状皱褶、绒毛和微绒毛。经过这些皱褶、绒毛、微绒毛的放大作用，使小肠的吸收面积达到 200 平方米，为食物在小肠内吸收创造了条件，胃肠首先将大分子物质变成小分子物质。

蛋白质的吸收——食物中的蛋白质在肠道内被分解变成氨基酸后，通过小肠黏膜被吸收，吸收后经过小肠绒毛内毛细血管进入血液循环。人体对蛋白质的需要，实际是对氨基酸的需要。

脂类的吸收——食物的脂类物质在消化道被分解为脂肪酸和甘油等，甘油可以直接被血液吸收；脂肪酸在消化道与胆盐结合成水溶性复合物，才被吸收。

糖分的吸收——糖又称碳水化合物。人体总食量中的 50%~75% 来自糖类，是人体最普遍的能量来源。食物中的糖类必须首先将比较复杂的糖分子经酵解作用（消化作用），变成单糖（如葡萄糖），才能被小肠吸收，通过毛细血管进入血液循环，多糖（包括二糖以上的糖）为大分子物质，不能吸收，必须由肠细菌分解。

无机盐（旧称矿物质）的吸收——无机盐人体含量仅占 4%，参与各种代谢活动，是人体生命活动的重要保证。食物中所含的矿物质，在人体消化过程中从食物的细胞中释放出来，主要被小肠内壁所吸收，胃和大肠也吸收部分无机盐，进入血液循环。

维生素的吸收——维生素，即维持生命的物质。必须从食物中获得的一类微量有机物质。维生素不参与构成人体细胞，也不提供能量，只起调节作用，也起代谢作用。食物中的维生素在消化过程中从食物细胞中释放出来，大部分被小肠吸收，进入血液。

膳食纤维的特殊作用——膳食纤维既不能被胃肠吸收，也不能产生能量，但却被现代美誉为"绿色清道夫"。膳食纤维分为纤维素、半纤维素、木质素和果胶四大类。能促进肠蠕动，在大肠内经细菌发酵，直接吸收纤维中的水分，使大便变软，产生通便作用，又可以使肠道多余的糖分和油脂随同肠道老旧沉积物一同排出体外。从而对许多疾病产生积极的影响。如糖尿病、肥胖、癌症、胆结石等。

水的吸收——人喝水后，3 分钟可进入大肠，1 小时内水就会被大肠吸收（小肠也吸收），进入血液。

九、血液黏稠的症状及应对措施

1. 血液黏稠的症状

如果血液发生黏稠，就会导致血液流速减慢，致使肺、大脑等器官局部缺血、缺氧、营养供应不足，首先（经常）发生头晕、头痛、记忆力减退、胸闷、气短、手脚麻木等症状。特别典型的症状是：

晨起头晕、不清醒、反应迟钝，经过好久活动才会逐渐清醒过来；

午饭后易犯困，如不午休，整个下午都混沌没精神，午休后情况好转；

晚饭后精神极佳，头脑清醒而奋发；

下蹲久了容易气喘，呼吸急促、困难；

阵发性视力模糊，一阵视物清楚、一阵视物模糊。

长久血液黏稠，危害不可小觑：血稠便会血流慢，供应机体氧气和营养不足，红细胞因之聚集，凝血成栓危险增加（主要在深静脉），极易诱发栓堵、中风、冠心病、视力减退、老年痴呆等疾病。

2. 如何应对血液黏稠?

血液症状动态变化较大，随着人体进食、进水、运动、气候等诸多影响而发生较大变化。措施有：

喝水——水是稀释血液物质，可快速降低血液黏度，加速新陈代谢，减少血小板在血管壁上停留，加快血液排毒进程。

运动——特别是有氧运动，增加了氧气供应，提高了新陈代谢，加快了血液循环，同时降低了"三高"。

健康饮食——血液与饮食有密切关系，首先是多吃调脂（降低血脂）食物，如植物油（不饱和脂肪酸），有橄榄油、菜籽油、大豆油等，少吃（或不吃）动物油、甜食；多吃黄豆（大豆）、糙米，芝麻、玉米等矿物质丰富的食物；多吃有调脂作用的蔬果，如胡萝卜，芹菜，魔芋、洋葱、香菇、大蒜、西红柿、木耳、海带、紫菜、山楂等。不抽烟不酗酒，控制饮食，吃饭七分饱，营养不过量。

第二章 >>>
高血脂、高血糖、高血压（即"三高"）

第一节　高血脂

一、血脂概述

血脂是指人体血液中的脂肪成分，包括甘油三酯（又叫中性脂肪）、胆固醇［包括低密度脂蛋白胆固醇（LDL-C）和高密度脂蛋白胆固醇（HDL-C）和游离脂肪酸］。以甘油三酯和胆固醇为主要成分。血脂是生命细胞的基础代谢必需的物质，不可或缺。

脂肪不溶于水，所以在血液中脂肪大都与蛋白质结合成脂蛋白。脂蛋白根据密度大小可分为：乳糜微粒（CM）、极低密度脂蛋白（VLDL）、低密度脂蛋白（LDL）和高密度脂蛋白（HDL）等4类。低密度脂蛋白是富含胆固醇的脂蛋白，主要作用是将胆固醇运送到外周血液。也是动脉粥样硬化的危险因素之一，是动脉粥样硬化的因子。所以被称为"坏胆固醇"；极低密度脂蛋白意义与（LDL）相同；高密度脂蛋白（HDL）是血清中颗粒密度最大的一组脂蛋白，能将胆固醇转运到肝脏进行分解代谢，是抗动脉粥样硬化的因子，也能减少血浆中游离胆固醇的浓度，所以被称为"好胆固醇"。

二、血脂的来源与去向

1. 血脂的两种来源

血脂来源有两种途径，即内源性和外源性。内源性是通过人体自身分泌、合成一类血清脂类物质，经过肝脏，脂肪细胞结合后释放到血液中，供人体新陈代谢和生命活动的能量来源（90% 的胆固醇是由肝脏合成的）；外源性血脂来自外界，这类血脂大多是人体从食物中吸收而来的（甘油三酯主要是通过食物而获得的），食物经过胃肠道的消化和吸收后脂类物质进入血液，从而称为血脂。

正常情况下，外源性血脂和内源性血脂是相互制约的此消彼长，共同维持人体血脂代谢平衡。人体从食物中摄取脂类增多，血脂水平升高，体内肝脏合成受到一定制约，内源性血脂分泌就减少。相反，进食中外源性脂肪摄取减少，那么内源性血脂合成就会加快，以补充不足，使人体血脂水平维持相对平衡。若长期受到不良影响，如高脂肪、高热量饮食，则会造成血脂长期升高，诱发高血脂疾病。

2. 血脂的 4 个去向

① 氧化分解释放能量——部分血脂（主要是甘油三酯）经氧化分解，生成二氧化碳和水，同时释放出大量能量，为细胞代谢利用；

② 成为细胞组织成分或合成特殊的脂质激素（分泌物）——主要是胆固醇用于合成细胞浆膜，或合成特殊的分泌物：脂质激素，如类固醇激素和胆汁酸等；

③ 多余的血脂可转变为糖原（葡萄糖）在肝脏或脂细胞中储存起来，以备机体必要时（饥饿或寒冷时）使用；

④ 排出体外——高密度脂蛋白吸收组织中多余的胆固醇，运输到肝脏，加工为胆汁酸，排出体外。

正常情况，血脂的来源和去向是保持动态平衡的，血脂浓度维持相对恒定。

三、高脂血症

1. 高脂血症是指血脂水平过高

（具体是指血浆中总胆固醇、甘油三酯、低密度脂蛋白中其中一种或多种水平升高。）

高脂血症可直接引起一些严重危害人体健康的疾病。比如引发高血压、糖尿病以及动脉粥样硬化、中风等心脑血管疾病，都与高血脂密切相关。因此世卫组织指出，在全球疾病死因中，将高脂血症排在高发病的首位（患病率高达46%），高脂血症是"血液中的隐形杀手"，它不痛不痒无症状，却又无声无息要人性命！

高脂血症是人体血浆中血清胆固醇超过230毫克/100毫升；甘油三酯超过140毫克/100毫升，β–脂蛋白超过390毫克/100毫升以上时，即可称之为高脂血症。

通常所说的高脂血症主要是指人体脂肪代谢异常的表现，包括高胆固醇血症、高甘油三酯血症和混合性高脂血症：高胆固醇血症（主要为坏胆固醇）胆固醇不能被组织利用和被肝脏清除，会沉积动脉管壁形成斑块，引发动脉粥样硬化的风险；高甘油三酯血症，多为外源性，过后会恢复正常，超标的高甘油三酯症是冠心病的独立危险因素，严重者需药物治疗。

2. 引起高血脂的原因

随着现代人生活水平的提高，各类慢性病（包括高血脂）也如影随形而至，现在全国血脂异常者已达1.6亿人，中老年占多数。

①高胆固醇和高饱和脂肪酸的摄入，如有些人喜欢吃肥肉和动物内脏，或常在饭店高油脂饱食，久之，血脂就悄悄上去了。②从饮食中摄取的热量过多，热量主要来源于糖分（淀粉），食物如面粉、白米，均为高糖食品，糖分也可转化为脂肪（甘油三酯），引起肥胖或超重。形成高血脂等病。③高血脂多发生于代谢性紊乱疾病，如糖尿病、高血压、黏液性水肿、肥胖、肝脏疾病、肾上腺皮质功能亢进等，也叫继发性高血脂。④遗传因素，带有一定的家族辈辈遗传，是遗传基因出了问题。也叫原发性高血脂。⑤也与年龄、烟酒、精神情绪，久坐不动有关。⑥血脂水平也易受非疾病因素的影响，比如血脂正常的人食用高脂肪饮食后验血，血脂会高了许多。但这种膳食影响是暂时的，3~6小时后血脂会恢复正常。当然，短期饥饿也会使血脂含量暂时升高（饥饿会使储存脂肪大动员而升高）。

3. 高血脂、高脂血症人群的常见症状

（早期症状不甚明显，定期检查至关重要。）

大脑不清晰，头晕犯困——高脂血症早期症状之一。由于长期脑动脉硬化及血黏稠导致脑缺血缺氧。主要表现为晨起头晕、不清醒、思维迟钝，早饭后逐渐清醒。午饭时也有头晕犯困发生。下蹲后突然起立，头晕气短。会误认为"春困"。

皮肤反应——身体某些部位皮肤表面出现黄色、橘黄色或橘红色的结节、斑块，短期在面部、手部出现较多黑斑。或眼袋显著（大量脂肪堆积在下眼睑皮下所致）。

眼睛视力模糊、眼胀——由于血液黏稠，影响视网膜供血、容易出现短暂性缺血缺氧，导致看东西模糊不清、视力下降。

经常耳鸣、重听——内耳血管狭窄导致，实质是血黏供血不足。

肢体乏力，手脚麻木不灵活——由于血黏度高，所以肢体末梢血液循环不畅，导致四肢麻木，特别是小腿发凉、发麻、肌肉刺痛、小腿抽筋等现象。

胸闷气短、呼吸困难——长期血脂高，脂质在血管内皮沉积所引起的动脉粥样硬化，血流受阻，引发心绞痛、冠心病、脑卒中等前兆；出现心慌心悸、胸闷、气短、胸痛等症状。

肥胖和超重——高血脂者常常伴随着体重超标。

（附）血脂正常范围及影响因素

① 总胆固醇指标——正常范围 5.23~5.69 毫摩尔 / 升。主要受饮食、劳动、环境、性别和年龄影响。女性绝经后明显上升，随年龄增高。

② 甘油三酯指标——正常范围 0.56~1.7 毫摩尔 / 升。低于 0.56，称为低 tg（甘油三酯）血症。常见于脂蛋白缺乏（遗传）或代谢异常，如消化道疾患、内分泌疾患（甲亢、慢性肾上腺功能不全）、恶病等。

③ 高密度脂蛋白胆固醇——＞ 1.00 毫摩尔 / 升。主要影响因素有：年龄、性别、种族、饮食、肥胖、饮酒、吸烟、运动、药物等。

④ 低密度脂蛋白胆固醇——＜ 3.12 毫摩尔 / 升。

⑤ 脂蛋白指标——＜ 300 毫克 / 升。浓度增高，可见于缺血性心脑血管疾病、心肌梗死、外科手术、急性创伤和炎症、肾病综合征和尿毒症。浓度降低，可见于肝脏病，因为脂蛋白在肝脏合成。

⑥ 磷脂指标——正常范围在 1.3~3.2 毫摩尔 / 升。增高常见于胆汁瘀积、原发性胆汁瘀积性肝硬化、高脂血症、脂肪肝，肾病综合征等（磷脂在肝脏合成最活跃，主要由胆汁和肠分泌，自粪便排出）。

⑦ 游离脂肪酸指标——正常范围在 0.4~0.9 毫摩尔 / 升，增高见于糖尿病、甲亢、肥胖，减低见于甲状腺、脑垂体功能减低症、胰岛素使用过量等。外因影响大，不能凭一次检测评判。

4. 高脂血症的危害

血液黏稠会引发内源性高血脂，大量脂质加快沉积在血管壁上，形成斑块，使血管变狭窄，造成心肌供血不足，出现心绞痛、冠心病和猝死；血液黏稠会诱发血栓形成、堵塞，导致脑梗。或因压力过大挤爆血管出现脑溢血或心梗；血液黏稠会增厚血管壁，使血管弹性下降，血流减慢，血流加大压力才能正常通过，从而形成高血压；高血黏还会引发肾上腺素激增，从而使胰岛素减少，出现血糖升高，加重糖尿病情，同时高血黏造成糖尿病患者血液淤滞血管损伤，供血不足，氧分缺少或酸中毒，更会加重糖尿病并发症，诸如堵塞眼底血管，致视力下降或失明；引发肾动脉硬化，或肾衰竭；下肢血管堵塞，使肢体坏死。

可以看出，隐匿发病的高脂血症正是人体众多重大慢性病爆发的元凶，必须重视！

5. 高血脂、高脂血症如何应对？

现在流行的降血脂三大法宝是：饮食调节，健康的生活方式和药物治疗。

① 饮食调节——所说的高血脂主要包括两个方面，即高血胆固醇和高甘油三酯或两项兼而有之（但也有偏重）。根据病况选择饮食是关键：仅胆固醇高而甘油三酯正常者，膳食应限制胆固醇的摄入，如富含胆固醇的动物内脏、脑髓、蛋黄、白肉、黄油等。也应吃一些含胆固醇不高的瘦猪牛肉、鸡肉、鱼等。仅甘油三酯高而胆固醇不高者，则一要限制碳水化合物摄入，因为碳水化合物在体内可以转化为甘油三酯；二要增加运动，消耗热量、降低血脂；三要戒酒，酒精浓度高会促使甘油三酯含量上升。但对血胆固醇和甘油三酯都高者，专家建议要严格控制饮食。全力避免发展到高胆固醇血症、高甘油三酯血症及复合性高脂血症。为方便起见，有人将降低高血脂饮食概括为"四低一高"，即低热量、低脂肪、低胆固醇、低糖，高膳食纤维。饮食可直接影响血脂水平。

提倡饮食清淡，基本吃素；但不宜完全吃素，否则饮食成分不完善，反而可能引起内生性胆固醇增高。

② 健康的生活方式——防治高血脂，离不开规律健康的生活方式，基本符合人体生物钟工作休息。也要适当参加体育运动，坚持做适合自己的运动，诸如太极、气功、慢跑、骑车、游泳、登山、打球等有氧活动，老年人要适量，严格控制心率（安全），心率 =（220 - 年龄）×（60%~85%）。运动可增强心肺功能，改善胰岛素和葡萄糖耐量，降低血

浆中甘油三酯和胆固醇水平。不吸烟、不酗酒。情绪稳定并快乐着，也有益稳定血脂。

另外，喝足量的水和有调脂作用的茶，有助降低血黏度，预防高血脂。

③ 药物调节与定期检查——稳定血脂也离不开药物调节。长期服用调脂药物不仅降低血脂，还对"三高"并发症大有益处，已引起全球医生患者的重视，"调脂年代已经到来"。对于 45 岁以上人群、肥胖、高血脂家族史、应酬不断、精神高度紧张者，都属高危人群，建议每年检查一次血脂，重者遵医嘱。

四、肥胖人群与高血脂、高脂血症

目前，全国肥胖人群已成为一支蔚为壮观的群体，肥胖已成为现代人的一种常见病。

肥胖是指人们进食过多的脂肪，热量长期超过机体所需量，多余的热量就会以脂肪的形式贮存起来，贮脂超过正常人平均量时，随着体重的增加，就会引起机体代谢、生理、生化的异常变化，成为肥胖症。

肥胖人的脂肪代谢特点是：血浆游离脂肪酸升高，胆固醇、甘油三酯、总脂等血脂成分普遍增高。说明脂肪代谢紊乱。

患肥胖症时，机体对游离脂肪酸的动员利用减少，血中的游离脂肪酸积累，血脂容量升高。碳水化合物（糖）引起的高甘油三酯血症的患者容易肥胖。当这类患者进食碳水化合物较多或正常时，血浆甘油三酯升高；进食碳水化合物减少时，高脂血症就好转甚至消失。同样，体重下降也能使这些患者的血浆甘油三酯下降至正常水平。血浆胆固醇和甘油三酯的升高与肥胖程度成正比。血脂水平的下降对防止动脉粥样硬化及冠心病具有重要意义。所以说，肥胖者控制饮食、减轻体重是十分必要的。

温馨提示

人体发胖的原因当然是油脂饮食过量，热量超过人体所需，但不是唯一的原因，还包括遗传、缺少运动、体质、性别、职业、睡眠、疾病等；肥胖者也不是人人都是高脂血症，能占 50% 左右。当肥胖者对体内血脂的吸收、合成与转化功能正常时，人虽肥胖也不会患高脂血症，一旦这项功能不正常了，高脂血症就会如影随形地到来。

五、高血脂的误区

有人说，不吃含胆固醇的食物，就能防治高脂血症。是的，控制饮食是防治高血脂的重要环节，特别对防治甘油三酯高脂血症。但控食对高胆固醇型高脂血症就不灵了。因为胆固醇只有 10% 来自食物，90% 是通过人体内合成的，所以控食不能保证不得高脂血症，代谢紊乱的人只吃素食也会胆固醇高。

高胆固醇是从哪里来的？食甘肥厚，日积月累，胆固醇一定会高，但胆固醇不只是吃出来的，更多的原因是现代人压力大、过劳、抑郁，易造成肝气郁结，阻碍脾胃功能，吃进去的食物无法充分消化代谢吸收，日久，血脂自然升高。

多数人认为，脂肪只存在于肥肉和油以及动物内脏里。是的，肥肉和油里大量含脂肪，慎食，但一些看不见的脂肪会存在于蛋类、奶制品、豆制品、硬果类中（如花生、瓜子、核桃、杏仁、开心果、松子），即便谷类、蔬菜中也微量含有，过食不宜。有人统计，20 粒花生米或 40 颗瓜子、2 个核桃，相当于 10 克油脂。

瘦肉无（少）脂肪，可以随意吃吗？同样是瘦肉，猪瘦肉中胆固醇比牛肉羊肉都高。猪瘦肉所含饱和脂肪酸比例在肉类中也是最高的，又是人们最常吃的。吃多了也不好。

瘦人不会患高脂血症，肥胖者一定会患的说法不科学。患高脂血症原因众多，有遗传、环境饮食习惯、疾病诸多影响，具备一方面原因就有患病可能，所以瘦人也不能完全幸免；肥胖者也不是人人都患高脂血症，但占 50% 左右，当肥胖者对体内血脂的吸收、合成与转化功能正常时，虽肥胖也不会患高脂血症。

血脂降的越低越好。不对，因为胆固醇和甘油三酯都是人体中必需的营养物质，营养不足人还能活得好吗？同时，血脂过低，肿瘤的发生率就会增长。

高血脂但没有症状就不必采取治疗措施。高血脂是慢性病，是心脑血管健康的"隐形杀手"，如果长期控制不住，容易引发心脏疾病、脑血管疾病和肾脏疾病。所以预防甚为重要。

高脂血症能治愈吗？答案是"有可能"。非家族遗传者经调脂一段时间后，会好。但因人而异，不可一概而论。但有两种治法不可能，一是"洗血"治疗，只要人体代谢紊乱有问题，洗血过后又会恢复原态；二是服用保健品。补品不是药，不会治好高脂血症。

（附 1）人体的热量消耗

（1）人体每天需要热量为：体重（千克）× 劳动强态 = 所需热量大卡（千卡）：

① 标准体重（如 70 千克）× 低体力劳动（30）= 所需热量 2100 大卡。

② 标准体重（如 70 千克）× 中等体力劳动（35）= 所需热量 2450 大卡。

③ 标准体重（如 70 千克）× 重体力劳动（45）= 所需热量 3150 大卡。

④ 标准体重（如 70 千克）× 特重体力劳动（55）= 所需热量 3850 大卡。

⑤ 维持正常生命活动的最少能量成人为：男性 1700 大卡，女性 1200 大卡。

（人类任何劳动、肌肉活动以及脑力劳动都会消耗热量，这部分消耗占人体每天总热量消耗的 20%~40%，另外基础新陈代谢占 50%~70%，维持体温占 10%）

（2）成人每天食用下列数量的食物，就可满足所需热量：

① 半斤（250 克）米饭（大小米均可）或面食，可产生热量约 1250 大卡；

② 250 克肉，可产生热量约 350 大卡（可换成同等热量的蛋、奶、土豆、红薯、豆类等）；

③ 500 克蔬果，可产生热量约 100 大卡。

以上 3 项共可产生热量约 1700 大卡。

具体看一下某先生一日三餐饮食热量安排：

早餐——面包 1 块（100 克）或 4 个小笼包约 300 大卡热量，鸡蛋 1 个，约 80 大卡，牛奶（或豆浆）1 杯，400 大卡。

午餐——米饭或面食 4 两（200 克）约 350 大卡，肉类 50 克约 150 大卡，蔬菜 500 克约 50 大卡。

晚餐——面食 100 克约 250 大卡，鱼类 50 克约 60 大卡。

两餐之间水果 250 克约 100 大卡，有专家讲，空腹吃水果好处多多（仅供参考）。

以上 4 项相加约 1740 大卡（注意一日三餐油脂适量）。

（3）减肥和增肥的关键所在：

一个人要维持目前体重，每天每千克体重必须吃进 30~35 大卡热量。

一个 50 千克的人，每天要吃进 1500~2000 大卡的热量，体重就会维持现状。如果每天多吃了 250 大卡而维持 1 个月，那你就会长肥 1 千克；相反，如果每天少吃了 250 大卡而维持了 1 个月，那你就会减肥 1 千克；如果每天少吃 1000 大卡而维持 1 周，同样也可以减肥 1 千克。也就是说，每 7000 大卡可以换 1 千克体重。

（当人体摄取的热量小于每天消耗的总热量时，体内会将已储存的脂肪或机体组织燃烧以产生热量，因此体重会降低。）

（附 2）热量单位换算

卡、千卡、大卡、卡路里、千焦（kJ）都是热量单位：

1 卡 =1 卡路里 =4.1844 焦耳；1 千卡 =1 大卡 =1000 卡 =1000 卡路里 =4184.4 焦耳 =4.1844 千焦。

卡路里（简称 "卡"，缩写为 "cal"，千卡缩写为 "kcal"）的定义为将 1 克水在 1 大气压下提升 1 摄氏度所需的热量。

六、天然降脂食物

1. 主食类

① 燕麦——富含不饱和脂肪酸、维生素 E、皂苷素等，可以降低血浆胆固醇浓度，也含能破坏胆固醇的 β‒ 聚葡萄糖，影响胆固醇的制造、吸收。

② 荞麦——含芸香素、槲皮素、儿茶素，能抗氧化、维持毛细血管健康，降低血脂，预防心血管疾病；还含维生素 P，可有效降低胆固醇，改善血液环境（荞麦为发物，有宿病者少食）。

③ 玉米——富含不饱和脂肪酸，是一种天然的胆固醇吸收抑制剂。

④ 绿豆——绿豆是一种很好的降血脂食物，能有效降低血清胆固醇、甘油三酯和低密度脂蛋白，明显减轻冠状动脉硬化、心脏病等。绿豆芽更佳。芽中膳食纤维可帮助清理体内垃圾，降低胆固醇水平。

⑤ 黄豆——大豆蛋白质和豆固醇能显著降低血浆胆固醇、甘油三酯和低密度脂蛋白，保护血管细胞，有助预防心血管疾病。

⑥ 豌豆、黑豆、芸豆及豆制品——都有不同程度的防治 "三高"、防治心血管疾病作用。

2. 蔬菜类

① 茄子——紫茄子中富含维生素 P、皂草苷，都能增强细胞黏着性，

提高微血管弹性，降低胆固醇、防止高脂血症引起的血管损害，辅助治疗高血压、高血脂、动脉硬化等病症。

②黄瓜——降脂降压防糖尿病。黄瓜含丙醇二酸，可抑制体内糖类转变（化）成脂肪，有减肥和调整脂质代谢的养生功能；黄瓜富含膳食纤维，促进肠道排出食物废渣，减少胆固醇吸收水平。

③胡萝卜——富含钾，溶解沉积血管壁上硬化斑块，并排出体外；富含水溶性膳食纤维，可减缓肠道对胆固醇的吸收；类胡萝卜素可清除自由基，抑制胆固醇氧化沉淀于血管。胡萝卜清脂降黏净血液，增血管弹性，改善微循环。

④大蒜和洋葱——大蒜富含辣味素，可清除血管中脂肪，降低胆固醇；大蒜精油抑制血小板凝集，预防血栓形成。洋葱还含烯丙基二硫化物和少量的硫氨基酸，这些物质可降血脂，预防动脉硬化，是心血管病患者的理想食物。洋葱是极少数含有前列腺素 α 的蔬菜，可降低血黏稠度，既调血脂又降血压。

⑤黑木耳——富含多醣体，协助人体代谢血脂，降低坏胆固醇含量，促进血液循环；富含粗纤维和亚油酸，利降血脂和抗动脉硬化（隔夜有毒）。

⑥丝瓜——富含膳食纤维、植物黏液和木胶质，能够减缓脂肪和糖类的吸收，增进胆固醇的代谢；丝瓜还含有槲皮素，对保持血管弹性、疏通血管有好处。丝瓜刺激肠胃，熟透了吃。

⑦香菇——去脂、降压、降低胆固醇。香菇享有"菇中之王"、"长寿菜"美称。含有香菇嘌呤等核酸物质，促进胆固醇分解，也降低甘油三酯；含纤维能促胃肠蠕动，减少肠道对胆固醇的吸收。

⑧红薯——富含亚油酸，可降低坏胆固醇；还含黏液蛋白，促进胆固醇的代谢，保持血管弹性，阻止脂肪沉淀。过多食用总热量可增加，不利降低血脂，糖友不宜多吃。

⑨海带——海带含有大量不饱和脂肪酸和膳食纤维，能清除附着在血管壁上的胆固醇，调顺肠胃，促进胆固醇的排泄；所含钙，可降低人体对胆固醇的吸收，预防高血脂。

⑩菜花（白、绿两种，绿色的叫西蓝花）——又称"天赐良药"，低热高纤，富含维生素和矿物质，还含多种类黄酮，清血管、除沉积胆固醇，防血小板凝集，减少心脏病发生。

⑪韭菜——含有挥发性精油及硫化合物，还含膳食纤维，具有促进食欲和降低血脂的作用，对高脂血症、冠心病、高血压等有一定疗效。

⑫ 芹菜——含有药效成分的芹菜苷（苷糖）、佛手苷内脂和挥发油，具有降血脂、降血压、防治动脉粥样硬化的作用；芹菜富含膳食纤维，促胃肠蠕动、促排便，减少脂肪吸收。

⑬ 南瓜——富含果胶，延缓人体对脂质的吸收，还能和体内过剩的胆固醇黏结在一起，从而降低血糖中胆固醇的含量。

3. 水果类

① 山楂——含山楂酸、柠檬酸、脂肪分解酸、维生素 C、黄酮、碳水化合物等成分，具有降脂、降压、扩血管、软化血管、改善微循环，促进胆固醇排泄作用。

不宜空腹、过多久食。可泡水当茶饮。

② 苹果——富含果胶，海绵般吸收多余胆固醇和甘油三酯，并排出；含维生素、果糖，降血脂；含多酚类抗氧化（皮更佳）、改善肝脏解毒功能。

③ 香蕉——富含钾肾上腺素，5- 羟色胺及二羟乙胺等营养物质。

④、⑤ 葡萄、桑葚——都富含花青素，还含有更好的抗氧化物 – 白藜芦醇，它被称为心脑血管疾病的化学预防剂，可防治动脉粥样硬化、心脑血管疾病，同时利降血压、抗血栓。

⑥ 猕猴桃——含有其他水果少见的营养成分黄体素、天然肌醇、氨基酸、猕猴桃碱等，综合抗氧化能力位居各种水果前列。高钾低钠低脂无胆固醇，维生素 C 是人体每日所需的 2 倍，维生素 C 有助降低血液中的胆固醇，含良好的可溶性膳食纤维，有利于降低血脂血糖。

⑦ 青梅——美名曰"长寿果"。人体剩余的血脂会变成血液中的垃圾，而青梅（特别是发酵青梅）可清肠、利尿、清血液，以达到将肠道毒素（包括血液里的垃圾）排出体外。同时青梅还能提高人体的免疫功能。

七、低密度脂蛋白胆固醇（坏）的五大克星

① 类胡萝卜素——抗氧化、抗衰老、降血糖、防治白内障。食物来源：黄色、红色蔬果，如南瓜、番茄、红薯、胡萝卜、木瓜。

② 膳食纤维——刺激肠道蠕动，把胆固醇排出体外，减缓血糖上升，防治便秘。食物来源：蔬菜、杂粮、坚果、豆类。

③ 烟酸——一种水溶性维生素，能减少坏胆固醇和甘油三酯，增加好胆固醇含量。食物来源：动物性食物，如猪瘦肉、禽肉、内脏；植物

性食物，如蛋、花生、核桃。

④维生素C——刺激胆固醇转化为胆酸（促进胆固醇代谢），减低胆固醇合成速度，降低甘油三酯。食物来源：圆白菜、洋葱、黄瓜、菠菜、韭菜、茼蒿、猕猴桃、橙子等。

⑤钾——降低血压，调节心跳，减少脂肪附着，防止血管硬化。食物来源：蘑菇、木耳、香蕉、葡萄、鱼、牛肉、贝、内脏等。

（附）介绍几样降脂食疗组合食物

海带粥：海带50克，粳米100克；燕麦粥：燕麦30克，枸杞、葡萄干适量；杏仁薏米绿豆粥：绿豆60克、薏米30克、杏仁10克、粳米100克、冰糖50克、高汤适量；青蒜土豆粥：大米1杯、青蒜6根、土豆500克、洋葱250克、大蒜2瓣，高汤奶油胡椒适量；大米莲藕绿豆甜粥：莲藕、大米各100克、绿豆50克、白糖适量；海带冬瓜汤：适量；豆渣玉米粥:（豆浆不过滤，与渣一起吃）；决明子和乌龙茶等组方：长期泡饮、高血脂会得到有效控制。

八、高血脂、高脂血症者禁忌（或限食）食物

有报道称，全球早逝人群中有一半人的死因是油脂摄入量过高导致的，人们饮食习惯和食物选择不当，长期如此血脂升高，引起高血脂、血糖升高、动脉硬化和冠心病等慢性病，并产生并发症，一发不可收拾等。

肥肉——动物肥肉含大量动物脂肪（饱和脂肪酸），多食易引起人体脂肪过剩蓄积，从而增高血脂。

猪脑——据测，每100克猪脑中含胆固醇3100毫克，是肥肉的30倍，胆固醇奇高。

猪肝——据测，每100克猪肝中含胆固醇368毫克，是肥肉的3倍。

猪肾——测定每100克猪肾中含胆固醇405毫克，是动物内脏中含胆固醇最高食物。

猪蹄——高脂肪、高热量肉食，会猛增血液中胆固醇浓度，不宜多食。

猪油——几乎全是饱和脂肪酸和胆固醇，不宜多用。

香肠——高脂、高胆固醇、高盐食品，还有添加剂，会对已有病者造成更多危害。

牛髓——高脂食物，几乎全是动物脂肪，胆固醇含量也高，患者忌多食。

羊肝——虽有补肝养血作用，但胆固醇含量偏高，患者忌食。

鸡心——富含饱和脂肪酸，促进胆固醇的吸收，增加血液中的胆固醇含量。

鹅肝——高脂肪、高热量、高胆固醇，不宜食。

花生——花生浑身是宝，所含不饱和脂肪酸对多种疾病有益，但对血液黏稠度高（血脂高）及老年人，有可能增加心脑血管疾病风险，所以吃花生宜少食并去红皮。

鹌鹑蛋——每百克蛋中含 515 毫克胆固醇，居所有食品之首。老人少食。

河虾——高胆固醇食品，不宜多吃。

螃蟹——每 100 克蟹黄含胆固醇 460 毫克，一只蟹黄超过人一天胆固醇需要，应少食。

墨鱼——胆固醇含量很高，食之加重患者代谢紊乱。

黄油——高脂、高热、高胆固醇食品。

糖——糖在肝脏可转化为甘油三酯。

酒——大量饮酒影响血脂代谢，从而导致高脂血症。

（附）食物虽无大碍，但加工方法不当，也会使油脂奇高，必须注意

红烧茄子——茄子疏松多孔，煎炸时，海绵般吸入特多油脂。人吃红烧茄子等于吃油，长期食用，有损健康。

糖醋里脊——里脊肉也是吸油大户，高油（脂）高糖。

地三鲜（土豆、茄子、青椒）——制作高温加高油脂，吸收入大量油脂。

水煮鱼——是一种油煮鱼菜，汤鱼全是油。

毛血旺——大部分食材全需要油煮入味，等于喝油。

干锅菜——油脂含量奇高，食后血脂飙升。

干煸四季豆——油炸使热量变高，而且外熟里生，容易中毒。

土豆烧牛肉——薯类吸油力强，烧熟吃等于吃油。

烤鸭——烤制中不断刷油，烤熟肉中满满饱和脂肪酸及反式脂肪酸。类似的食物制作还有许多，应举一反三斟酌食用。轻松"吃掉"高血脂，特别注意两点：一是油吃错了血脂降不下来，吃油是控血脂的关键：动物油少吃，植物油虽好也要有选择，首选橄榄油、菜籽油、菜油，其次花生油。椰子油、棕榈油少吃。高血脂者吃植物油控制在每日两汤勺之内；二是烹调方法不对，降脂白费。建议蒸、煮、氽，不选煎、炸、炖。

　　大都情况是先有血液黏稠的症状后，逐渐引发并发症。血液一开始黏稠，人是无感觉的，达到一定程度，并发症便出现了。所以，平时就应该少吃大油大脂大糖大热量的食物，多吃稀释血液、清理血管垃圾功能的食物，能起到防患于未然的作用。

第二节　高血糖及糖尿病

　　数据显示，我国糖尿病患者已有 1.2 亿人，占 40 岁以上人口的 40%，差不多每 11 个人就有一个糖尿病患者；还有 1.5 亿人处于糖尿病前期症状（高血糖），而大多数人不知道自己的病情，危险埋伏。

　　高血糖与糖尿病的关系：是两种不同的病，高血糖是指人体血液中糖的含量过高，被称为"三高"之一；糖尿病是因为人体内分泌代谢紊乱，导致糖代谢功能失调，使血糖升高。所以，血糖升高虽然是糖尿病诊断的主要标准，但并不代表血糖高就是糖尿病，因为许多原因（如兴奋、体力活动过度、感染、创伤等）都可能造成应激激素增多，糖耐量下降，血糖暂时飙升。

　　高血糖和糖尿病之间又有密切的关联，如果长期高血糖得不到治疗，就会变成糖尿病。

一、糖尿病的定义

　　目前医学界主流说法是：糖尿病是一种以高血糖为特征的内分泌代谢性疾病（糖、蛋白质和脂肪代谢紊乱），糖尿病是因为人体胰岛素分泌活性的缺乏或者是胰岛素抵抗以及人体组织细胞（需要血糖的单位）对胰岛素敏感性降低等原因，而导致血糖（葡萄糖）不被所需组织细胞吸收，在血液中积聚而造成高血糖为特征的疾病。糖尿病的可怕之处，是它必然会引起的并发症，可以使人致死、致残！

二、糖尿病的类型及特征

可分为 1 型糖尿病和 2 型糖尿病。

1 型糖尿病——又称青年发病型，也称胰岛素依赖型，一般在 30 岁前发病，发病率占总糖尿病发病的 10%。

其特征常见为：多食、多饮、多尿、体重减少（三多一少）；很容易酮酸中毒（首先会出现小便失禁）；出现视力下降，甚至失明。

2 型糖尿病——又叫成年发病型，也称非胰岛素依赖型，一般在 35 岁以后发病，发病率为总糖尿病发病率的 90%。

2 型糖尿病特征：一般无"三多"症状；较少酮酸中毒（即尿症）；也会发生视力下降、甚至失明及心脑血管并发症。

三、糖尿病发病原因

1. 遗传因素

1 型或 2 型糖尿病均存在明显的遗传异质性。糖尿病存在着家族发病的倾向，有 25%~50% 患者有糖尿病家族史（发病年龄大多小于 30 岁）。1 型有多个 DNA 位点参与发病；2 型也发现多种明确的基因突变（发病年龄常见于中老年人）。但这种遗传性尚需外界因素的作用（如肥胖、饮食不当、运动少、病毒感染等）。

2. 环境因素

尤其是 2 型糖尿病影响更大。主要有以下几方面因素：

① 肥胖。是糖尿病发病的重要原因（2 型居多），肥胖本身存在着明显的高胰岛素血症，使胰岛素与其受体的亲和力降低，导致胰岛素作用受阻，引发胰岛素抵抗。这时胰岛 B 细胞就会分泌和释放更多的胰岛素，又引发高胰岛素血症。如此形成糖代谢与 B 细胞功能不足的恶性循环，最终导致 B 细胞功能严重缺陷，引发 2 型糖尿病（有约 50% 肥胖者形成糖尿病）。

② 活动不足。体力活动可增加组织对胰岛素的敏感性，降低体重，改善代谢，减缓胰岛素抵抗，使高胰岛素血症缓解，降低心血管并发症。

③ 饮食结构。长期高脂肪、高蛋白、高糖饮食可抑制代谢率，使人肥胖，虽然人体有一套精密的血糖调节机制，但也经受不住长期折磨。常年食肉者，引发 2 型糖尿病明显高于素食者。

④ 精神因素。精神紧张，情绪激动，心理压力大，会引发某些应激激素大量分泌，使血糖升高，引起胰岛素抵抗，长期下去造成分泌代谢紊乱，从而引起高血糖、糖尿病。

⑤ 病毒感染。有些人患糖尿病是由于生病，如肠道疾病、感冒、腮腺炎、脑炎、心肌炎等感染，胰岛细胞遭到破坏，免疫失控，之后引起高血糖，形成糖尿病。

四、糖尿病的前期症状（早期表现）

① 口渴、喉咙干燥（口不能生津而大渴），严重时出现多饮、多尿、多食，体重减少，典型的"三多一少"。故中医称之为"消渴症"（血糖升高，身体会制造更多尿液把糖分排出去，因此缺水口渴；胰岛素受损，糖分不能补充身体消耗，因此产生饥饿感要求进食）。

② 吃的不少，体重先胖（重）后瘦（轻）。易饿多吃，体先胖，后因糖尿病生成，体内细胞得不到葡萄糖，身体就会分解体内储存来代替能量，人由胖变瘦（多见于 2 型糖尿病）。

③ 易感疲劳，身体无力。胰岛素分泌不足，相当于切断了体内的能量供应。

④ 手脚麻木发抖，特别是脚部麻痹、脚抽筋。糖尿病神经损伤从下往上发展。

⑤ 视力变差，眼睛模糊，视物不清。突如其来的视力下降，是由于血糖升高，引起视网膜微血管系统损害，改变了晶状体。

⑥ 皮肤干燥瘙痒。经常出现不明原因的瘙痒，或者是脖子或腋下皮肤颜色变深。

⑦ 此外，还有小伤口经久不愈合、血压上升、腹胀便秘、头痛头晕、性功能障碍等，也是受到糖尿病的影响。

此时，只要采取好的防治措施，还可以阻止它变成糖尿病！

（附）糖尿病的诊断标准

① 糖尿病典型症状（三多一少）+ 随机血浆葡萄糖浓度 ≥ 11.1 毫摩尔 / 升。

② 空腹血浆葡萄糖浓度 ≥ 7.0 毫摩尔 / 升，中老年患者可适当放宽至 7~9 毫摩尔 / 升。

③ 餐后 2 小时血浆葡萄糖浓度 ≥ 11.1 毫摩尔 / 升。

以上 3 点满足任何 2 点均可确诊，但每一点均需在另外一天加以认证（因为有时候不是糖尿病血糖也会突然上升）。

五、糖尿病的 6 个阶段及防治

（糖尿病是慢性病，终生用药，病因诸多，与不良饮食习惯密切相关。）

① 腹部肥胖期——腹部肥胖者是糖尿病易感人群，容易产生胰岛素抵抗。坚持运动疗法、保持体重正常最重要。

② 餐后高血糖期——患者胰岛素细胞 80% 以上是正常的。做好科学饮食、适当运动、情绪乐观、系统用药，阻止患者发展为轻度糖尿病。

③ 轻度糖尿病期——治疗重在调整胰岛素受体结合率，增加胰岛素敏感性。

④ 中度糖尿病期——治疗目标主要是恢复胰岛功能，提高胰岛素受体结合率。降糖只是一种治标的方法。

⑤ 重度糖尿病期——患者胰岛素水平低下 2/3，大都出现并发症。治疗重点是维护剩余的 1/3 胰岛功能，阻止并发症进一步发展。做法：在口服改善和修复胰岛功能的专科用处方药的基础上，降糖西药处方药适量应用，同时补充营养。

⑥ 危重糖尿病期——此阶段很容易出现糖尿病的并发症，如酮症酸中毒、高渗性昏迷，并发心梗、糖尿病坏疽（烂脚）、肾功能减退等，必须住院治疗或急救。

六、血糖

血液中的糖称之为血糖，绝大部分为葡萄糖。体内各组织细胞活动所需的能量大多来自葡萄糖（所以糖是人体的必需）。但血糖又必须保持在一定水平，才能维持体内各器官和组织的需要。

1. 血糖值

正常人的血糖标准，血液中葡萄糖浓度叫作血糖值，单位为毫摩尔 / 升。

空腹状态血糖范围：3.9~6.1 毫摩尔 / 升，有说最高限 7.0 毫摩尔 / 升（老人适当放宽）；餐后 1 小时血糖 6.7~9.4 毫摩尔 / 升，最多也不超过 11.1 毫摩尔 / 升；餐后 2 小时血糖 ≤ 7.8 毫摩尔 / 升；餐后 3 小时，血糖恢复正常（各项尿糖均为阴性）。

2. 糖尿病的诊断

主要是通过血糖测定来判断（而且是唯一标准），糖尿病患者的空腹血糖参考值：

轻度糖尿病：7.0~8.4 毫摩尔 / 升；

中度糖尿病：8.4~11.1 毫摩尔 / 升；

重度糖尿病：> 11.1 毫摩尔 / 升。

3. 测血糖应注意

糖尿病患者测空腹血糖前，要从前一日三餐后至次日清晨做检查时，空腹 8~12 小时（避免前一日进食过多），同时，还要保证充足的睡眠，测血糖避免情绪激动、过于剧烈活动等，因为这些因素都会导致血糖升高。检查最好在早晨 6~8 时，超过 10 时后的"超空腹"状态也会影响检查结果的可靠程度（8 时以后血糖会越来越高，不能真实反映情况），喝少量白开水不会干扰血糖的检测结果。

4. 测血糖两点需要提醒

① 重视空腹血糖不重视餐后血糖。认为空腹不是很高就正常了，其实餐后血糖高更对心脑血管有害。餐前血糖不低，餐后血糖不高，最好，为正常。② 只关注血糖高低，忽略糖化血红蛋白变化。血糖只反应 15 分钟内的变化，糖化血红蛋白能反应 3 个月的血糖总体水平。而且主要反应餐后血糖水平。

5. 餐后血糖高

主要由几种原因造成：① 饭后立即吃水果；② 饭后立即"百步走"。饭后 20 分钟以后可以活动，以温和运动为宜；③ 饭后抽烟。饱餐后，胃肠蠕动加强，血循环加快，香烟中毒物容易进入人体；④ 饱餐后烦躁易怒。生气会分泌一些激素，从而拮抗胰岛素的作用，引起血糖升高；⑤ 饭后立即睡觉。会使食物滞留在肠胃中，不能很好被消化吸收。所以从细节、小事着手，是可以避免餐后血糖飙升。

七、血糖的来源、去向和血糖的动态平衡

1. 血糖的来源，主要有 3 条途径

① 饭后食物中的糖经过胃肠消化转化成葡萄糖（单糖），被吸收进

入血液，是血糖主要来源；

② 空腹时可动用贮存在肝脏内的肝糖原及肌肉内的肌糖原，在血糖下降时分解成葡萄糖进入血液；

③ 人体内的蛋白质、脂肪可能转化为葡萄糖释放在血液中。此称为糖异生作用。

2. 血糖的去路主要有 4 条途径

① 血糖的主要去路是在全身各组织中氧化分解成二氧化碳和水，同时释放出大量能量、供人体利用消耗。

② 消耗不完的血糖（葡萄糖）进入肝脏变成肝糖原储存起来，进入肌肉细胞变成肌糖原储存起来（还有盈余，就转化成中性脂肪，储存在脂肪细胞中），预防血液中血糖过低和需要时使用。

③ 血糖尚可转化为其他营养物质：脂肪、氨基酸（蛋白质）。

④ 转化为细胞的组成部分。

3. 血糖的来源和去向之间的动态平衡

血糖在动态平衡过程中，需要有多种酶和激素的参与，其中较为重要的一种激素就是胰岛素。当胰岛素不足或作用减低时，血糖的去路就发生障碍，结果导致血液中的糖分升高，遂发生糖尿病；当胰岛素过量过强，则血糖被过分利用，就会发生低血糖。当剧烈运动或饥饿时，身体血糖也会缺乏，这时胰高血糖素和肾上腺素就会刺激身体产生葡萄糖（肝、肌、脂肪细胞中储存的糖原释放）以供身体消耗。

其实人体内血糖指标在一定阈值内变化是正常的，它跟人们生活及饮食习惯有很大关联，血糖指标随人习惯的变化而变化。与人饮食结构、运动量大小成正比，不要一概而论。

（附 1）糖尿病患者不能乱吃的药物

抗生素，当心引起酸中毒反应。如四环素、土霉素、庆大霉素等抗生素。普萘洛尔，会导致低血糖。普萘洛尔是一种治疗心脏病的药物，普萘洛尔属于 β 受体阻滞剂，阻碍肝糖原释放葡萄糖，促进胰岛素分泌，从而引起血糖降低。泼尼松等会升高血糖。泼尼松，可的松、地塞米松都属于糖皮质激素类药物，会促进蛋白质分解转变为糖，减少葡萄糖的利用，增加血糖和肝糖原，升高血糖。雌激素、黄体酮、口服避孕药与降糖药同服会失效。阿司匹林与磺脲类药物同服，可导致低血糖。严重者会引起低血糖昏迷。

（附2）5类降糖药是饭前还是饭后吃

① 磺脲素（格列本脲片、格列齐特、格列吡嗪、格列喹酮、格列美脲）：磺脲类服用1.5小时后药效才能达到高峰，因此，这类药最好在饭前15~30分钟服用，才能使药物刺激的胰岛素分泌高峰与餐后血糖高峰达到同步。

② 格列奈类（瑞格列奈）：此类药起效较快，应在餐前即刻服用或进餐时服用。不进餐不服，额外进餐额外服用。

③ 双胍类（只有二甲双胍）：副作用是胃肠道反应，所以应餐中或餐后服。避免饮酒，以免引起低血糖反应。

④ α-糖苷酶抑制剂（阿卡波糖、伏格列波糖）：正确用法是：进餐时随第一口饭把该药嚼碎同服。

⑤ 噻唑烷二酮类（吡格列酮、罗格列酮），也叫胰岛素增敏剂：此类药物一般为长效剂型，空腹、餐中、餐后均可服用，随便时间，但要定时为好。

八、现代医学对糖尿病理解的争论与治疗手段的不同认识

现在在治疗糖尿病的主流医学定性糖尿病是终身吃药的疾病，无法治愈！

但是除了主流医学的说法结论之外，还有众多人相信糖尿病并非"不治之症"，人体对此症自有调节和免疫功能，糖尿病完全可以调节并治愈。告诫人们不要谈"糖"色变，莫把移动性、暂时性、饮食性、运动少等引起的血糖升高误当糖尿病治疗。即使患了糖尿病，只要饮食、心情、运动等方面调整得好，也一样可以长寿。

有人也对当前治疗糖尿病的主要药物——胰岛素提出质疑，认为胰岛素（注射用的）本质属于激素类药物，副作用甚多，比如皮肤晦暗干燥、过敏、伤口不愈合、心烦失眠、骨质疏松、胰岛素依赖、脏腑衰竭等，胰岛素药物给人体带来的危害和副作用远远超过糖尿病本身给人体带来的危害。

现代治疗糖尿病的拿手方法通常就是胰岛素，血糖指标是降下来了，"血糖控制得好"，以为病好了，其实那个血糖正常值是假指标。糖尿病依然存在，反而变成了难愈病。

现代医学把糖尿病治疗领入误区。

所以近来有众多有识之士揭杆而起，明确表态，糖尿病可以不是病，

糖尿病完全可以治好，他们从糖尿病病理学和治疗手段方面提出全新的见解，并且已经有一定的成就。下面列举几家学说，以解糖友渴望。

1. 糖尿病的第一种说法

此新观点是：糖尿病患者不是血糖高，而是五脏六腑缺少糖！医治方法不是去降糖，而是解决各器官吸收的问题！

现代医学要求糖尿病患者低糖饮食，并用降糖药物把血管内的糖以"燃烧"的方式排除掉。血糖指标看是一切正常了，但仍无法缓解糖尿病情，并发症仍一个一个来，糖尿病一生都没好，成为终生吃药病。

这些异端者认为，糖是人体的一个基础性营养物，人缺少糖能活得健康长寿吗？糖尿病患者的糖都停留在血液中，而五脏六腑等脏器却无法（或只能少量）从血液中吸取糖分，供应营养到不了所需器官，所以糖尿病原来不是供糖多了，而是"吸收"出了问题，如果各器官能把需要的血糖都吸收走了，为自己燃烧能量所用，血液中的糖分不高了，身体不缺糖就健康强壮了。所以治疗方向是：健脾胃，助吸收！只需把忌糖的习惯改为正常饮食即可。

新观点否认"糖尿病需终生服药，只能控制，不能治愈"的主流认定，认为糖尿病患者身体缺糖再排糖，治疗大方向就错了。推导出的新观点是：糖尿病完全可治愈。

2. 糖尿病的第二种说法

英国科学家发现糖尿病是可以治愈的，否认西医学定论"糖尿病是终生疾病，必须一辈子服药，是不可逆转的"。用铁证如山的实验证明自己的观点，"我们认为，这表明 2 型糖尿病本身是一个身体能量平衡的问题"。

这些科学家得出结论：2 型糖尿病完全可以逆转，而且费用极低。主要理论是要控热量，一般而言，女性每天消耗 2000 大卡热量，男性每天消耗 2500 大卡。科学家提供给患者的精心设计就是平衡营养餐，主旨是极力降低热量，每天只有 600 大卡。3 个月后，70% 的患者可被治愈。

3. 糖尿病第三种说法

唤醒 B 细胞。人体的胰腺中有众多大小不同的细胞团——胰岛组成（胰腺中胰岛总数 100~200 万个）。胰岛主要由 4 种细胞组成：A 细胞、

B 细胞、D 细胞、PP 细胞。A 细胞分泌胰高血糖素，升高血糖；B 细胞分泌胰岛素，降低血糖；D 细胞分泌生长抑素，抑制 A、B 细胞的分泌；PP 细胞分泌胰多肽，抑制胃肠运动、胰液分泌和胆囊收缩。胰岛对糖代谢、脂肪代谢、蛋白质代谢都有调节作用。B 细胞占胰岛细胞的 60%~70%，A、D、PP 细胞占胰岛细胞的 30%~40%。B 细胞居中，处于 A、D、PP 细胞的包围之中。

所以，一旦分泌胰岛素的 B 细胞减少或功能受损，胰岛素就会不去工作，血糖就会流动在血液中而进不了细胞组织中，人就会得糖尿病。如果糖尿病患者能够"唤醒"或者"拯救"B 细胞，血糖就能够得到有效控制。

现代科学发现，B 细胞受伤害时，有部分 B 细胞会转变为前体细胞或者 A 细胞，在一定条件下，前体细胞或 A 细胞也会转化为 B 细胞，分泌胰岛素从而降低血糖。

唤醒 B 细胞的方法有 3 种：

方法一：科学饮食，重点是不要让转化血糖的分泌胰岛素的 B 细胞超负荷工作。也就是专家所说的糖尿病是"吃出来"的病，完全可以"吃回去"。

为了具体易学，我们来参照一下张某的一日饮食安排：

早餐——8 时：燕麦 50 克，牛奶 350 克，拌菜若干（如黑木耳、海带、芹菜）；

午餐——12 时：主食馒头或米饭（不超 150 克），炒青菜、鱼 / 虾 / 鸡肉适量（不超 150 克）；

晚餐——18 时：类同午餐；

午、晚餐中间 16 时，加餐水果、干果适量（如半个苹果、半个梨、一个橘子）提倡七分饱。

方法二：运动，控糖中必需手段。还是张某控糖运动：每天运动 3 次，每次 40 分钟，最好的运动是快走，每分钟 120 步，每步 75~80 厘米，见效。

方法三：患者不可或缺的用药。根据病情用药，但目前尚无根治糖尿病的灵丹妙药！

4. 糖尿病的第四种说法

全世界正在兴起的根治糖尿病手术治疗——胃转流手术，一次性根治糖尿病。胃转流手术出现于 1885 年，奥地利外科医生用于治胃癌；20

世纪50年代演变成手术减肥；1995年临床试用于根治糖尿病；2011年国际糖尿病联盟发表声明建议试用，同年正式承认。为糖友带来福音。

其手术原理是，认为导致糖尿病的原因是在胃肠内分布的K细胞受食物刺激分泌出胰岛素抵抗因子，使人体产生胰岛素抵抗。胰岛细胞在胰岛素抵抗因子作用下受损凋亡，因此分泌胰岛素少了。形成恶性循环。

胃转流手术的独特之处在于改变了食物的生理流向，通过胃阻断、胃肠吻合、肠肠吻合等步骤而完成。术后患者身体的胰岛素抵抗现象消除，促进患者体内胰岛素分泌，减少胰岛细胞凋亡并使之增殖，胰岛功能恢复，糖尿病治愈。血糖随之恢复正常外，一系列并发症得到很好的康复。

> **温馨提示**
>
> 糖尿病是使数亿地球人和近亿国人遭受痛苦的"终生疾病"，但是，人类正在满怀自信地改变它，消灭糖尿病已经成为众多专家的奋斗目标。展现在人们面前的战果众多，近期正在"唤醒B细胞"，通过科学调配日常生活使胰岛素细胞回归正常，用外科手术"胃转流"根除胰岛素抵抗因子，已在世界用于临床；更有远期研究，要通过控制热量，解决吸收问题等手段根治糖尿病。我们完全可以相信，未来医学发展是非常光明的，不久的将来，糖尿病可以不是病。

九、糖尿病并发症及并发原因

糖尿病并发症是比糖尿病本身更加可怕的病症。

糖尿病是一种由多种病因引起的以慢性高血糖为特征的终身性代谢性疾病。长期血糖增高，大血管、微血管受损并危及心、脑、肾、周围神经、眼、足等多种身体器官，据世卫组织统计，糖尿病并发症高达100多种，是目前已知并发症最多的一种疾病。糖尿病死亡者有一半以上是心脑血管所致；10%是肾病所致；因糖尿病截肢的患者是非糖尿病的15倍（每30秒就有1人失去腿足）。临床数据显示，糖尿病发病后10年左右，将有30%~40%的患者至少会发生一种并发症，且一旦发生，药物治疗很难逆转，因此强调尽早预防。

下面列举4种最常见最严重的糖尿病慢性并发症，应引起重视：

1. 糖尿病眼病

糖尿病性视网膜病变，是糖尿病最严重的并发症之一，是一种主要的致盲疾病。患者由于长期高血糖，所以影响到眼底的微小动脉和毛细血管损伤，致使眼底视网膜病变。患病 10 年的糖尿病患者有 50% 会出现，患病 15 年的糖尿病患者有 80% 会出现，年龄越大，概率越高。而且几乎所有的眼病都可能发生在糖尿病患者的身上，如眼底出血、眼底血管瘤、眼囊炎、青光眼、白内障、玻璃体浑浊、视神经萎缩、黄斑变性、视网膜脱落等。然而，糖尿病患者如果能及时发现并规范治疗，多数可以摆脱失明的危险。

预防糖尿病性视网膜病变的措施：

① 严格控制血糖是防治糖尿病性眼病的根本措施，同时，也要控制好血脂和血压，因为血脂可以转变成血糖，血压会加大血糖的损伤程度。控制不好血糖、血脂、血压，10 年左右都会出现不同程度的视网膜病变。而且不可逆转。

② 饮食要清淡，（严格控盐）要少糖、少脂（不吃油腻、油炸食物）、少辛辣（不吃辛辣食物和酒）、忌红茶、咖啡。多吃蔬菜、瘦肉、鱼（少油烹）、蛋、乳，用大豆补充蛋白质。多食维生素 A 食物补充眼营养，保护视力，预防眼病发生。如多吃胡萝卜、橙子、白菜、海带及水果等；多食维生素 B 食物，如小米、豆类、山药、荠菜等。

③ 良好的生活习惯，多锻炼，但要避免剧烈动作。多做眼睛保健操，促眼部血循环，避免强光刺激，烈日暴晒。

④ 定期检查，2 型糖尿病每年检测 1 次，发现眼部异常，随时就诊。

糖尿病眼病主要检查 3 个方面：视力、眼底、眼底荧光造影。

眼病越早治越好，损害不可逆转，最佳治疗是预防。

眼睛出现下列症状，要及时就医。

眼前发黑物体光斑漂浮，如小球、蝌蚪、蜘蛛网；视物不清，如隔云雾，模糊眼花；视力减退、阅读吃力，夜间尤明显；看东西出现重影；视野缺损，眼睛能看到的范围明显缩小，或直线看成曲线；眼部有压力感；上睑下垂，眼转动困难；眼睛发红一直不褪。

糖尿病性视网膜病变的治疗：

① 基本治疗：严格控制血糖，减少血糖波动，控制血压（血压高可加重糖尿病视网膜病变），调节血脂（血脂异常对视网膜黄斑区病变有严重影响），改善微循环治疗。

② 光凝治疗（激光）：激光治疗被认为是治疗糖尿病性视网膜病变的有效方法，可导致新生血管退化并阻止它再生，也可减少黄斑水肿。但前提是要完全清楚眼底情况。

③ 冷凝治疗：光凝不适合的患者可采用。

④ 玻璃体切割术：严重的糖尿病视网膜病变，包括玻璃体积血及严重的增殖性病变，玻璃体积血 3 个月以上不能自发吸收者使用。

⑤ 糖尿病性白内障也可摘出，植入人工晶体。

⑥ 药物治疗：需要综合治理，对血脂异常和视网膜黄斑区及其四周有环形硬性渗出的糖尿病患者，应低脂饮食，并运用调血脂药物，可服羟苯磺酸钙类药物。

注意：出现糖尿病性视网膜病变，就一定有了糖尿病性肾病，两病相随一并治疗。

2. 糖尿病肾病

糖尿病性肾病是糖尿病引起的严重和危害性最大的一种慢性并发症，终末期肾脏病的第二位原因（第一位为各种肾小球肾炎）。糖尿病肾病发病隐匿，进展缓慢，早期症状并不多，一旦发展到终末期肾脏病，比其他肾脏疾病治疗更加棘手。但糖尿病患者积极干预能明显减少和延缓糖尿病并发症的发生，尤其在早期干预治疗效果最佳。

糖尿病肾病是全身微血管病性合并症之一，1 型糖尿病患者发生肾病多在起病 10~15 年左右，2 型糖尿病发病时间则短，与年龄大、同时合并较多其他基础疾病有关。我国平均每 3 个糖尿病患者中就有 1 人会并发糖尿病肾病。

糖尿病性肾病的早期表现：

蛋白尿——开始仅有微量白蛋白出现，后有间断性蛋白尿，有时出现尿小泡沫，如果尿蛋白超过 3 克 / 日，则征象不良，严重程度多呈进行性发展。

水肿——24 小时尿蛋白超过 3 克，浮肿出现，先是眼睑、足踝，休息后消失。肾病迅速发展者全身水肿。极易疲劳，腿肚抽筋。

高血压——糖尿病肾病患者常见，肾病多合并高血压。肾病致钠水潴留升高血压，高血压又加速肾病发展，恶性循环。所以控制血压十分重要。

肾功能不全——糖尿病性肾病一旦开始，其过程是进行性的，氮质血症、尿毒症相继而来。5~20 年后进入终末期肾功能不全。年轻患者多死于尿毒症，老年患者主要死于冠心病、心梗，死于尿毒症者只占 1/4 左右。

贫血——发生氮质血症的糖尿病患者，有轻中度贫血。

糖尿病肾病早发现早治疗，即使多年蛋白尿也不出现肾功能异常。

糖尿病肾病的病程和病理演变过程，一般分为 5 期：

Ⅰ期，肾小球高滤过和肾脏肥厚大期——初期。肾小球和肾脏体积增大是突出表现。有一过性微量白蛋白尿，用胰岛素治疗后可以消失。该期持续时间长，不易发现，血糖控制好，可缓解。肾未受损伤。

Ⅱ期，有肾脏损害，但无临床征象——此期出现在糖尿病发病二年后，有些患者在这一阶段持续很多年，甚至终身。糖尿病控制不佳和运动时可出现微量白蛋白尿，可逆。

Ⅲ期，是糖尿病肾病的"高危期"——又称"持续微量白蛋白尿期"，典型者是在患糖尿病 10~15 年后。微量白蛋白尿不断加重。肾小球滤过率仍然是增高的。血压开始增高。控制和治疗不当，极易发展到明显的肾病阶段。

Ⅳ期，临床糖尿病的肾病期——病程在 15~25 年以上，约有 40% 的 TIDM 患者发展到这一阶段。尿蛋白排出量增多，大多数患者出现高血压，肾小球滤过率开始下降，有效的抗高血压治疗可减慢肾小球滤过率下降的速度。

Ⅴ期，为终末期肾衰竭——特点是普遍的肾小球毛细血管闭塞，伴有肾小球玻璃样病变，滤过率很低，尿毒症症状明显，需要透析治疗。

并不是每个糖尿病性肾病患者均会经过上述 5 个阶段，相反有大多数患者只停留在开始两个阶段，病程 20~30 年后仍无明显肾脏损害。但是一旦发展到Ⅲ期，即微量白蛋白尿阶段，则很有可能继续向Ⅳ期发展，出现典型的糖尿病肾病表现。治疗上应力图使病情停留在Ⅲ期，一旦到了Ⅳ期，病程不可逆，绝大多数患者会进展为终末期肾衰。

糖尿病性肾病的治疗：

①严格控制血糖——在出现临床糖尿病肾病之前，用胰岛素泵或多次皮下注射胰岛素严格控制糖尿病，使血糖保持正常，（尽量控制在餐前 7 毫摩尔 / 升以下，餐后 11 毫摩尔 / 升以下，老年人适当放宽）可延缓甚至防止糖尿病肾病的发生和发展。据 DCCT 研究，用胰岛素强化治疗，发病率可降 35%~55%。出现临床肾病后降糖药物一般应改用胰岛素。

②控制高血压——高血压会促肾功能衰竭的发展，应控制在 130/80 毫米汞柱以下，降压对治疗糖尿病眼病也有益处。要严格控盐，防止血

压起伏。

③ 限制蛋白质摄入——适当减少饮食中蛋白质数量，可以减低肾小球内压力，减轻高滤过和减少蛋白尿。

④ 透析治疗和换肾——65 岁以上患者换肾效果差。

糖尿病肾病饮食调养：

饮食原则：既要保证热量和营养充足，又要限制碳水化合物、脂肪和蛋白质的摄入。严格限制热量摄入，低盐、低钾、低蛋白，补充维生素及矿物质。

① 控制血糖：严格限制热量摄入

推荐食物：蛋白质不能不摄入，但求优不求多，尽量选择鸡蛋、牛奶优质蛋白，禁食豆类，限制主食。

粗杂粮：如莜面、荞麦、燕麦片、玉米面，含多种矿物质、维生素 B 和食用纤维。

限制食物：大豆及其制品（但应限量、防止蛋白质摄入过多）；水果及其制品、糖类、蜂蜜、巧克力、蜜饯、甜饮料、冰激凌、糖制糕点等。

② 控制血脂：每天摄入的热量不能太少，也不能太多。坚持低脂饮食。有专家建议，用山药、芋头等淀粉代替主食。禁忌食物：牛油、羊油、猪油、黄油、奶油、肥肉及富含胆固醇的食物。

③ 低盐：日限盐 5 克以下。禁忌食物：熏酱及腌制食品、罐头、香肠等。

④ 低钾：禁忌食物：香蕉、桃子、杏、酱油、味精、土豆、山药、芋头、菜花、玉兰片、榨菜、冬菜、萝卜干、菇类、木耳、银耳等高钾食物。

⑤ 高钙、低磷、高纤维素：注重低磷、不吃动物内脏，少吃瓜子等干果。高纤维（多粗粮）有利肠蠕动、排泄畅通。

⑥ 多维生素：摄入充足的维生素，尤其是维生素（B、C）和矿物质锌、钙、铁等。

3. 糖尿病足

糖尿病谈"足"色变。因为足部是糖尿病并发的一个"靶（目标）器官"，患者由于周围神经病变和足外周血管缺血，可引起足部软组织及骨关节系统的破坏与畸形，引发一系列足部问题；轻者出现神经症状，重者速致溃疡、感染、坏疽、血管病变、骨折，甚至截掉足、腿。也可发生在上肢、躯干。可见"糖尿病足"的可怕凶险。

糖尿病足的早期信号：

腿脚神经病变倾向。无端腿脚发麻、灼痛、刺痛、疼痛、足部感觉迟钝。

足部皮肤颜色改变。腿脚皮色发暗，色素沉着、青紫。

小腿抽筋，下肢血管状态不佳。脚背有一条动脉血管搏动减弱，说明血管阻塞，引起间歇性跛行，行走痛，时好时坏，休息后好转，反复发作。

脚部变冷、变色、水肿、皮干、足趾间糜烂。

有上述情况的糖尿病患者，速就医检查、即早治疗。

如何避免"糖尿病足"的发生发展？

首先还是要积极控制血糖，从根本上降低糖尿病足的发生风险。

一些良好的护足手段也是必不可少的，因为脚部一丁点小伤就可引发锯掉一条腿。

睡前温水（加醋更好）泡脚，水温接近人体温，泡 20 分钟解乏、杀菌、软皮；

临睡前做一些脚保健活动，敲脚底，搓揉脚趾，特别是脚大拇指根部（大都经），促进血液循环。

平躺仰卧床上，做骑自行车动作，促进腿部、脚部血液循环。

坐姿抬小腿，向上用力翘起足背同时，再抬起小腿，每腿踢 20 次。

穿舒适透气性好的鞋袜，不要用热水袋、热宝暖脚，不要用很热的水洗脚，趾甲不要剪的太短，减轻双脚负担。

多活动双脚，不论坐、站，让双脚双腿血流通畅，久坐不动者危险。

4. 糖尿病心脑血管病

由于长期高血糖控制差又导致高血脂（在代谢过程中有些降糖药把血糖也变成了脂肪），血糖和脂肪在动脉血管里堆积，沉积在血管壁上引发动脉粥样硬化，高血糖，高胆固醇，高收缩压；再加上年龄、性别、吸烟、家族史等危险因素，使糖尿病患者的冠心病、心绞痛、心肌梗死、心率失常、休克、猝死等危险大增。研究显示，糖尿病患者群冠心病的死亡风险比非糖尿病患者人群高出 3~5 倍。

糖尿病也会引起颅内大血管和微血管病变，主要表现为脑动脉硬化、缺血性脑血管病、脑出血、脑萎缩等。据统计，2 型糖尿病有 20%~40% 会发生脑血管病。

（有关冠心病、心绞痛、心梗、脑梗等详细内容，请参看第四章"心脑血管病"。）

十、糖尿病防治的 9 项有效措施

对于慢性病——糖尿病，预防永远是最重要的第一位；发现糖尿病前期症状，处治关键就是一个"早"字，早早采取措施，阻止它发展成糖尿病；万一得了糖尿病，应及早采取联合治疗方法，稳定病情，且不再发生并发症。否则发生了并发症就难以逆转了。

1. 懂病理（病情知识普及）

病情知识普及——患了糖尿病可怕，糖尿病患者不了解糖尿病病理更可怕。问过我们身边的糖友，大都对糖尿病一知半解，把自己完全交给医生去处治，糖尿病患者同时又是"糖盲"，治疗效果因此也往往是事倍功半。

所以，人们要想战胜糖尿病就必须彻底了解糖尿病，包括完全知晓糖尿病的起因、过程、危害及药理作用、食疗、乐疗、动疗等，必须用足够的时间学习相关理论，把自己从"糖盲"变成"糖知"、"糖博"，心知肚明地去生活、治病。使医生协助、自己主动，内外因有机结合，战胜信心满满，控制住糖尿病的发展、避免并发症的发生，是完全可能的。

2. 管住嘴

糖尿病是"吃出来"的病（有人说是吃错了），所以还要在吃上严把关，把它"吃回去"。

医生谆谆教导糖尿病患者的金治疗就是——管住嘴。管住嘴的总原则就是各种食物均衡搭配，平衡营养，才能稳定血糖，达到防止发生并发症。

我们每天要吃进食物，包括蛋白质、脂肪和碳水化合物，这是人体必不可少的基础营养素，三者要满足人体两大需求：一是为身体提供细胞生长、更新、修复所需的原料，因为人体细胞在一定时间就会自我更新一次（旧的灭亡，新的生成），比如红细胞 120 天，胃黏膜细胞 3 天，各种免疫细胞和胰岛素细胞等都要周期性更换，而我们摄入的营养素正是更换、修复细胞的建筑材料。材料不足，更换修复难进行，强有力的新细胞不足，人体就会出现疾病；二是人体活动需要消耗（燃烧）糖分，为人体提供能量（动力），能量不足，人体神经就无力活动。所以，营养素不足，也会加重糖尿病病情；吃得太多，能量过剩，血糖一定升高，也会加重糖尿病病情。

如何恰到好处地摄入饮食营养，这就需要科学安排饮食结构，合理安排一日三餐了。

科学安排饮食结构，总的提法是"二要三不宜"：

"一要"——是要谨慎选择主食碳水化合物和食品加工方法，碳水化合物是人体能量的主要来源，是人们每天必食的谷物，虽有粗细粮之分，但它们的营养含量差不多，如小麦含糖量为65%，稻米为70%，高粱为77%、荞麦为66%。但处理方法不同，效果差异很大：比如把谷物加工成精米、精面，糖友吃进去，饭后血糖马上飙升；如把麦、稻加工成全麦面、糙米，吃进去在胃肠道消化缓慢，吸收也慢，糖进入血液速度变慢，血糖自然平稳。比如玉米的含糖量是70%，蒸成窝头糖量就变成了33%，红薯的含糖量是24%，烤红薯就变成80%了，所以糖尿病患者并不是一味不食糖类（碳水化合物），而是要会吃、适量吃。

"二要"——是要多吃蔬菜和水果，之中富含维生素、矿物质，能有效降低糖尿病风险。

"一不宜"——不宜吃各种糖、蜜饯（糖腌制）、水果罐头（糖水）、汽水（碳酸饮料高热量、升糖快）、果汁、果酱、冰激凌、甜饼干、各种糕点，以及所谓无糖食品（含大量淀粉、容易转化为糖，升糖快）。还有蜂蜜，含糖量高达40%，糖分很容易被身体直接吸收；爆米花，可以变成淀粉高糖；烤红薯（及薯片），含糖超70%，高热高脂，易患肥胖、心血管病；果浆，广泛用于饼干、饮料、冰激凌中作甜味剂，血糖升得更快。

"二不宜"——不宜吃高胆固醇食物及动物脂肪。如动物脏器、蛋黄、肥肉、黄油、猪油、牛油、羊油以及餐馆的大鱼大肉（高糖、高油、高盐制作）。另外，加工的肉食、腊肉、香肠等也对糖尿病患者不利。

"三不宜"——不宜饮酒。酒精能使血糖发生波动，而空腹饮酒又易发生低血糖。比如啤酒中麦芽糖含量很高（而且是单糖），升糖速度更快，更危险。

温馨提示

　　忌食别走入误区。不敢吃主食，担心主食升高血糖，从而导致营养不良。其实应该选对主食及制作方法、适量；不敢吃甜，其实对于蛋白糖、木糖醇、阿巴斯甜（人造甜味剂）等制品可放心吃；水果含糖量高，不敢吃。水果甜味由果糖决定，但果糖的代谢不需要胰岛素。如果餐后血糖低于10，可在两餐间吃水果，既不至于血糖太高，又防止低血糖（水果含糖量在4%~20%之间，升糖指数低）；认为坚果类含糖量低，多食没关系。但含脂肪特高，脂肪在体内可转化为糖；不敢吃肉。肉食减少会使机体蛋白质不足，抵抗力降低。

糖尿病患者的饮食结构：

众多人的认识较为一致，碳水化合物 70%，蛋白质 10%，脂肪 20%。并且要做到：品种齐全，比例适当，数量正好。要求低盐、低脂、低糖、低胆固醇。为了让糖尿病患者吃好，在有限的食物中，要花样翻新、生熟搭配、粗细混做、荤素齐全。

下面试举某患者一日三餐食物安排，可参考：

早餐——一袋燕麦片（50克）、小馒头（50克）、鸡蛋（1个）（可不吃蛋黄）、牛奶（250克）、小菜（1碟），或全粮（50克）、豆类（50克）、水果（1个），少量果仁，素菜（1碟）。

午餐——全粮（50克）、大米（50克）、3种蔬菜（或烩菜）、瘦肉、鱼（不超100克）。

午餐和晚餐之间水果100克。

晚餐——全粮（全麦面、糙米）（75克），牛奶（250克），拌菜少许。

总之，一日食物要控制在：蔬菜500克（五色齐全、叶瓜根都有），植物油20克；水果150~250克；蛋白质（鸡蛋、牛奶、瘦肉、鱼4种适量选用）；盐不超5克；主食300克左右（男女大小有别）。一般而言，一日总食量控制在以上要求中，血糖、血脂、血压、尿酸就可较正常，也较少发生并发症。

进食一定记住：

不吃早餐很错误；吃零食也是要折算成热量的；吃薯类（红薯、马铃薯）顶主食；吃饭顺序很重要，先喝汤后吃饭有利控糖；吃饭七分饱，一定身体好；享受美味要点到为止。

3. 迈开腿

医生对糖尿病患者的金治疗：管住嘴、迈开腿。户外有氧运动更见效。

运动，增强心肺功能，促进新陈代谢，避免食物在肠道逗留过长时间，而把多余的糖分再吸收进来；运动可减少胰岛素消耗，增强肌细胞葡萄糖转运因子对胰岛素的敏感性，加快血管中葡萄糖向细胞内的转运，从而降低血糖、稳定血糖。也可促进血液循环、减少血栓形成；运动还有减肥、强身、防止骨质疏松的功效。

有人将运动项目之一的快走比喻为人体自带的"天然二甲双胍"，不吃药就可以起到二甲双胍的作用（可以逐渐起到降糖作用，但不可骤然停药）。其实，许多形式的运动都可以起到不同程度的"二甲双胍"

效应。

糖友的运动形式很多，特别是富有韵律性的有氧运动，诸如各种快慢走、散步、慢跑、广场舞、健身操、瑜伽、自行车、游泳、太极拳等。（具体运动方式、注意事项，请参看第五章第四节运动项）

（附）美国对糖尿病患者的"运动"有了新标准、新方式

坐半小时要起一次身——做一些轻微活动，对控糖十分有益；中断运动别超过 2 天，每周至少 5 次运动，最好天天有运动；老年糖友适合瑜伽——多做柔韧性锻炼，对老糖友诸多方面都好；并发症者，适宜做支撑运动——多做微量支持，臂、足等；有糖足者，减少长走——防损皮肤，穿柔软鞋袜；有糖尿病视网膜病变者，不宜剧烈或耐力运动；任何糖友避免激烈比赛；预防低血糖——运动中最常见的风险就是低血糖，尽量安排好运动项目、运动量、运动时间，也准备好应急措施，随身携带糖果。

4. 多喝水

有人说，糖友最好的补药是喝水，充足的水会使体内血糖值稳定，并减少糖尿病血管并发症。所以人体必须把每天水的消耗量（1500~2000 毫升）补充进来。

糖友补足水的益处有以下几方面：

可稀释体内的血糖，降低血液的黏稠度；足够的水有益新陈代谢，对控糖有一定功效；刺激尿意，促进身体排毒；预防糖尿病酮症酸中毒；增加血容量，改善血液循环，降低发生心脑血栓的概率；水中有矿物质元素，补充人体所需。

要喝水，更要喝对水，现将最佳喝水时间、水量及作用提供如下：

① 晨起空腹一杯水（约 300 毫升），降低血液黏稠度，利排毒。

② 上午两餐之间（10 时左右）一杯水（适量），补充上午水分消耗。

③ 午饭前半杯水或先喝点汤，有利体内消化液的分泌。

④ 午睡起来（14~15 时）一杯水，缓解十渴，醒脑提神。

⑤ 晚饭前半杯水或先喝点汤，促消化液分泌，帮助晚饭消化吸收。

⑥ 睡前一小时一杯水，预防夜间血黏度上升。

⑦ 半夜一杯水，补充尿多水流失。

（更多喝水知识参考第五章第二节。）

5. 睡好觉

圣人训"睡得香、人寿长"。睡眠休息是人体自我恢复最有效的方

式，人们每天要把 1/3 时间用于睡觉就是最有力的佐证。对于糖友而言就更重要了，充足的睡眠还可以让分泌胰岛素的胰脏有充足的时间得到休息，第二天有更多更活跃的胰岛素产生和积极完成本职工作。据国外多项研究表明（好的睡眠，确实能够更好地控制血糖，延缓并发症的进程）：睡眠紊乱与糖尿病有密切的关系，包括睡眠不足 6 小时的人，会增加胰岛素的抵抗，使糖尿病风险翻番，也会加速糖尿病并发症的发生。所以糖友一定要养成良好的睡眠习惯，坚持规律的生活。如果没睡好，第二天也可补个"回笼觉"，或者静坐、小憩、闲聊等方式休息。

但是，也不要睡懒觉，睡眠超过 8 小时对糖友也很有害，首先会引起血糖升高。注射胰岛素的患者，睡懒觉也会导致低血糖反应的发生。

熬夜对糖友危害更大：熬夜刺激大脑皮层活跃，抑制了胰岛素分泌，引起血糖升高；熬夜致肾上腺素分泌过多，导致血管收缩、血压升高；熬夜导致肝功能异常，肝细胞受损。

所以，糖友必须坚持规律的生活，睡好觉，有助辅助治疗糖尿病且预防并发症发生。

（更多睡眠知识参看第五章第六节睡眠项）

6. 常快乐

一天笑三笑，医生要上吊。研究表明，乐观积极的生活态度能使发病风险降低 50%。

乐观积极的生活态度，基于对人生的正确观念，基于对糖尿病有正确的认识。知足者常乐，当患者心情平静和安全满足时，糖尿病削减，胰岛素需要量也减少，血糖相应下降，对控制糖尿病情大有帮助；相反，当患者心情紧张、烦躁不安、绝望激动时，血糖忽高忽低、病情加重，乃至出现酮症酸中毒。原因就是情绪使肾上腺素及肾上腺皮质激素分泌增加，交感神经的兴奋升高，与此同时脂肪分解加速，产生大量酮体，而出现酮症。如此心理和生理恶性循环，糖尿病加重，并发症也随之而来。

心情欢乐是良药，欢乐会产生内源性的内啡呔，从而强化免疫功能，激发人的身心处于轻松愉悦的状态中，从而形成心理和生理良性循环，使身体强壮起来。家庭是私密性的内圈子，家庭和睦心情才能好；社会朋友是敞亮的外圈子，友善融洽又能排忧解难，家庭和睦圈子套上朋友友善圈子，欢乐自然是不言而喻的了。

（欲知更多常快乐知识参看第五章第五节"乐观"）

7. 控体重

肥胖者是糖尿病易感人群，据报道，2型糖尿病患者中有70%的患者是肥胖、超重人群。专家认为，肥胖者的细胞，特别是脂肪细胞，对胰岛素不敏感。为满足代谢的要求，胰岛细胞必须分泌比正常值高5~10倍的胰岛素。也就是肥胖者比正常人需要更多的胰岛素，以使葡萄糖顺利进入细胞，供人体利用。久而久之，胰岛细胞发生疲劳，最终不能充分产生胰岛素，出现糖代谢缺陷，血糖升高，中年以后引起糖尿病的发生。

肥胖和超重是导致糖尿病的重要原因，而控制体重也能明显减轻病情。所以肥胖人群应及早通过饮食、锻炼等把体重减下来，以保身体健康。

8. 治便秘

糖尿病往往会引发便秘，便秘又会加重糖尿病情。

正常的排便与身体健康有密切的关系。通常情况，人体内的70%的毒素是通过粪便排出的。对糖友而言，排便还有又一项重要任务：许多食物都有延缓糖分吸收的作用，每日定时排便1次，许多延缓的糖分来不及吸收就被排出体外，保证了血糖不会增高。如果便秘三四天1次，延缓的血糖就又被吸收入血液中，直接升高了血糖，对糖友身体造成二次伤害。食物在肠道逗留的时间越长，肠道吸收的糖分就越多，控糖就越困难，它转化成不良物质、毒素乃至癌细胞的机会就越大。所以便秘要尽快治好。

（更多便秘知识参看第五章第三节）

如何改掉便秘坏毛病，现提供几种较有效方法：

坚持定时定量吃早餐——早餐是一天中排便的第一动力，定时吃好；

蔬菜杂粮是便秘的克星——润肠通便必不可少，一日三餐调配进食；

喝足够的水——温白开，少量多次，每日1500~2000毫升，别口渴才饮；

定时排便——无论有无便意，都要在既定时间如厕，久之，排便就成为生物钟反馈。最好在早餐后某段时间，思想要集中，不看书，不玩手机，要在5~10分钟内解决问题。别急躁、别用力、防猝死；

坚持做保健操——提肛运动、按摩腹部等；

别依靠泻药解决问题——往往是药停病犯；

多吃高纤维素食，加大肠道蠕动力度，促成定时排便。少食辛辣食物，防止引起大便干结，引起腹压升高，血压骤升，诱发脑出血。

9. 防治糖尿病还要做好 5 件事

① 降压——患了糖尿病，高血压病也会如影随形而来。并且进一步加重糖尿病，引发并发症。特别对糖尿病患者眼底微血管的损伤，更是雪上加霜，血压控制不当，视力不可逆转地向失明发展。所以糖友血压一定要平稳控制在 130/80 毫米汞柱左右，最高不要超过 140/90 毫米汞柱。

② 调脂——血脂紊乱是糖尿病血管病变的危险因素，会造成栓堵甚至梗死。调脂就是把甘油三酯、高胆固醇、低密度脂蛋白降至理想水平，把高密度脂蛋白升高到正常水平。

③ 限酒——据数据统计，酒精升高血糖，比直接吃糖还要快；啤酒含单糖量很高，升糖速度更快。喝酒伤肝，肝为人体糖代谢中心，伤肝自然加重糖尿病情。

④ 晒太阳——温暖阳光＋清新的空气，是大自然恩赐的免费午餐。阳光可有效降低血糖，促进胰脏制造更多的胰岛素，所以糖友要每日适量晒太阳，就连被褥枕头也要暴晒，以杀毒灭菌；多呼吸新鲜空气，可以清洁人体五脏六腑，清洁血管，将氧气通畅送到各细胞、器官，所以糖友要去森林、草地、花园，在负氧空气中享受阳光浴，有益健康。

⑤ 补硒：硒（微量元素）是糖尿病的克星。

中国是严重缺硒大国，公民摄入硒量更是严重不足。研究表明，硒对糖尿病作用显著，糖友补硒可修复胰岛细胞，恢复胰岛正常的分泌功能，从而改善糖尿病患者的各种病状，减少糖尿病患者的各种并发症产生概率。人体各免疫细胞中都含有硒，补硒可增强细胞免疫力。免疫力的增强有利糖友自身抵抗力去防止并发症发生。

人体内不存在贮硒器官，所需硒都得每天从饮食中源源不断地补充进入人体细胞，一天不补充一天就缺硒了。

所以每天都得吃含硒食品，如豆类和豆制品、芝麻、瘦肉、动物肝、牛肉、鸡蛋、水产鱼、南瓜、菜薹、大蒜、胡萝卜、洋葱、元葱、空心菜、香菇、苦瓜、芥菜、桑葚、梨、芒果、柚子、花生、南瓜子、菊花茶等。

补硒也可服硒片，请遵医嘱。补硒也不可过量，过量引起硒中毒。

（附）糖尿病患者的最佳主副饮食

（1）主食类：

① 燕麦——又叫莜麦，燕麦富含 B 族维生素和锌，有效降低胆固醇；富含膳食纤维，可增加胰岛素的敏感性，是降糖降脂促便排毒的优选主食。

②荞麦——含锌、类黄酮、维生素E，能改善葡萄糖耐量；升糖指数低，有利控糖，且营养丰富，是降糖佳品。

③全麦面——将整粒小麦一起低温磨制而成。麦皮中富含矿物质钙、锌、硒以及维生素（B1、B2、B3、B6、B9）等，还含有水溶性膳食纤维。所以全麦面有降低胆固醇、维持饱腹感，稳定血糖等功效。

④玉米——玉米含铬，对体内糖类代谢有重要作用，有增加胰岛素的效能，有助控制血糖，是糖友的保健品。磨渣加碱煮佳。

玉米种类多：其中水果玉米、甜玉米、糯玉米含糖分高。老玉米，口感虽差，但粗纤维多，可溶性糖含量很低，宜糖友及减肥人群放心食。

⑤小米——富含维生素B1，对糖友手足和视觉神经有保护作用。富含钙、磷、铁、镁、胡萝卜素、蛋白质等，益于调节血糖水平，也有预防高血压、补血健脑、消渴暖胃、助消化作用。小米含糖高达77%，升血糖快。糖友不宜多食。小米加大米加糙米，可以缓解餐后血糖波动，对稳血糖大有好处。

⑥黑米——含有维生素C、叶绿素、花青素、膳食纤维等，开胃益中，健脾暖胃，还可延缓糖吸收，有助控餐后血糖。（消化功能弱者少吃）

⑦薏米——中医说，薏米清补利湿、降压利尿解热。薏米富硒，有助修复受损胰岛B细胞，维护胰腺分泌功能。富纤维促排便，延缓餐后血糖上升。可与大米同煮。

⑧糙米——稻谷脱壳后仍保留外皮、糊粉层和胚芽，这部分含有大米中70%的维生素、矿物质和人体所需氨基酸，大量的膳食纤维。多吃糙米有益控制血糖；矿物质锌、锰、铬、钒等有利提高胰岛素的敏感性；膳食纤维促进肠蠕动，利排毒减肥。糙米口感差，可加10%~50%的糯米食用，耐煮应提前泡。

温馨提示

精米、精面，不可不食，不可多食！

大米白面是现代人的主食。由于加工越来越精，富含人体所需的营养元素的皮层、糊粉层和胚芽完全被除去了，只剩下胚乳（几乎完全是糖分了），所以只食精米精面，一则会造成营养失衡，二则精米精面进入体内消化快速、葡萄糖吸收快速、血糖会骤然升高，对平稳血糖不利。

所以营养学家推荐，糖友要适量吃精米精面，同时定量加配糙米、全麦面，以平衡营养，平稳血糖。多余糖可转化为脂肪，增加患心脏病风险。所以不宜多食。

　　将精米、白面等细粮，加入燕麦、荞麦、玉米、糙米、全麦面等粗粮，有选择地混杂食用，是很不错的食法，如果再加入适量的红薯、土豆、南瓜等薯类，将大大丰富糖友的可食范围。

　　（2）蔬菜类：

　　① 苦瓜——被誉为"植物胰岛素""糖尿病克星""降糖明星"，乃降糖神奇食物。含有类似胰岛素的成分，在人体中可以代替胰岛素的作用，最早被确认的是印度苦瓜。

　　苦瓜皂苷（苦瓜多肽），能使血液中的葡萄糖转换成热量，起到明显的降低血糖的作用，苦瓜的粗提取物有类似胰岛素的作用，对糖尿病有良好的防治作用，苦瓜还能刺激胰岛素分泌。苦瓜因此适宜糖友食用。苦瓜食用法：饮汁、干片当茶饮、磨粉加面粉中食用、熬汤，宜与豆腐、猪肝、茄子配合食用。

　　② 菠菜——对控糖和防治糖尿病并发症效果特好。

　　菠菜中含类胰岛素样物质和膳食纤维，有利控制餐后血糖，稳定血糖，有明显效果。特别是富含叶黄素，是视网膜黄斑区的主要色素，它的作用是保护视神经，眼睛模糊就是视网膜病变的症状，补足叶黄素会起到防治作用。叶黄素还能保护血管，降低动脉栓塞风险。菠菜富含 β 胡萝卜素、菠菜皂苷 A 和菠菜皂苷 B，能刺激胰腺分泌，保持血糖稳定。

　　③ 黑木耳——降血糖效果非同一般。富含多糖体，可以延缓碳水化合物的吸收，起到控制血糖功效。富含植物胶质，可将消化系统的杂质集中吸附再排出体外，起到清肠作用。

　　木耳加一宝，堪比人参燕窝：木耳 + 洋葱 + 莴笋 + 鸡蛋。

　　④ 莴笋（莴苣）——"千金菜"、"春令莴笋似黄金"。

　　莴笋味苦性寒，益五脏，通胫骨，开胸膈，利小便，助降压降血糖。

　　富含烟酸，可激活胰岛素，是胰岛素的"激活剂"。久食有益降糖、稳定餐后血糖；富含钾，促排尿，减少心房压力，对高血压心脏病患者极为有益；莴笋 + 黑木耳 + 香菇，降"三高"、治便秘。

　　⑤ 海带——"三高"克星。富含多糖，能使人体内的糖耐量得到改善；昆布氨酸具有降血压的功效；海带中的硫酸多糖能吸收血管中的胆固醇，还能修复受损胰岛细胞，从而降低糖尿病并发症；海带中的岩藻

多糖有助控血糖。

⑥ 鬼子姜——又名洋芋、洋姜、菊芋（山西百姓叫洋溜溜）。

洋芋对血糖具有双向调节作用，一方面可使糖尿病患者血糖降低，另一方面又能使低血糖患者血糖升高。洋芋含有一种与人体胰岛素结构非常近似的物质，当尿糖增高时，食用洋芋可以控制尿糖，并含菊糖，能辅助降血糖，治疗糖尿病。食法：咸酸菜。

⑦ 生姜——别名繁多，姜皮辛辣芳香，是一种非常完美的食物辅料，是打败糖尿病、防治并发症佳品。姜富含姜黄素，抗肿瘤、抗诱发，辅助治疗糖尿病。姜黄素还可降低尿白蛋白，改善肾功能，防治糖尿病性肾病。

谚语："早吃姜赛参汤"、"冬吃萝卜夏吃姜"，生姜不宜多吃。每日不超 10 克。

⑧ 西红柿——被称"蔬菜之冠"，富含蛋白质、脂肪、碳水化合物、胡萝卜素、维生素、矿物质。可帮助糖友控糖、降压，提高好胆固醇，预防糖尿病并发症。西红柿还抗血小板凝结，降低心血管并发症风险。

⑨ 西蓝花——又名绿菜花，原产于地中海东岸。被誉为"蔬菜皇冠"。西蓝花营养和药用价值都很高，富含铬，有助糖友提高胰岛素敏感性，预防糖尿病并发症；含类黄酮，对高血压、心脏病有调节和预防作用；富含维生素 C，能增加肝的解毒能力，提高机体免疫力。

做法：品种多，清炒、凉拌、蒜薹炒、肉炒、虾球炒、素炒均可。

清洗：盐水浸泡 5 分钟再洗会很干净。

⑩ 西葫芦——别名白瓜、菜瓜。

富含维生素 C，有增加胰岛素的作用，调血糖，防治糖尿病；还预防肝肾病变，有助于增强肝肾细胞的再生能力；能增强免疫力；还是低热、低脂、低糖菜，有利糖尿病患者服用。

若发现西葫芦有苦味则可能含有苦味物质"葫芦素"，勿食用。切薄油炸致癌，炒西葫芦排在首位。

⑪ 大白菜和小白菜——种类多，白菜热量低纤维多，利于排肠废物，延缓餐后血糖升高。白菜含果胶，帮助人体排出多余的胆固醇，控制糖类吸收。富含维生素（C、F），增强免疫力。

⑫ 卷心菜——希腊人视之为万能菜。无胆固醇。营养价值与大白菜相差无几，维生素 C 的含量还要高出一倍多。卷心菜提高人体免疫力。抗癌蔬菜中排名第 5 位。

卷心菜是糖尿病和肥胖患者的理想食物，低脂低热量，利控糖，防心脑血管疾病。

卷心菜有补血作用，所以瘙痒、眼充血者、外科手术后者、胃肠溃疡严重者、血黏稠者不宜食。

（世界卫生组织推荐卷心菜为最佳蔬菜第三位）

⑬ 黄瓜——又名胡瓜、王瓜、刺瓜，是血糖高者不错的选择。

黄瓜中的一种激素有利于胰腺分泌胰岛素，可辅助治疗糖尿病；丙醇二酸抑制糖类物质转化为脂肪；含葡萄糖、苷果糖，不参与一般的糖代谢，对血糖影响不大；是作用广泛的降糖良品，非常适合肥胖糖尿病患者及高血压、高血脂的人食用。黄瓜还有广泛的保健医疗作用，比如顺发、亮甲、美容护肤、清气益肾、排毒缓便秘、醒酒防中毒、减轻关节疼痛、抗癌等。黄瓜生熟都宜，日食一根大有益处。

一般人均可食，特别是热病患者、肥胖、"三高"人群、水肿、癌症、嗜酒者。

不宜人群：脾胃腹弱病者、肝病、心血管病、肠胃病患者。

禁忌：黄瓜含维生素 C 分解酶，破坏维生素 C，所以富含维生素 C 食物不宜与黄瓜同食：比如：马齿苋、白萝卜、香菜、菠菜、油菜、白菜、芹菜、西红柿、青椒，以及水果：哈密瓜、火龙果、樱桃、柚子、猕猴桃、草莓、红枣等。

⑭ 冬瓜——又名白瓜

冬瓜含有丙醇二酸，有利尿祛湿功效，还能抑制糖分转化为脂肪，冬瓜不含脂肪，热量不高，对动脉硬化症、肝硬化腹水、冠心病、高血压、肾炎、水肿等疾病有良好的辅助治疗作用，对于防止人体发胖有功效。冬瓜还抗坏血病及癌症。

⑮ 芹菜——为世卫组织推荐的最佳食物之一

芹菜分三种，功能相近：a.旱芹（青芹），香气较浓，可药用，称"药芹"；b.水芹（白芹）；西芹（香芹）。

芹菜营养丰富，含黄酮素类可改善微循环，促进糖分转化，降压利尿降血糖。多膳食纤维抑制消化道葡萄糖的快速吸收，有降糖作用。芹菜热量低纤维多，可预防高血压、高血脂、动脉硬化，并有一定的辅助治疗作用。常吃有助排肠毒、抗衰老、防癌、美白。

食法：荤素炒、榨汁饮、做汤做馅均可。

⑯ 洋葱——国外誉为"菜中皇后"，集营养、药用和保健于一体的特色蔬菜。

洋葱营养价值较高，更有特殊的营养物质——槲皮素和前列腺素 A 以及硫氨基酸，令洋葱具有了其他食物不可替代的保健功效：能有效防治"富贵病"，使细胞更好地利用血糖、控制血糖，对防止糖尿病并发症十分有利；二硫化物可以提高血浆中胰岛素的浓度，降糖软化血管、防止动脉硬化。

洋葱不宜与蜂蜜、海带、鱼虾同食。

不宜人群：皮肤病、眼病、肠胃病者，食洋葱加重病情。

⑰ 香菇——素有"山珍之王"美称，香菇是世界第二大食用菌。富含脂肪、碳水化合物、粗纤维，以及维生素 B、矿物质等，还含有 30 多种酶和 18 种氨基酸。富含硒，能降低血糖；富 B 族维生素，有效减少糖尿病并发症。香菇还可调节人体内有免疫功能的 T 细胞活性，对癌细胞有强烈的控制能力。多种维生素和矿物质，促进人体新陈代谢，提高机体适应力，对糖尿病、肺结核、肝炎等有治疗作用，又可用于消化不良、便秘、减肥等。香菇中的嘌呤、胆碱、氨基酸、酶等也能起到降血压、降血脂、降胆固醇的作用，从而预防动脉硬化、肝硬化。

不宜与驴肉、鹌鹑肉、河蟹、西红柿同食。

⑱ 胡萝卜——有小人参美誉。胡萝卜富含糖类、脂肪、挥发油、花青素、维生素、果胶，特别含大量的胡萝卜素（包括 α-胡萝卜素，抑制肿瘤细胞、增寿；β-胡萝卜素，调节细胞内平衡，不易过敏）。胡萝卜还含有降糖物质，促进糖脂代谢，是糖尿病患者的良好食物。还含有槲皮素，降血脂、降血压，增加冠状动脉血流量、防止血管硬化。叶酸能减少冠心病的发病因素。

胡萝卜一般人均可食，特别是癌病者、高血压、眼干者、夜盲者、营养不良、皮肤干燥者。胡萝卜含维生素 C 分解酶，会破坏其他食物中的维生素 C。

糖尿病患者可以放心吃的蔬菜还有：

① 蕹菜（又叫空心菜）——含植物胰岛素和硒，有助 2 型糖尿病控制血糖；还富含可溶性膳食纤维，促肠蠕动、通便解毒。糖友、便秘、口臭者宜多食。

② 生菜——安全降血糖，减轻胰岛负担。

③ 荠菜——富含维生素，增强免疫力，利于控制血糖。

④ 青椒——保护胰岛 B 细胞。

⑤ 茄子——修复胰岛，减少并发症。富含维生素 E、抑制胆固醇增高，延缓衰老。

⑥ 芦笋——促进胰岛素分泌，降血糖。常食改善糖尿病病情，对并发症有防治作用。

⑦ 马齿苋——野菜，能改善糖尿病不良状况，预防高血压、脑梗。

⑧ 苋菜——调控血糖。

⑨ 魔芋——分子量大，黏性高，排泄缓慢，能延缓葡萄糖的吸收，有效降低餐后血糖；含葡萄甘露聚糖，对降低血糖有较好的效果。

⑩ 紫菜——富含紫菜多糖，能明显降低血糖。

⑪ 银耳——与人参、鹿茸齐名，有"山珍"美誉，促活 T 细胞，延缓血糖上升。

（3）豆类：

低脂、低热、高蛋白、高纤维，是糖友佳品。

① 黄豆——糖尿病的最大克星。

黄豆（又称大豆）及黄豆制品：豆腐、豆腐脑、豆浆、豆汁等，糖友最宜食品。黄豆富含植物蛋白质，含量几近肉类，是糖尿病膳食平衡的需要；富含不饱和脂肪酸，能有效降低血中胆固醇，缓解动脉管壁损害；富含膳食纤维，延缓身体对糖的吸收，降低餐后血糖；大豆中的卵磷脂可降低血管中胆固醇，软化血管，防止肝脏过多脂肪积存；皂素也有减少血中胆固醇的作用。

② 黑豆——大豆之一种。富含铬，可调节人体血糖代谢，修复受损胰岛细胞功能，利于控制血糖。

③ 赤豆（赤小豆）——富含优质蛋白质，营养丰富；富含膳食纤维和钾，可排除胆固醇、解毒、润肠通便、降低血糖、预防并发症。

④ 绿豆——优质蛋白质，降脂保肝的低脂肪食品，含低聚糖，适合减肥者和糖尿病患者食用。

⑤ 白豆（豇豆）——富含烟酸，降低胆固醇，是天然血糖调节剂；富含磷脂，有促进胰岛素分泌，参加糖代谢的作用，是糖友的理想食物。

（4）水果类：

① 苹果——味甜略酸，糖分在体内吸收缓慢，可增强胰岛素的含量，防止血糖大起大落。富含果胶，预防胆固醇、减少糖含量；富含膳食纤维，调节血糖水平，防止血糖骤升骤降；富含黄酮素物质，对预防冠心病，尤其是糖尿病并发冠心病特别有好处。

食物血糖生成指数 25，较低。尤其是青苹果。

② 山楂——富含钙、维生素 C、山楂酸及黄酮类物质，可以解决中老年人的多种问题。山楂健胃活血、降压消脂、有助血管流量、软化血管，及预防糖尿病并发症等功能，日食 3~5 个即可。

③ 橘子——帮助糖友保护血管、促进胰岛素分泌。富含芦丁，能使

血管保持正常的弹性和密度，对预防各种并发症有益。芦丁存在于橘络里，橘含维生素 C，有益防治糖尿病。

④ 桃子——辅助控制餐后血糖，富含膳食纤维，胃部有饱胀感，可控食；果胶能推迟食物排空，延缓肠道对糖类的吸收，所以是合并肥胖糖友理想的水果。

⑤ 猕猴桃——富含钙，帮助胰岛素分泌；富含肌醇，是天然糖醇类物质，对调节糖代谢有好处；富含维生素 C、预防周围神经病变；丰富的矿物质对控制病情有好处。食物血糖生成指数低。

⑥ 柚子——含有胰岛素样成分，能降低血糖，减轻胰岛素 B 细胞的负担，保护心血管；含铬，调血脂，防治糖尿病并发病；含钾、果胶，抑制胆固醇合成，软化血管，清除自由基；还含硒，防治糖尿病、抗癌（但西柚不宜服降压药者食用）。

食物血糖生成指数 25，较低。

⑦ 樱桃——可修复受损胰岛细胞，增加体内胰岛素含量。富含维生素 E，抗氧化除自由基，软化血管；含花青苷，也是抗氧化剂，有利控制血糖，提高糖利用率；是公认的具有超强去除人体毒素及不洁体液的水果。含糖低，宜糖友食。日食 10 颗即可。

⑧ 草莓——生津止渴多养分水果，其中维生素、矿物质，能防止餐后血糖波动，具有辅助降糖作用；含多酚类化合物，有助减轻糖尿病及并发病的发生。每日宜食 150 克。

⑨ 蓝莓——富含类黄铜，抗氧化，降低 2 型糖尿病风险。蓝莓号称"长寿果"，含儿茶酸促肠蠕动，促排便排毒。

⑩ 木瓜——含蛋白分解酶，有利分解蛋白质和淀粉，降低血糖。还含番木瓜碱有助糖友增强体质。多吃有小毒，宜吃 1/4 个。

⑪ 鸭梨——味甘微酸、性凉。有生津解酒功效。生糖指数低，适合糖友食用。

⑫ 鳄梨——又名牛油果，富含膳食纤维、健康脂肪和维生素，是目前唯一含健康脂肪水果（增好降坏脂肪），含 20 多种维生素、矿物质，尤其是钾和维生素（C、E、K）和叶黄素、胡萝卜素。减缓碳水化合物的消化吸收，保持血糖稳定；增加胰岛素敏感性，降低糖尿病风险。

（5）糖友放心吃的干果：

干果高热量、高脂肪，糖友不敢吃。其实，干果富含镁、不饱和脂肪、蛋白质和纤维，也富含 ω–3 脂肪酸，对糖尿病患者健康有益。尤其是糖尿病并发症者，每天定量食用适宜干果，可以平稳血糖、减轻并发症。

① 榛子——有益糖尿病，还治盗汗，每日不超 10 个，肝病严重不良者不食。

② 花生——含白藜芦醇，降低血小板聚集率，防治动脉硬化，对防治糖尿病心脑血管并发症有好处。花生富含热量（每 100 克中含 589 千卡热量），多吃不利控糖，少吃好处多多，肾病患者也不宜多吃。

③ 板栗——含多种维生素、膳食纤维和不饱和脂肪酸，糖友及并发症（肾病）宜吃。高淀粉，吃时减少主食，每日食 10 个即可。

④ 核桃——坚果第一名，中老年血管健康第一零食，特别适宜糖友食用。富含 ω–3 脂肪酸，调节血脂、抗动脉硬化；核桃中的脂肪可提高好胆固醇、降低坏胆固醇。食核桃，应减少主食。否则糖会超量。

⑤ 杏仁——降低胆固醇、保护心脏、减少患糖尿病风险。

⑥ 瓜子——特别是葵花子，每百克含热量 570 千卡，糖尿病患者及肾病患者不宜多吃、有害，每日不超 20 克为宜；南瓜子，富含镁，参与代谢多个过程，镁缺乏可引发糖尿病。

（6）糖友可食的动物性食物类：

① 乌鸡肉——富含抗氧化物质，有利于预防糖尿病。

② 牛肉——肉类中含锌之王，能修复胰岛细胞，提高胰岛素合成的效率。含硒，可促进胰岛素的合成。每日 80 克（对吃牛肉是否有益糖友，说法不同）

③ 鸭肉——含不饱和脂肪酸，助降胆固醇、利水消肿。保护血管、调节血糖。

④ 鸽肉——调整血糖的美味。

⑤ 鸡肉——消除疲劳的美食。

⑥ 鹌鹑肉——高蛋白、低脂肪食物。

⑦ 鲫鱼——优质蛋白质的来源。

⑧ 黄鳝——高蛋白低脂肪的补益食品。

⑨ 带鱼——含多不饱和脂肪酸，有修复胰岛功能。

⑩ 三文鱼——多含 ω–3 脂肪酸，可降低心脏病和 2 型糖尿病的发生。

糖尿病与吃肉的关系：

很多人认为，糖尿病是因为吃糖多，吃水果多而得的。事实并非如此，除了遗传以外，肥胖和超重是导致糖尿病的主要原因，与吃糖多少几无关系，反而是吃肉多更容易得糖尿病。肉、蛋、鱼虽然含糖量不高，但却富含蛋白质和脂肪，长期大量食用后在体内可转变成葡萄糖，导致血糖升高。同时，肉和脂肪的代谢也要依靠人体分泌的胰岛素，因此加重了胰腺的负担，导致肥胖者胰岛素受体数量减少，容易出现糖代谢缺陷，从而引发糖尿病。

然而，肉食是人体脂肪的主要来源之一，更容易被人体消化、吸收和利用。肉食中还富含人体必需的氨基酸、维生素和微量元素。因此，适当吃肉对糖友是有益的。

但要注意：糖尿病日食肉 100 克为宜。"吃四条腿的不如吃两条腿的，吃两条腿的不如吃没腿的"鱼肉好。不要吃猪肚、牛肚以及午餐肉、香肠、火腿、羊肉、猪脑、羊脑、牛脑、炸鸡。

吃肉多少为宜，要看个体差异，比如据传 111 岁的汉语拼音之父周有光先生曾经说过："我的长寿秘诀：一是吃肉，医生说的都对（少吃肉），但不适合我"，就是这个道理。

（7）糖友的血糖"镇静剂"：

① 菊花茶——植物的精华在于花。菊花花瓣中含有 17 种氨基酸，还富含维生素及矿物质，可抗病原体，增强毛细血管抵抗力。还含类黄酮等物质，具有抗氧化防衰老等功效。

② 苦瓜茶——苦瓜是糖友的蔬果，天然胰岛素。苦瓜皂苷降糖更显著，能有效修复受损胰岛细胞。苦瓜素可以减少脂肪和多糖的摄入，有效预防各种心脑血管疾病。

做法：将晒干的苦瓜片放入热水中泡着喝，每次 10 克。

③ 桑叶茶——含 L- 脱氧野尻霉素，能抑制血糖上升。新鲜桑叶泡茶喝，也可晒干桑叶碾碎泡水，每次 5 张，沸水煮 10 分钟即可。

④ 黑米茶——富含膳食纤维，可提高胰岛素的利用率，延缓小肠对糖类、脂肪的吸收。黑米富含黄酮类物质。

做法：黑米洗净用大火转小火炒至黑米露出白色米心为止，每次 30 克泡水喝。

⑤ 金针菇茶——富含锌、钾，控制血糖升高，锌增强胰岛素转化能力，加强机体对葡萄糖的利用，降低糖尿病并发症。

制作方法：去根洗净日晒三天，呈淡黄色切末，5 克清水闷 30 分钟，一起饮下。

⑥ 白桦茸茶——健脾益胃，滋肾益精，降低血糖，治糖尿病，奇效。白桦茸改善糖、脂肪代谢紊乱，修复损伤的胰腺组织。

⑦ 山药茶——主治多食、多尿、多饮、体瘦形"三多一少"糖尿病。制作方法：250 克去皮切片，煮沸盖闷 15 分钟，汁饮片食。

（8）药食同源食物，助糖友扔掉"药罐子"

枸杞——它本身能够增加人体内的肝糖原的储备量，枸杞多糖帮助 2 型糖尿病患者增强胰岛素的敏感度，帮助提高糖耐量，降低血糖水平。还富含胡萝卜素、维生素 A、可有效预防糖尿病某些眼部并发症；还能有效降低胆固醇及甘油三酯的含量，预防糖尿病及血脂异常。感冒发烧、脾虚腹泻者不宜食。

西洋参——含皂苷，进行血糖双向调节，可降低高血糖，也能升高低血糖。还能调节自身高血压，防治冠心病、急性心肌梗死等复发。

但老年痴呆、冠心病、胃病者在服用西洋参之后，不能服浓茶。

苦荞——"五谷之王""糖尿病克星"，营养全面。苦荞有黄苦荞和黑苦荞之分，黑苦荞营养价值更高，俗称黑珍珠，价格贵。黄苦荞经济实惠，平时喝就可以了。苦荞能够降"三高"（高血脂、高血糖、高血压），增强免疫力。每日 5~6 克，反复泡水喝，泡完吃掉籽。

苦荞性寒，脾胃虚寒人不宜用。

葛根——一味中药，降糖一宝。葛根生津止渴，能使身体的津液生出来，从而止渴，适合糖尿病患者爱喝水的需求。每日 30 克，打粉喝。也可与苦荞同煮粥食。葛根寒凉，脾胃虚寒者不宜。

银耳——誉为"菌中明珠"，富含银耳多糖，对胰岛素降糖活性有影响，可以常吃，延缓血糖上升。

桔梗——含桔梗皂苷，显著降血糖，恢复降低的肝糖原，抑制食物性血糖上升。还富含三萜皂苷，降血糖、血脂，保护肝脏，改善肝功能，对防治糖尿病有积极意义。

玉米须——又称龙须，传统中药材。玉米须富含多糖，能有效降低血糖水平，帮助体内的肝糖原合成；另含皂苷类物质，降血糖，具有辅助糖尿病治疗作用；含黄酮类物质，抗氧化能力强，可预防并发症。

服用方法：最常见是晒干鲜玉米须泡水喝。一次 3~5 克（不要吃玉米须）口干舌燥者、便秘者不宜。

（9）血糖偏高，喝什么茶降血糖？

①绿茶——含儿茶素等营养物质，有消脂去腻，利尿排毒功能。常饮绿茶可延迟小肠对糖分的吸收，从而抑制餐后血糖上升。糖尿病、肥胖者宜饮。

②苦丁茶——清热消暑，明目益智，生津止渴。素有"保健茶、减肥茶、降压茶"美称。常喝能有效降血脂、降血糖。

③山楂金银花茶——山楂活血散瘀，适用于高血压、高血脂、冠心病；金银花含绿原酸，能增强胰岛素的敏感性，预防并发症。

④普洱茶——有显著抑制糖尿病相关生物酶的作用。茶越浓，降血糖效果越好。分次小口连续饮比一次大口牛饮效果好。饭后喝一杯，糖

尿病见疗效。

⑤薏米金钱柳茶——金钱柳有"天然胰岛素"之称。金钱柳叶还含多糖、皂苷、黄酮类、氨基酸等有机营养；薏米利水消肿健脾。两者一起碾碎开水冲泡当茶饮，能有效降低血糖、甘油三酯和胆固醇，养血、祛湿。两者合一非常适合糖尿病患者长期饮用。

（10）糖友争议蔬菜

有几种既对糖尿病患者有益又对糖尿病患者有害的蔬菜，引起了医疗界的争议；其实是有的食物（数量众多）既含有大量的对糖尿病有益成分，同时也含有不可小觑的不利成分。如何对待这些食物，只能是权衡利弊，决定取舍，或者是恰到好处的利用。

以下蔬菜就是当今争议较多的蔬菜：

①土豆——薯类之一，誉称"第二面包"，"十全十美的营养物"。富含淀粉、蛋白质、脂肪、氨基酸、维生素、矿物质。富含 RS2 抗性淀粉，能降低胆固醇含量；因不易消化而不易升高血糖，对 1 型糖尿病有益。但土豆碳水化合物（淀粉）含量高，相当于白米饭，食后血糖会有明显升高（有人说）。所以吃土豆应减米饭（40%）。宜煮、蒸，不宜油炸。

②红薯——薯类之一，有"长寿食品抗癌之王"美称。红薯营养丰富、富含 β-胡萝卜素和维生素 C，抗氧化，预防动脉硬化，会使胰岛素敏感性得到改善，有助控制血糖。但红薯含糖分很高。煮红薯高达76.7%，烤红薯含糖分更高。所以升糖指数高，糖友最好少吃，而且应减少主食量。（有说红薯中碳水化合物对血糖没有过多影响，可多吃）

③芋头——薯类之一，营养价值近似土豆。芋头种植产区在珠江、长江流域一带。芋头富含淀粉，煮熟加工后 GL 会更高。血糖控制得好，可以吃一些，但应减少主食量。

④山药——薯类之一，药食两用食材。富含粗蛋白质、粗纤维、淀粉、氨基酸、矿物质等，山药中的黏滑成分是山药黏蛋白，能包裹肠内食物，使糖分吸收缓慢、抑制餐后血糖飙升，同时避免胰岛素分泌过度，较好地控制血糖。山药也是治疗糖尿病的一味中药。但山药富含淀粉，

食时应减少主食。

⑤ 莲藕——药食两用蔬菜，虽不是薯类，但淀粉含量高。莲藕分为七孔藕和九孔藕。性质略有区别。藕富含碳水化合物及矿物质、维生素。藕中含黏液蛋白和膳食纤维，与食物中胆固醇、甘油三酯结合，从粪便中排出，减少人体吸收。由于高淀粉，糖友不宜多食。

⑥ 辣椒——维生素 C 丰富，含量居蔬菜之首，相当于苹果的 21 倍；辣椒富含辣椒碱（素），刺激体内生热系统，燃烧脂肪迅速，加快新陈代谢，帮助减肥；有人说辣椒有保护胰岛 B 细胞的作用。但辣椒对肾、高血压、泌尿系统有负面影响；辣椒辛热有毒，加重肾脏排毒负担，辛热上火引眼疾，都是糖尿病并发症的重灾区，所以糖友慎食。

⑦ 南瓜——富含膳食纤维，促肠蠕动，减少糖分吸收；含钴，是人体胰岛细胞必要的微量元素，果胶丰富，调节养分吸收速度，减缓糖分吸收，控制饭后血糖上升，还可降低血胆固醇浓度。南瓜虽属高升糖指数食物，但南瓜也属低糖负荷食物（意思是南瓜里能够升糖的物质效率高，但糖分含量少）。所以糖友也可吃南瓜，但要适量，日食 100 克不会对血糖或糖尿病情有什么影响，更要掌握好"度"，过多吃可能会引起血糖飙升。

⑧ 香椿——富含维生素（C、E）等营养物质，诱人食欲。香椿含有降血脂、降血糖的成分，但是香椿也含不利人体健康的物质，如硝酸盐、亚硝酸盐等，吃法不对惹疾病。香椿对慢性病、糖尿病和眼疾有害，所以不宜吃或少吃。

⑨ 西瓜——糖友能不能吃西瓜，众说纷纭：有说"西瓜甜，吃后血糖噌噌地升"；有说西瓜水多，不会影响血糖，各说各是，大相径庭。

还是听听某翁详解吧：西瓜富含钾、维生素（A、C）、糖分、钙、镁等营养成分。西瓜的血糖生成指数高（72），而每 100 克西瓜的血糖负荷只有 4.2，属于低血糖负荷，除非一次性进食大量的西瓜，否则不会对血糖造成大的影响；西瓜含水分 93.3%，含碳水化合物（糖）5.5%，尽管西瓜很甜，但水含量也很高，碳水化合物含量不高，所以是糖友可食的优质糖分水果。糖友每日可食 250 克，但要减少米饭（碳水化合物）2 口。

西瓜少吃餐后血糖会更好，多吃血糖飙升，关键要掌握"度"，千万注意。

食西瓜注意事项：

注意量，每日不超 500 克（带皮），最好分次吃。食用时间，饭前可以吃，饭后不宜，最好下午四点吃。把西瓜热量计入一天总热量之内。

血糖不稳定者少食。口腔溃疡者、产妇不宜食。

⑩ 石榴——富含铬，在糖和脂肪的新陈代谢中起重要作用。石榴皮晒干当茶饮，降糖。但石榴含糖分高，食后升血糖快，对糖尿病肾病引起的高钾血症患者食之更加不宜。

（11）糖友禁忌水果：

① 桂圆——含糖高吸收快，血糖升高迅速；

② 大枣——含糖高（干枣70%，鲜枣20%），糖尿病患者不宜多食。

③ 火龙果——虽然不甜，但碳水化合物含量达13%，升高血糖奇快。

④ 葡萄——含糖多，葡萄糖吸收快、葡萄干含糖更高；不宜食。

⑤ 香蕉——含糖多，会使血糖迅速升高；富钾，并发症者食后降低排钾能力；含鞣酸较多，抑制肠蠕动。

⑥ 榴莲——含糖高，能升高血糖，会使胃上火。

⑦ 荔枝——含糖高，葡萄糖升高快，少食（有说适合糖友食者，相矛盾）。

⑧ 柿子——富含蔗糖、葡萄糖、果糖，并且还都是单糖和双糖，最不适合高血糖患者食用。此外，还会加重糖尿病患者并发肾病的风险。

> **温馨提示**
>
> 有人说：水果越甜、含糖量越高——事实是，同一种水果是越甜含糖量越高；如果是不同水果，就未必正确，水果甜不甜是和所含糖的种类有关，同等含量的果糖就比蔗糖甜。火龙果虽然不甜，但它升高血糖奇快。

总之，水果诱人莫贪吃，不少水果含糖量高，食后容易升高血糖。对控糖有一定影响。所以要严格管住嘴，一是量控制，吃一个对控血糖有益，吃两个就有害了；二是选择食用水果时间，一般为两餐之间食之为佳，不易升高餐后血糖。

第三节　血压与高血压

据中国疾病防控中心有关数据，我国现有近3亿高血压患者（由于症状不明显，有1.3亿人不知道自己已患高血压症），在18岁以上居民中，每 4 个人中就有 1 个人患高血压；40 岁以上中老年人高血压患者更高达 61.5%。高血压症是全身性血管疾病，但却是极易引发心脑血管破裂，致人瞬间死亡的疾病。所以，对高血压病必须引起足够的重视。

一、血压

血压（BP）是指血液在血管内流动时作用于血管壁（单位面积）的侧压力，血压是推动血液在血管内流动的动力。在不同血管内被分别称为动脉血压、静脉血压和毛细血管血压（各有不同），我们通常所说的血压是指体循环的动脉血压。

血压的形成（图 8）是由心脏舒张—收缩—再舒张—再收缩的一张一弛的不停搏动来产生压力（动力），将心脏中含有营养的血液打出来后，送入大动脉，大动脉再通过不断地扩张和收缩（产生新的压力），把血液一波一波再送到中小血管及毛细血管，直至组织和细胞中，再经毛细血管、小中静脉血管，最后由大静脉流回心脏（静脉血回流主要靠肌肉活动产生压力，同时，右心房还有一种强大的吸引力，有助静脉血回流）。

要想把血液送遍全身各组织细胞，必须有足够的血压来推动血液运行，当血压低时，血流速度变慢，血压太低就会因运送不动而血液停止流动，人因此丢命；血压太高，血管会被过分挤压，甚至挤破，造成脑溢血等病变，危及生命。所以血压应维持在正常值最佳。

各年龄段性别血压对照表（单位：毫米/汞柱）

年龄（岁）	男收缩压	男舒张压	女高压	女低压
16~20	115	73	110	70
21~25	115	73	110	71
26~30	115	75	112	73
31~35	117	76	114	74
36~40	120	80	116	77
41~45	124	81	122	78
45~50	128	82	128	79
51~55	134	84	134	80
56~60	137	84	139	82
61~65	148	86	145	83

美国老人血压标准	
65 岁	150/90
80 岁	160/90 低压不超 95
长寿老人血压	140/90
老人正常收缩压	男性 82+ 年龄
	女性 80+ 年龄

（注）70 岁以上老人高压不能低于 130，体位低压会晕倒，所以宁可高一点。（以上标准供参考）

（常年血压 90/60 也属正常，不是低血压，无须治疗）

血压分类（成年人）（单位：毫米/汞柱）

血压类别	收缩压（高压）	舒张压（低压）
理想血压	120	80
正常血压	130	85
正常高值	130~139	85~89
临界高血压	140~149	90~94
轻度高血压（1级）	140~159	90~99
中度高血压（2级）	160~179	100~109
高度高血压	＞180	＞110
单纯收缩性高血压	＞140	＜90
低血压	＜90	＜60

注：① 老年人降压不能操之过急，收缩压宜控制在 140~159 毫米汞柱为宜，减少心脑血管并发症的发生。② 站着量、坐着量、蹲着量和睡着量血压会有一定的区别（体位血压）。③ 同时量左右肢，一般右肢稍高于左肢 10~20 毫米汞柱。④ 高压值代表脑压，最高不能超过 160 毫米汞柱，最低不能低于 110 毫米汞柱；高压值不正常，多为颈椎、脑压出现问题。低压值代表心压，最高不超过 95 毫米汞柱，最低不低于 70 毫米汞柱；低压值不正常，多为心脏、冠脉出现问题。⑤ 国际上血压、高血压标准（指南）常有变化更新，请关注。

二、高血压

高血压是指以体循环动脉血压（高压和或低压）升高为主要特征的心血管综合征。可伴有心、脑、肾等器官的功能或器质性损害。高血压是最常见的慢性病，也是心脑血管最主要的危险因素。

高血压的诊断：在未用抗高血压药物的情况下，非同日 3 次测量，收缩压 ≥ 140 毫米汞柱和（或）舒张压 ≥ 90 毫米汞柱，可诊断为高血压。（美国最新提法是：收缩压 ≥ 130 毫米汞柱和舒张压 ≥ 80 毫米汞柱，可诊断为高血压。）

需要注意的是，正常人的血压随内外环境变化在一定范围内波动。在整体人群，血压水平随着年龄逐渐升高，以收缩压（高压）更为明显，但 50 岁后舒张压（低压）则呈现下降趋势，脉压差也随之加大。近年来，随着人们对高血压病认识的深入，高血压的诊断标准也在不断调整，目前认为同一血压水平的患者发生心血管病的危险不同，因此有了分层的概念，即发生心血管病危险度不同的患者，适宜血压水平应有不同。（似乎对现有高血压诊断标准提出挑战？）

三、高血压的类型：原发性和继发性

1. 原发性高血压

占总高血压患者的 95% 左右。在绝大多数患者中，患病原因尚不明确。目前，原发性高血压主要通过药物进行控制。

2. 继发性高血压

又称症状性高血压，病因明确，是由某种疾病引起的，如肾脏疾病、肾上腺疾病、肾血管疾病、大血管疾病、心脏疾病以及某些全身性疾病。明确病因，所以可以对症治疗。

高血压还有三种不同人群的患者，需要另外注意和治疗：

① 小儿高血压——小儿高血压中，原发性高血压只占 25% 左右，继发性高血压占 75% 之多，有 80% 由肾脏病引发，其次为心血管疾病、内分泌疾病、神经系统疾病和中毒引发。

② 妊娠高血压——是一种妊娠期高血压综合征，也是人常说的妊娠中毒症，是孕妇特有的病症，多数发生在妊娠 20 周与产后两周，约占所有孕妇的 5%。

③ 老年收缩期高血压——60 岁以上老年人，收缩压高于正常水平而舒张压正常，是一种独立类型的疾病，是发生老年心血管疾病和脑梗的独立危险因素，是影响老年人健康的重要疾病。

四、高血压的形成原因

1. 高血压形成的根本原因

继发性高血压的形成有明确的病因，而占高血压患者 95% 左右的原发性高血压发病原因尚不明确。现只能从临床实践中、从理论方面进行分析，应该有一定道理。

造成高血压病有两大原因：

① 血管硬化，失去弹性活力，造成血液输送不畅，各器官缺少了营养，便会向大脑报警。为保证周身的血液供应，大脑就要分泌激素来提高血压，加大压力使血液更快流动，形成高血压。而血管硬化与人体蛋

白质、维生素（C、E）和钙四种营养有直接关系，血管中缺少了这四种中的任何一种，都会使血管慢慢硬化，失去弹性，给血液输送造成很大不利。

② 血液黏稠度太高，使血流速变慢，血管壁上沉积物越来越多，使血管变得越来越狭窄，血流更慢，不得不加大血压来促进流速，从而形成高血压。血液的黏稠是因为血液中血脂太多，如胆固醇、甘油三酯太多，还有糖类等。

2. 高血压形成的直接诱因

诱因导致了血管营养不良，血管硬化；诱因导致了血液黏稠度升高，血流不畅，形成血压飙升。这些诱因包括：

① 饮食营养提供不足或过度——比如维生素（C、E）是保护细胞活力，促进血液循环的维生素，不会在体内合成，必须每天从食物中摄取，一旦缺乏，血管就会受损；比如蛋白质，是构成细胞的基本有机物，缺乏细胞受损。但是过量则会转化为脂肪，堆积引人发胖，成为心血管病的温床；比如钙，缺乏会使血管硬化、失去弹性，而给孩子长期补钙，又会有大量钙沉积于肾脏和大血管，引起钙化，引发高血压等疾病；比如脂肪，摄取不足人体营养缺乏，不利健康，而进食脂肪太多，摄取超量则血液变稠，脂肪挤压血管，通道变窄，形成高血压；比如糖分，吸收不足人体热量供应不上，肢体失去动力。糖分吸收过量，又会引发血管收缩、心跳加速、血压升高，也会导致胰岛素抵抗。研究表明，一顿高糖饭可升高血压 7~5 毫米汞柱；比如钠（盐）离子，太少非常不利健康，人及动物离不了钠，超量（亚洲人对盐非常敏感）则会引发钠潴留，导致血容量增加，细胞水肿，血管腔狭窄，极易造成高血压。

② 情绪好坏直接影响血压高低——中国卫生部首席健康教育专家洪昭光认为"心理平衡的作用超过了一切保健措施的总和"。而人类65%~90% 的癌症、动脉硬化、心血管病、消化道溃疡等疾病（包括高血压）都与心理压抑感有关。

③ 不良的生活习惯——比如不爱运动（导致肥胖、血流不畅），抽烟酗酒（烟直接损害血管内膜，酒精干扰血压），熬夜（美一医学杂志刊文，长期睡眠不足，似乎是患高血压的一个致病原因），不会喝水（水中含钙、镁离子等，可有效调节血管平滑肌细胞舒缩功能；缺乏会导致血管痉挛、高血压）。

④ 肥胖是高血压的温床——肥胖与高血压密切相关，40~50 岁的肥

胖者中，高血压的发生概率要比非肥胖者高 50%。

⑤ 高血压形成的直接诱因还有——遗传、寿命、颈椎病和药物影响。

五、高血压的早期症状

高血压因起病缓急不同，可分为缓进型高血压（占总患者的 99%）和急进型高血压（占总患者的 1%）两种：

缓进型高血压的早期症状——① 很多缓进型高血压病早期多无症状表现，甚至高压升到 200 毫米汞柱以上，临床也无症状反应或反应轻微，体检才被发现（约占 50%，青壮年居多）。② 但也有较为典型的症状表现，特别表现在脑部，明显为头痛、头胀、头晕，头痛多在后脑及太阳穴，持续性钝痛、搏动性胀痛、甚至炸裂样剧痛。并伴有恶心、呕吐、眼花、抽搐等，特别是情绪激动、疲劳、气候变化等症状更加明显。③ 肢体麻木，常见手指、足趾麻木或皮肤如蚁行、项背肌肉紧张、酸痛。④ 出血，多见鼻出血，重者结膜出血、眼底出血，甚至脑出血。⑤ 情绪烦躁、心悸、胸闷、失眠、注意力不集中、记忆力减退。⑥ 严重者后期表现为心脏衰竭、肾脏功能减退、尿毒症、动脉硬化、眼底病变等。

急进型高血压的早期症状——也称恶性高血压，可由缓进型转变而来，也可突然起病。可发生在任何年龄，但多见于 30~40 岁者。表现为血压急速上升（舒张压可达 130 毫米汞柱），伴有乏力、口渴、多尿、视网膜出血、蛋白尿、血尿，肾、心、脑出现高血压危象（高血压的急危重症）。

六、高血压患者的八大危险时刻

清晨 6~10 时为一天中血压最高的晨峰时刻，有人比一天最低血压上升 35~70 毫米汞柱。是心脑血管病突发时段。

抽烟喝酒时——烟酒直接刺激中枢神经，飙升血压、心跳加快，极易引发心脑血管病。

洗澡沐浴时——过高或过低水温会刺激血管，产生扩张或收缩，引起血压波动。体质弱者易引发心脑血管意外。

暴饮暴食时——暴饮暴食也会使血压产生明显波动，老年患者多食后大量血液流到肠胃，导致机体血流缓慢、血压下降，而诱发血栓形成。

大量服药时——患者治病心切而超量用药，使血压骤降，重要器官出现缺血状态，心、脑、肾等血流锐减而引发缺血性中风。突然停药，血压反弹也很危险。（降压药与西柚同食，轻则低血压，重则心梗丧命，注意）

气温突然下降时——气温骤降老年人很难适应，体内肾上腺素分泌增多，血管收缩，血压上升，中风高发；气温骤升亦然，烈日暴晒也会要了高血压者的命。

极度兴奋时——四大情绪怒、悲、恐、喜，血压猛升，心率加快，心脏病最易突发。

七、高血压的危害

高血压是常见慢性病，它的长期破坏力却是非常强大的。它对血管、心脏、脑、肾脏、眼睛等脏器造成损害，有些伤害还是不可逆转的，高血压堪称"隐形杀手"。

① 对脑血管造成损害——脑动脉是最细弱而又最容易硬化的血管，高血压长期不治疗会加速脑动脉硬化的进展，增加脑出血的风险，一旦发生过脑出血，很容易再次出血。

② 对动脉血管造成损害——长期高血压会使动脉血管壁变得脆弱，细小动脉也会发生硬化。一旦血压高到一定程度，就会使变得脆弱、失去弹性的那一段血管破裂出血。如眼底微动脉出血。

③ 对心脏造成损害——长期的加大血压，对心脏本身更是负担加重，导致心脏肥大、心室肥厚、心功能异常，最终形成心脏早衰。

④ 对肾脏造成损害——血稠血流减慢时，肾脏受大脑指使会花费很大"气力"把血压调高，以恢复血流量正常。而我们又服用降压药再把血压降下去，如此肾脏每天把血压调高，又再吃药把调高的血压降下去，如此反复，会使肾脏受损，从而出现肾功能异常，日久脏器衰竭，生命受到威胁。

⑤ 高血压患者还常常会患高脂血症和糖尿病。"三高"的危害更胜一筹。

八、初次出现血压偏高或高血压怎么办？

我们初次发现自己血压升高，达到可以诊断为高血压的标准，即收

缩压 ≥ 140 毫米汞柱和舒张压 ≥ 90 毫米汞柱，而且是不同时段 3 次测定。这时有庸医就给你开出降压药处方，你千万别信庸医的误导，你一吃他开的药就得终身服药！因为降压药只能临时扩充血管表象降压，不可能根本改变血液状况和改善血管弹性，所以吃多少药还是会得心脑血管病，而且有了降压药依赖性。正确的做法是血压高到 140/90 毫米汞柱以上，甚至高到 160/100 毫米汞柱的患者，只要没有并发症，如心脑血管其他疾病、慢、急性肾病、糖尿病等靶器官损害，一般都不急于用降压药物治疗。应首先通过改善生活习惯、生活方式、饮食结构、环境因素，重要的还有心态豁达等内外因素协同非药物治理，干预降低血压。只要坚持正确有效的干预，许多血压轻度升高者血压还是可以控制在 140/90 毫米汞柱以下的。免得把自己无谓的变成高血压慢性患者。如果经过 3~6 个月的努力，还有人血压仍居高不下，确诊为高血压患者，就应接受现实，开始药物降压治疗。这一过程应在良医的指导下进行。

改善血压偏高状况，牢记三个关键：

首先想方设法改变血流速度。血流恢复正常了，血压自然正常。为了血流通畅，就得把造成血液黏稠度增加的物质降低下来，所以就要少吃高胆固醇、高甘油三酯等脂肪类、糖类、蛋白质类食物。血液清了，血液流速自然加快了，肾脏就不必调高血压了。

改善恢复血管弹性。要想血管弹性好，四样营养物质必不可少：蛋白质、维生素（C、E）和钙，缺一样或不足都会对血管弹性造成严重影响。

适量有氧运动。运动既可以刺激血液流动速度，减轻血压，又可以消除血管中的多余脂肪糖类，保护血管弹性又促血液循环。

九、高血压的综合治疗

既然已经确诊自己患了高血压症，我们就要面对现实，认真对待，系统治疗高血压。首先要根据病情对症下药坚持服药（目前必要的医疗手段），只有通过服用降压药，才能使血压尽量接近正常水平，并降低并发症。同时还必不可少地要采取一系列行之有效的辅助疗法，多管齐下，多方面发挥降压效应，才能收到长久平稳血压、不发生并发症的理想效果。系统综合治疗高血压的措施有：

1. 坚持服用个性化降压药控制高血压

得了高血压病，只有通过服用降压药，才能使血压尽量接近正常水平，并降低并发症。

① 降压药服用的正确原则

个性化用药——服药不必随众，应根据个人身体病情在医生指导下选用降压药，降压药没有抗药性，适应自己的药不必重换。

选用长效药——第三代 CCB、ACEI、ARB 都是长效药，每日 1 次即可。

联合用药——提倡 2~3 种降压药联合使用，这样副作用小、疗效好。血压控制不好，加品种不加药量，一味加量，效果未必好，副作用大。

② 高血压常用的六大类降压药

α–受体阻断剂（常用的药物：短效的呱唑嗪，长效的多沙唑嗪，代表药物特拉唑嗪），称为唑嗪系列，特点是不影响血脂和血糖的代谢。α–阻滞剂（又称）同时治疗前列腺肥大，对同时患该病的老年男性高血压者更适用。α–受体直接扩张血管降压，药力较强，但会引起心率增快，和（副作用）体位性低血压，现较少用了。

β–受体阻断剂（常用药：阿替洛尔、美托洛尔（倍他乐克）、拉贝洛尔、比索洛尔），称为"洛尔"系列。第一代洛尔已不用，第二代洛尔——代表药美托洛尔，第三代洛尔——代表药阿罗洛尔。β–受体阻断剂既能降低血压，又能减慢心率，应用广泛，更适用于年轻人和心率偏快的高血压患者，对合并冠心病的高血压患者尤为适合，可以有效减少心肌梗死的风险。但有心率很慢、心脏传导阻滞和患哮喘的高血压患者禁用。

利尿剂，常用的利尿剂按照降压作用的强弱，分为高效利尿剂（呋塞米、依他尼酸），中效利尿剂（双氢克尿噻、氯噻酮），低效利尿剂（安体舒通、氨苯蝶啶）。利尿剂是最常用的降压药物，使用最早，降压作用显著，价格低廉。深受老年高血压和肥胖高血压患者的喜爱。与其他各类抗高血压药物合用，增加效果。

利尿剂的长期使用，可能会引起酸碱平衡紊乱、糖代谢紊乱、脂代谢紊乱、血尿酸升高，所以不适宜痛风、高脂血症、糖尿病患者服用。所以使用利尿剂剂量宜小，联用药及复方剂、长效利尿剂为宜。

钙通道阻滞剂（CCB，又称钙拮抗剂），为"地平"系列，短效的有硝苯地平（心痛定）、恬尔心；中效的有尼群地平；长效的有氨氯地平（络活喜）、非洛地平（波依定）、尼卡地平。通过对制剂工艺的改进，制成缓解和控释片，使短效的药物具有长效的作用，如硝苯地平控释片（拜新同）、恬尔心缓解片、缓解异搏定（维拉帕米）。地平类药物阻断心肌和血管壁平滑肌细胞膜上的钙离子通道，直接扩张血管，使血压降低。

钙拮抗剂适用于大部分高血压患者，降压效果安全有效，特点是在降压的同时，不降低重要器官的血液供应，对血脂、血糖的代谢没有影响，适用于老年高血压和已有心、脑、肾损害的高血压患者。

血管紧张素转换酶抑制剂（ACEI），称为"普利"系列。根据药物作用时间的长短，可分为短效、中效和长效。短效的有卡托普利，中效的有依那普利（依那林），长效的种类很多，有苯那普利、培多普利、福辛普利、贝那普利、米达普利等。

ACEI 是一类安全有效的降压药，种类多，适应证广，对血脂和血糖的代谢没有影响，对肾脏有保护作用，是高血压合并心力衰竭和糖尿病理想的首选药物。严重肾病患者禁服。

血管紧张素 II 受体拮抗剂（ARB），称为"沙坦"系列。是在血管紧张素转换酶抑制剂的基础上开发成功的。不会引起咽痒干咳副作用反应。被认为是不良反应最少的一类降压药。最早应用氯沙坦，后又开发出缬沙坦、依贝沙坦等。这类新药上市，个个是精品，有利于糖脂代谢，保护心脏、脑、肾。

但是要注意：ARB 不能和 ACEI 合用，可能是 1+1=3 的原因吧。

③ 高血压用药常识：

a. 选药——在医生的指导下，选择对自己最适合、降低血压波动性小的抗高血压药物。

b. 不要擅自停药——擅自停药，会使血压反弹，重新升高，非常危险；也不要擅自增加用量，血压骤降会引起心肌缺血和脑血管意外。

c. 服药剂量有讲究——服药应从小剂量开始，但血压恢复到正常（＜140/90 毫米汞柱）以后，用药剂量可以缓慢减少，直到摸索到最小剂量也能控制住血压为止。

d. 什么时候服药很关键——血压一天存在自发性的波动。夜间睡眠状态下，血压呈现最低状态，如果患者白天忘了服药，到临睡前再补吃降压药，容易诱发缺血性中风。

临床表明，上午 9~11 时和下午 15~17 时血压最高，一般降压药的作用服后 30 分钟见效，2~3 小时达到高峰。因此，上午 7 时和下午 14 时吃药较为合适。提倡使用长效制剂。

④ 降压药的服用时间（饭前还是饭后服？）

血管紧张素转换酶抑制剂和 β - 受体阻滞剂：这两类药一般不需要讲究餐前或餐后。老年、心衰、糖尿病患者，为了避免空腹服用引起低血压，服用这两类药可与食物同服。

血管紧张素Ⅱ受体拮抗剂：这类药的后缀为"沙坦"，多数不受食物影响，餐前餐后均可服用。

硝苯地平控释片和氨氯地平，不受食物影响。

非洛地平缓释片，应空腹口服或清淡饮食后服用。

缓释维拉帕米（异搏定），饭后服用，空腹服用会引起胃不适。

利尿剂，早上服（晚上服会使夜尿增多，影响休息）。

氢氯噻嗪，餐后服（进食后增加药物吸收量）。

⑤ 血压控制的最高境界

平稳降压，不能让血压波动（长效药才能有此功效）；控制达标，一般人血压控制到140/90毫米汞柱以下，肾病、糖尿病患者降到130/80毫米汞柱以下，否则并发症难控；器官保护，不但要降压效果好，降压药还要兼顾保护心、脑、血管、肾等器官，避免并发症发生（CCB、ACEI、ARB和β-受体阻断剂有器官保护作用）；为了安全，要定期体检，高血压患者也需格外关注家庭清晨血压监测和管理。

2. 饮食营养均衡搭配防治高血压

现代中国人追求美食成风，海吃海喝比舌尖体验，高油高脂不加节制，使高血压这种"富贵病"在国人间泛滥，所以防治国人的高血压病，就是要对症下药，以科学饮食为核心的联合手段防治高血压，才能见效。

① 低脂饮食——高脂高油高蛋白摄取过量，使多余油脂糖分在血管内游荡，长此以往，伤了血管、引发高血压、形成动脉粥样硬化，随之会并发脑梗心梗。所以高血压患者、中老年人要少吃高脂食物。诸如动物内脏、鸡皮鸡汤、蛋黄、蟹黄、精细食品等。

低脂不等于无脂，脂肪不是敌人。因为脂肪、蛋白质、碳水化合物是人体能量营养的来源，高血压患者更需要。所以少食高脂肪的同时，应多吃植物油。第一好油是橄榄油，其次是豆油、花生油和玉米油。

蛋白质摄入也不宜过量，过量会转化为脂肪，提高了脂肪含量。

低脂饮食原则：植物性油脂占70%~80%，动物性油脂占20%~30%，一天吃2~4种水果，3~5种蔬菜。平稳血压、保护心脑血管，还抗癌。

② 低盐饮食——食盐（钠）是人体必不可少的动力来源，是人体肌肉组织和神经组织中的重要成分之一，是人体不可缺少的矿物质。但现代中国人追求舌尖美感，盐分超量，过多的"钠"会引起水钠潴留，细胞外液增加，血液总量增多，外周血管阻力增大，引起血压飙升。造成

了"十个高血压九个死于盐"的现状。

调查已知，盐分与高血压、心脏病、中风有直接的关系，盐量与血压成正比。

我国高血压患者60%以上是"盐敏感度"高血压，也许与人种基因有关。亚洲人对盐敏感度高（欧美人对盐敏感度低），国人要严格控盐摄入量，正常人日食盐6克（约一小啤酒瓶盖，包括一切实物中的盐分及粮蔬果中的钠离子），高血压患者5克为好。

低盐的同时还应补钾。钾有助身体排钠，有缓冲钠升高的作用，对心脑血管有独特的保护作用。富钾食物有红薯、土豆、番茄、香蕉、葡萄、豆类、瘦肉等。

3. 戒烟限酒减轻高血压

吸烟有害健康，烟中含有1300多种有害物质，诸如尼古丁、焦油、苯等，能使肾上腺的儿茶酚胺分泌增高，引起血管收缩，升高血压；经常吸烟会使血液变黏，循环变慢，导致血栓形成，引发心梗、脑卒中；香烟中的尼古丁还刺激心脏，加快心跳，引发心衰、猝死。二手烟祸及家人健康；酒精会使心率加快，血管收缩，血压升高，酒精促使胆固醇沉积血管壁形成钙盐，损伤动脉壁，加速动脉硬化，使血压难以控制，诱发心脑血管疾病。

醉酒更是凶险，许多醉酒者在睡梦中不知不觉被心脑梗夺去了生命，一觉再难醒来。

4. 定时足量喝水冲走高血压

水是人的生命之源。水也是人体最重要的营养素。水除富含氧外，还含有众多对人体有益的矿物质元素，如钾、钠、钙、镁、硒、铁、锰、锗、碘等。

对于高血压患者，水更是稀释血液，通畅血液流速的宝贝，效果胜过药物，而且安全简单适用，降压效果明显。

高血压患者最累最脆弱的器官是肾脏，而喝水保护肾脏。身体毒素主要通过肾脏排出体外，而肾脏排毒，也是需要水分的清洁和滋润来完成的。根据英国肾脏研究中心研究，如果每天至少饮水2000毫升，患肾脏病的概率就会降低80%，可见水对肾脏的巨大作用。不过，看似简单的喝水也有不少讲究：

①喝水要喝温白开水——咖啡、饮料、啤酒、浓茶不能代替水，甚

至纯净水也不宜作为通常饮用水大量长期饮用。喝天然水有益健康。淡绿茶水可喝。

②定时定量喝白开水——比如清晨起床喝一杯，先冲洗胃肠道，稀释血液；上午 10 时左右喝一杯补充水分；下午 15 时左右喝一杯备足下午所需水分；睡前一小时喝一杯降低血黏度，防夜半血栓形成；半夜醒来喝一杯，防治血黏度升高。（喝水后 3 分钟进入肠道，1 小时即可进入血液）

③有条件可每日饮一杯汁水——如萝卜汁、苹果汁、芹菜汁、甜菜汁，对稳定血压有益。

④但水喝多了也会中毒，每天饮水量要与失水量达到平衡为佳，约 1700 毫升。

5. 运动起来，甩掉高血压

运动虽然不能给血管补充蛋白质维生素等营养，但只要全身动起来，抖动的肌肉会带动各种血管颤动起来，从而起到软化血管，恢复血管弹性的作用；虽然不能改变血液的黏稠度，但抖动的肌肉弹性良好的血管却可以强有力地促进血液流动，起到血流正常的作用，降低了血压；运动还可以减少食物在身体里停留时间。食物在结肠停留的时间越长，它转化成不良物质乃至癌细胞滋生的机会就越大。

运动的形式很多，适合一般人的有跳舞、快走、慢跑、骑车、游泳等各种有氧活动。能坚持每日 30 分钟有氧运动，对平稳血压、健康心脏、防止并发症都有明显作用。一句话，不管什么运动，多长时间，"动起来就好。"

6. 心情快乐，驱赶高血压

人的情绪好坏严重影响血压高低。

人的社会生活压力、情绪的喜怒悲恐无一不和血压高低相关。专家研究认为，长期的心理欠佳，都会使大脑皮质和下丘脑、垂体、肾上腺素的兴奋性增高，血管紧张素等细胞活性物质分泌增多，从而导致血小板聚集、胰岛素抵抗、代谢异常、心率加快、血容量增加、血管收缩甚至痉挛，血压也随之飙升。致使血压控制困难，增加了并发症风险。

所以心脏病专家钟南山总结说，人不是病死的，而是气死的。美国公布人类寿命因素，把乐观排在第一位，可见，一个人心情舒畅快乐多么重要。

如何使自己心情舒畅快乐呢？从理论上讲，是要三观正确；从生活上讲，是一要看淡钱物，生不带来死不带去；二别攀比，一山更比一山高，比得过来吗？这些都是个人修养问题，慢慢提高。

我们马上可以做到的是，随时进行立竿见影的减压增乐活动：比如旅游、野外漫步、森林深呼吸、听音乐、唱歌、做瑜伽、打太极、与朋友闲聊、大笑、看书、写字等，都可以马上释放出郁结在胸中的闷气，快乐自己；也可以静坐冥想：自己的辉煌经历，幸福的三世同堂，也可以达到慰藉心理、放松肌肉，从而使血压平稳、协助药物调节血压。

（附）有利于降低血压的食物：

人体所需要的碳水化合物（糖）、脂肪、蛋白质以及维生素、矿物质等营养素，都是从植物种子、蔬菜、水果、肉类、蛋奶类食物中摄取的，哪些食物都含有哪些营养素，吃多少恰到好处应该心知肚明，才能科学进食，吃出健康（这些都是营养学内容）。

各类食物所含营养素对症平稳血压情况补记于下：

（1）降血压蔬菜

有许多蔬菜富含纤维素、维生素、氨基酸、矿物质等营养物质，能增强血管活力，保护血管弹性，减少血黏度，从而有效降低高血压。

①芹菜——人人适用的降压灵菜。富含黄酮类化合物——芹菜素，可以舒张血管降低血压，预防动脉粥样硬化；还含促进脂肪加速分解消失的丁基苯酞类物质，降低血脂，平稳血压；芹菜还含钾，对降血压有益。

芹菜生吃更好（营养无损），凉拌、榨汁；芹菜蜂蜜饮，芹菜红枣汤；芹菜苹果汁等。

②茄子（紫色更佳）——清热凉血、消肿去毒。富含维生素 P（水溶性），促进维生素 C 的消化吸收，增强毛细血管弹性，软化血管，改善微循环，预防脑溢血，视网膜出血。富含维生素 E，有防止出血和抗衰老功能。

茄子吸油脂，煎炒炸炖烧酱吸油过多，高血压、高血脂不宜多食。宜清蒸凉拌。

③冬瓜——是高血压患者的理想蔬菜。冬瓜是典型的高钾低钠菜，每 100 克中含钾 130 毫克。钾降低血压，保护心脏，辅助治疗动脉硬化、冠心病、糖尿病、高血压等疾病；冬瓜富含粗纤维，促肠蠕动，排毒；还含 9 种人体必需的氨基酸；冬瓜不含脂肪；富含膳食纤维、营养丰富、结构合理，是人体优质食物。冬瓜性寒，脾胃气虚者忌食。

④香菇——"山珍之王"，世界第二大食用菌。富含脂肪、碳水化

合物、多种维生素、矿物质以及 30 多种酶和 18 种氨基酸。香菇含多糖、胆碱、核酸等物质，可降血压、血脂、胆固醇，又可预防动脉硬化以及肝硬化。香菇汁可以代替降压剂（听医嘱）。

香菇较佳搭配：香菇＋莴笋＋西蓝花＋荸荠＋菜花＋牛肉＋鱿鱼。

香菇为发物，脾胃寒湿气滞者慎食。

⑤ 莴笋——"千金菜"，营养丰富，助降"三高"。促进排尿，减少对心房的压力，对高血压、心脏病患者极为有益；微含碘，对人体基础代谢有重大影响。莴笋叶味涩，但营养更胜于茎，含胡萝卜素是茎的72 倍。

莴笋大火煮炒损失营养，宜少煮少炒，最好洗净生拌吃。

宜小便不通、尿血、水肿、糖尿病、肥胖、高血压、心律不齐、神经衰弱失眠者食用。不宜眼病、痛风、脾胃虚寒、腹泻者食用。一般人食不过量。

⑥ 芦笋——高营养保健蔬菜。低糖、低脂、高纤维，营养全面，搭配得当，是其他蔬菜水果无法比拟的。含维生素 P 及甘露聚糖、胆碱、精氨酸等，常食维护毛细血管、辅助治疗高血压改善心血管功能，提高免疫力。芦笋被誉为抗癌之王，富硒，抑制致癌物的活性，并加速解毒，甚至会使癌细胞发生逆转。

芦笋应避光、短期（一周）保存，否则营养损失。不宜高温长烹，微波炉小功率加热。含嘌呤，痛风患者不宜食。

⑦ 黄瓜——味甘性凉、利尿、解毒。

黄瓜富含蛋白质、糖类、维生素、胡萝卜素、矿物质、膳食纤维等，有益调节血压水平，预防高血压；也含固醇类成分，能降低胆固醇；黄瓜还含有一种激素，有利于胰腺分泌胰岛素，可辅助治疗糖尿病。所以黄瓜是"三高"人群的夏令美食。

黄瓜含有维生素 C 分解酶，破坏其他蔬菜中的维生素 C，维生素 C越多破坏越严重，富含维生素 C 的西红柿最甚，不宜同炒同食。

凉拌黄瓜现做现吃，放久维生素易损失。

⑧ 韭菜——补肾温阳、益肝健胃、行气理血、通便。

韭菜富含维生素 C，高效抗氧化，降压、降脂，缓解糖尿病并发症的进程；多纤维素，促肠道蠕动，预防大肠癌发生，同时又减少对胆固醇的吸收，起到防止动脉硬化、冠心病的作用；含挥发性精油及硫化合物，益肝健胃，更具降低血脂的作用。

韭菜有时令之分：初春韭最佳，晚秋韭次之，夏季韭最差。韭菜称

"洗肠草"，并非多多益善。粗纤维多，不易消化，每日不宜超过 250 克，多则易腹泻。

韭菜温肾助阳，肾虚内热体质宜用。阴虚体质不宜多食。

⑨ 白菜——甘脆寒凉、清热利尿通肠。

白菜营养丰富，富含粗纤维、维生素 C，能提高免疫力，保持血管弹性，故有血管清理剂之美称，粗纤维助肠蠕动，促肠道消化和排泄，从而减轻肝、肾的负担；还含果胶，帮助人体排出多余的胆固醇，疏通血管，降低血压；含微量元素钼，抑制亚硝酸胺生成、吸收，起到一定的防癌作用。

大白菜四大不宜吃：腐烂白菜不宜吃，剩菜时间太长不宜吃，没腌透和半生半熟的不宜吃，反复加热的不宜吃。

⑩ 菠菜——甘、凉、无毒。

菠菜富含维生素、芸香甙、辅酶 Q10 等多种有益成分，能提供给人体多种营养物质，促进人体生长发育；胡萝卜素、维生素 C、钾、叶酸等抗氧化，有降血压、保护心脑血管功效；还含有促进人体新陈代谢的物质，增强人体健康。

菠菜适宜痔疮、便血、便秘、贫血、高血压、糖尿病患者食用。尿道结石、便溏、肠胃虚寒、肾不健康者少食或忌食。

⑪ 西红柿——药用功能多多，生津止渴、健胃消食、清热消暑、补肾利尿。更有显著的止血、降压、降低胆固醇的作用。

番茄富含番茄红素，已证明它具有独特的抗氧化能力，可以清除人体内导致衰老和疾病的自由基；预防心血管疾病的发生；阻止多种癌症的发生。

番茄是维生素 C 的天然食物来源，可以增强血管柔韧性，对高血压、心脏病患者非常有益。值得注意：番茄加热时间越长，番茄红素和其他抗氧化剂增幅越大，而维生素 C 损失也越大，二者难以同得，生吃熟吃，各自选择。

番茄一不宜空腹吃；二不宜吃未熟青柿（有龙葵碱毒）；番茄红素遇光、遇氧容易分解，失去促健作用。

⑫ 胡萝卜——营养丰富，食疗作用大，享有"小人参"美誉。

胡萝卜含有槲皮素、山柰酚，能增加冠状动脉血流量，降低血脂，促进肾上腺素的合成，因而有降压强心的作用；含琥珀酸钾盐，有助防止血管硬化，降低胆固醇、降低血压的作用；含叶酸，能减少冠心病发病因素；还含果胶，促进血液循环。常食可使血液中的胆固醇降低

10%~20%，患心脏病概率减少50%。胡萝卜还含有降糖物质，是糖友佳食。

生吃胡萝卜人体能吸收其中水溶性维生素和矿物质；熟吃胡萝卜人体能吸收其中脂溶性物质（烹调多放油利吸收）。

存放胡萝卜：塑料袋装，远离苹果、梨、土豆等释放乙烯催熟果蔬附近。深色佳，浅色和开裂、分叉胡萝卜差。

⑬ 茼蒿——"皇帝菜"，味甘、辛、平、无毒，清气香脆、安神养血。

一般营养成分无所不备。尤富含胡萝卜素及多种氨基酸、维生素，有降压护脑养心之功效；富含膳食纤维，有助肠道蠕动，帮助人体及时排出有害毒素；富含特殊香味的挥发性精油以及胆碱等物质，具有降血压、补脑作用。

春天到初夏茼蒿较好，大、中、小叶茼蒿，中叶品质好。

烹调茼蒿时应旺火快炒，因芳香精油遇热易挥发，减少保健作用。茼蒿加肉、蛋共炒，提高维生素A利用率。

茼蒿人均可食，适宜高血压、用脑、贫血、骨折、中老年人、消化不良、便秘者食用。

⑭ 苦瓜——性寒味苦治疗多种疾病。

苦瓜营养丰富，特别是维生素C，抗氧化、提高免疫力、降低甘油三酯、胆固醇，保护心脏、降低血压；苦瓜多肽有快速降低血压、预防和改善糖尿病并发症的功效，美称"植物胰岛素"，营养学家和医生推荐苦瓜作为治疗糖尿病良药。

苦瓜一般人群均可食用，糖尿病、癌症患者尤佳。

⑮ 海带——营养丰富，具有一定的药用价值。

海带降血压、降血糖、降血脂：海带含甘露醇，具有降低血压、利尿消肿功效，还含硫酸多糖、昆布素，有类似肝素的活性，从而防止血栓形成，畅通血管；海带富含岩藻多糖、食物纤维，糖友食后能延缓胃排空和食物通过小肠的时间，血糖含量不会上升，而达到治疗糖尿病的目的；海带富含不饱和脂肪酸及食物纤维，能降低血黏度，迅速清除血管壁上多余的胆固醇；帮助肠胃蠕动，排出胆固醇；海带还富含碘、牛磺酸，可降脂（胆固醇）、降糖、调节免疫力、抗血凝、防肿瘤、排铅解毒和抗氧化等多种功能。

海带适宜"三高"人群、缺碘人群、气血不足、肝硬化腹水和神经衰弱者食用。

不宜脾胃虚寒者、甲亢患者食用。

⑯虾——性温味甘、养血固精、化瘀解毒、通络止痛。虾具有很高的食疗营养价值。虾富含镁，对心脏活动具有重要的调节作用，保护心血管系统，减少血液中胆固醇的含量，同时还扩张冠状动脉，防止动脉硬化，有利于预防高血压及心肌梗死。所以，虾是天然的血管和心脏的保护伞。

吃虾提示：虾为发物，皮炎诸病者、过敏者、大量服用维生素C者不宜食；虾含胆固醇高，血脂偏高者食不过量；虾不可与西瓜、南瓜、西红柿、苦瓜、菜花、百合、红枣、葡萄、猕猴桃、浓茶、猪肉同食，会造成不适或中毒。

（2）辅治高血压的养生水果：

① 荔枝——富含维生素C和蛋白质，有助增强机体免疫功能，提高抗病能力，促进微血管的血循环。

② 石榴——降低因糖尿病造成的心血管疾病风险；富含铬，在糖和脂肪的新陈代谢中起重要作用，

③ 杏——改善血液循环，调节血脂，保护血管。

④ 苹果——富含维生素（E、C）和类黄酮，抗氧化、降血压、保护心血管健康；富果胶，降低坏胆固醇，降低血压；富含钾，能与体内钠盐结合，使之排出体外。苹果还具有防止血液中胆固醇的增加，减少血液中的含糖量。

⑤ 猕猴桃——桃汁治疗高血压、心绞痛、心律不齐、预防缺血性脑血管病，脑动脉硬化。

⑥ 西瓜——富含维生素（A、B、C）和蛋白质、葡萄糖、果糖、蔗糖酶、谷氨酸、瓜氨酸、精氨酸、苹果酸、番茄红素、磷酸及钙、铁、粗纤维等，对高血压有好处。西瓜皮也是降压佳品。

⑦ 木瓜——含17种氨基酸及多种营养元素，能软化血管。

⑧ 草莓——富含维生素和果胶物质，防治动脉粥样硬化，冠心病，对高血压有一定功效。

⑨ 柿子——柿子富含维生素C，具有降压、保护心血管作用，柿叶维生素含量较水果高，对心脏病、心梗、中风大有益处。含酚类化合物，有预防动脉硬化，降低心血管病发生概率。

⑩ 柠檬——去火，消渴，预防脏器功能障碍等高血压并发症。

⑪ 杨桃——富含多种维生素及矿物质，且水分和纤维含量高，适合高血压、糖友食用。

⑫ 火龙果——对高血压患者有益，含植物中少有的植物性白蛋白及

花青素，富含维生素和水溶性膳食纤维。

⑬龙眼——富含葡萄糖和铁，还有美容作用。

（3）高血压的"克星"——茶饮（同时防治糖尿病、高血脂）

人随年龄增大，舒张压呈下降趋势，收缩压明显升高，脉差加大，可饮如下茶水：

①绞股蓝——茶汤碧绿、清香。降低血黏度、防止微血栓形成并增加心肌细胞对缺氧的耐力，起到保护心肌的作用。同时降"三高"、延缓衰老。

②罗布麻茶——含鞣质，增加血管柔性和弹性，恢复毛细血管的抵抗力，降低血清胆固醇，防止脂肪沉积；单宁酸抑制血压升高；茶多酚和维生素 C 降低胆固醇和血脂。罗布麻和雪菊花为降压黄金搭档。

③苦荞茶（黑更佳）——有"补药买一堆，不如黑苦荞一小撮"美誉。五谷之王，富含硒和"芦丁"，降压、降脂、降糖，养肝缓解便秘。富含维生素 B2、是玉米粉 10 倍。维生素 PP 有降低血脂、胆固醇的作用。是治疗高血压、心血管病的重要辅助药物。

④山楂——味酸可泡茶，富含维生素 C，有降低甘油三酯、胆固醇的作用，同时预防心血管疾病；含黄酮类，具有降压、降脂、扩张血管、软化血管之功能。

⑤菊花——有扩张冠状动脉，增加血流量，降血压、降低胆固醇的作用。

⑥莲子心泡茶——清热解毒。含生物碱，扩张血管、降血压。尤宜头胀、心悸、失眠高血压者饮用。此外，葛根、杜仲、金钱柳、玉米须泡茶喝，也有天然降压作用。

（4）"三高"人群忌食或不宜多食的食物

①狗肉——温肾助阳，加重阴虚阳亢型高血压病情。

②红肉——动物蛋白质，会引起血压波动。

③动物内脏——含大量胆固醇，加重"三高"人群病情。

④猪腰子——会导致冠脉硬化、心梗等。

⑤肥肉——动物性饱和脂肪。

⑥鸡肉——性温、肥腻、助热、易引起中风，尤其是公鸡头、翅、爪。

⑦鸭蛋——蛋黄脂肪、胆固醇高。

⑧螃蟹——蟹黄胆固醇更高。

⑨人参——温补强壮剂，助热上火，"三高"者不宜食。

⑩榴莲——高糖、高热量。

⑪ 花生——花生含大量亚硝酸、白藜芦醇及维生素，有预防高血压、动脉硬化等功能，但花生高油脂，换算不当则脂肪超量，不利"三高"者健康。

⑫ 红茶浓茶——红茶有破坏药效的作用，"三高"人群正在服药者不宜饮用。

⑬ 酗酒——心率加快，血管收缩，血压升高，有可能引发心脑血管疾病，酒后猝死者屡见不鲜。

第三章 》》》
血栓

因为血脂高了，血糖高了，血液就黏稠了，于是血压跟着增高了；"三高"合一，血栓顺理成章就出现了！

一、血栓（图9）

血栓是血流中过多的脂质及垃圾沉积在血管壁上所形成的栓块（最容易积聚在有损伤的血管壁面上）。一旦从壁面脱落（或直接形成），血栓就会随血流幽灵一样在全身血管内游走，随处沉积和堵塞血管。

血栓主要由不溶性（不溶于水）纤维蛋白、沉积的血小板，积聚的白细胞和陷入的红细胞组成。血栓还会裹挟人体血液中的各种垃圾和毒素，比如多余的胆固醇、甘油三酯、自由基、尿素、肌酐，以及铝、汞、硫、亚硝酸盐等1000多种未能被吸收的物质、代谢杂质和毒素。随处沉积、到处流动。

二、血栓的种类

血栓的种类很多，其中按照形成部位不同，可分为动脉血栓和静脉血栓两类。同样是血栓，动、静脉血栓发生的机制和后果不同，所以各自的特点和提防措施也各不相同（图10）。

1. 动脉血栓

动脉血栓多为白血栓，主要成分是血小板和纤维蛋白。动脉是携带氧的血液，血栓形成，血流受阻，肢体组织就会缺氧，而缺氧的主要体现就是疼痛，还有皮肤苍白、麻木。

动脉血栓形成主要发生在动脉硬化的基础上（多为硬血栓），如果斑块不稳定或发生破裂，形成游走的动脉血栓，则会导致血管事件，心梗、脑梗、下肢急性缺血甚至坏死等，以高发病率、高致残率、高复发率、高死亡率著称。

防治以抗血小板凝聚为主，再加抗凝治疗。

2. 静脉血栓

静脉血栓多为红血栓（多为软血栓），主要成分是红细胞和纤维蛋白，静脉是血液回流心脏的血管，静脉血栓引起回流不畅，而血流减慢，常致组织张力增高，肢体肿胀（下肢水肿）。其次有压痛，并有浅静脉曲张。下肢深静脉血栓最为常见直接形成或一旦脱落并随血液循环到肺部，很可能形成肺栓塞（60% 肺栓塞来源于下肢深静脉血栓），从而引发急性心肺功能障碍，呼吸困难、胸痛、晕厥、猝死。

形成静脉血栓的三大主因是：血流缓慢、静脉壁损伤和血高凝状态。全球每年发生近一千万例静脉血栓栓塞症（DVT）和肺栓塞（PE），前者主要发生在下肢（80%），严重者可导致截肢；后者循环到肺部，一旦发作，危及生命。

防治以活血通络、抗凝治疗为主。

> **温馨提示**
>
> 近 10 年来药物溶栓疗法迅速发展，血栓溶解疗法是用外源性激活物激活体内溶解系统，溶解冠脉内的血栓，使冠脉再通，改善心肌灌注，抢救受累心肌，缩小梗死面积，改善心肌功能，并达到降低病死率的目的。

三、血栓的生长过程

血栓的生长与年龄（寿命）（图 11）、性别有关，但人体长"斑"又不分年龄段，人在 15 岁的少年期血管就开始长"斑"，30 岁加速，到 40

岁左右"斑"块变得明显，60岁者血管无"斑"的人屈指可数，45~70岁中老年人最甚。可以说人体无时不在产生微小血栓（斑块）。所以随着年龄的增长，血栓会越来越大，导致血管出现不同程度的狭窄，血流变缓。有数据显示，正常人血管每年变窄1%~2%，有高血压、高血黏度、糖尿病者情况更严重，每年变窄3%~4%或以上。一旦出现诱因，生命受到威胁。反常的是，70岁以后，血栓不增反减；女性前期血栓形成低于男性，绝经后反而高于男性。

四、为什么绝大多数男女终生血栓不会堵塞血管？

如果按每年血管变窄2%计算，到70岁的人血管就百分之百被血栓堵死了，但更多老年人血管却是畅通无阻的，原因有3点：

一是人体内血栓的主体是不溶性纤维蛋白（脂类），而正常人体内又含有能将纤溶酶原激活的物质，纤溶酶原被活化就可以溶解血栓，这叫人体血栓的自然分解。血栓不停产生，人体自身不停自然分解，所以血管很难被血栓堵塞。但随着年龄不断老化，久坐不动，生活压力等原因，人体自然分解血栓的功能会不断衰老、弱化，血栓一旦无法顺利分解，就会积存在血管壁上，使血管变窄，或随血流移动的栓子偶尔堵塞在某处血管狭窄部位，就会酿成生命大祸。

二是人体血液中存在着凝血系统和抗凝血系统。在正常情况下，二者保持着动态平衡，以保证血液在血管中正常流动，即既不出血，也不会形成血栓。但在特殊情况下，如血流变缓、凝血因子病变、血管损伤时，会导致凝血功能亢进或抗凝功能削弱，则会打破动态平衡功能，使人处于"易栓状态"，而轻易成栓，发生血管疾病。

三是即使有较严重的堵塞，经过较长时间的自我血管调整，会形成侧枝循环（绕过堵塞处重新开辟一条血流通道），并使新血流系统的血管变粗变通畅，从而代替部分冠状动脉等血管的输血功能（见图43）。

五、血栓是隐形杀手

据统计，我国每天平均有9590人死于血栓堵塞性心脑血管疾病，每10秒钟就有1人死于该病，占全国总死亡人口的51%。但血栓的出现与迅速增长，99%的人却没有任何症状及感觉。不少人从15岁起长"斑"，30岁长"斑"加速，40岁"斑"变明显，到50岁"斑"堵塞血管50%的时候仍然无症状无感觉，60岁体检，血脂、血压、心电图、CT等常规检查一切正常，但当晚就患了心梗、脑梗，而要了命。所以说血栓是隐形杀手。中医讲"血净百病消，血浊要了命"，血栓是血管中最不干净最可怕的东西。

六、血管壁沉积的血栓（硬斑块）有多可怕？

血栓的可怕之处就在于沉积血管壁上（一般较为稳定），形成粥样硬化导致血管局部变窄堵塞，从而引起器官缺血、缺氧而衰竭，造成致残，甚至致死。

血栓是一种发病范围非常广泛的全身性疾病，从头到脚、从肢体到内脏，无一幸免，现列举几项严重的疾病如下：

① 血栓沉积血管壁，形成动脉粥样硬化，长期如此，血管失去弹性，血压自然升高，极易破裂；或动脉堵塞80%，整根血管几乎报废，导致全身系统病变。

② 冠状动脉血栓堵塞，血流中断，因心肌缺血而发生急性心肌梗死。我国男性60岁以上者，心梗发病概率高达13.2%。

③ 脑梗，最重要的病因是血栓堵塞脑动脉，造成脑部组织缺血缺氧。临床统计，有20%的血栓会卡在脑血管中。

④ 肾衰竭，无论是慢性肾衰竭（肾动脉硬化），还是急性肾衰竭（血栓在肾动脉堵塞），其最主要的原因都是血栓造成的，治疗不及时，甚至会发展成尿毒症。

⑤ 下肢坏疽，如果外周动脉硬化或栓塞，都会造成下肢缺血疼痛、跛行，抢救不及时，器官坏死，只好截肢。肢体血栓多于心脑血栓，占血栓比的70%以上，下肢栓塞又是上肢的5倍。

⑥ 颈动脉栓塞，大脑就会严重缺血，8分钟就会出现大脑损伤，出现失明、失语、半身不遂……这就是"脑梗"即"脑中风"，时间再长些，就会脑死亡。

⑦ 眼底出血，是因为眼底的动脉硬化，引发眼底出血，视力受损。

（沉积的斑块一旦破裂，立即会在相应的血管内激发凝血功能，瞬间形成软血栓，堵塞血管，引发猝死。）

七、游走的血栓（软斑块）更可怕

我们常听说血栓沉积，积聚在血管壁上，造成动脉粥样硬化、血管狭窄，引发冠心病等心脏病和脑中风，危及生命。殊不知游走的血栓（又称血栓子、血块）危害更广更甚。产生这些栓子常见的原因：一是房室颤，很可能使血管壁沉积的血栓颤抖脱落，流入血液中；二是瓣膜抖落血栓，导致血栓沿血管流窜；三是久坐不动血液容易凝固，使下肢静脉产生血栓，一旦脱落便在血管游走。这些血栓在全身血液循环中随着血流到处游走，哪里血管有损伤或狭窄，它就会堵塞在哪里，哪里就会出大问题：

① 当血栓游走到颈部，堵在颈动脉上，引发急性脑梗死，大脑缺血，轻者偏瘫、失语，重者坏死。

② 当血栓游走到大脑血管，形成栓堵，引发缺血性脑中风，常在安睡中发病，丢命。

③ 当血栓游走到人脸部，会形成经久不息的痤疮，心烦意乱美女变剩女。

④ 当血栓游走到人眼部，形成眼底血管堵塞症，眼睛看不到光亮。

⑤ 当血栓游走到肝脏入口门静脉，会造成门静脉栓塞，使肝脏因缺血而萎缩，严重威胁生命。

⑥ 当血栓游走到肠子上，造成肠系膜血管栓塞，引发肠梗阻（原因之一），导致肠蠕动功能丧失，造成重大疾病。

⑦ 血栓游走到下腹部，阻塞了分叉下行动脉，形成骑跨栓，会突然两腿冰凉无法行动，比心梗还凶险。死亡率在80%。

⑧ 血栓游走到肠道，会造成肠梗阻，肠缺血坏死，抢救不及时会送命。

⑨ 血栓游走到肾脏，堵塞肾动脉，形成肾动脉栓塞，引发腰疼、尿血，甚至尿毒症。

⑩ 血栓下行游走，堵在股动脉，会使单腿突然冰凉麻痛，无法行走，需紧急手术。

⑪ 血栓进入子宫，堵在子宫内膜，叫子宫肌瘤，是妇女的常见病。

⑫ 血栓堵在腿肚上，就叫静脉曲张，轻者血管暴如蚯蚓、结节、痉挛疼痛，重者溃烂、肌肉坏死，面临截肢。

⑬ 血栓继续下行到双脚，也会造成血管堵塞，叫栓塞脚，因缺血缺氧，可能双脚坏死造成截肢。

⑭ 随着静脉血流进入肺部，血栓堵塞肺动脉或分支，叫肺栓塞，会使肺组织坏死，形成肺梗死，这种深静脉血栓之凶猛超过心脑血管栓塞，当人久坐（如饭桌、机舱）猛站起时，3秒之内倒地身亡。（图28）

八、血栓的前兆

血栓堵塞了 50%，人也难有感觉，堵塞达到 70% 以上时人就会出现某些征兆表现，应该引起足够注意了。特别是中老年人，气候严寒等情况下，更易感觉到：

说话、睡觉时流口水——突然出现说话不利索、流口水，睡觉时流口水，或出现近期经常流口水。特别是高血压、糖尿病患者。

突然出现头晕、并走路不稳——任何时候都会发生，清晨最常见，反复多次，也常在疲劳或洗澡后发生。

突发性剧烈头痛——伴有抽搐、昏迷、嗜睡，咳嗽用力更头痛。

手脚四肢水肿疼痛——深静脉血栓在四肢形成时，四肢静脉不畅，形成水肿，麻木，伴有疼痛。治疗不及时，会引起肺梗死或肺栓塞。

突发性胸痛胸闷——类似心绞痛，疼痛随着呼吸急促、气短、心跳加快，胸口越来越痛。这可能就是肺栓塞了，会瞬间夺命的。

鼻子出血——也可能是脑血栓的反应。

九、如何预防血栓的形成？

中外专家一致意见是：人类无法彻底消灭体内斑块，但可以通过有效措施减少发病危险因素，部分抑制甚至消退血栓。而要想减少和消除斑块，靠的不是医疗（3 分），而是自己行动起来改变不良习惯（7 分）。

目前大家公认的防栓措施有 6 点：

1. 多运动（勿久坐）

无论运动还是活动确实对防止血栓形成或消除血栓有积极的作用。运动可促进血液循环，使血液稀薄、黏滞性下降，增加高密度脂蛋白，它可溶解沉积在血管壁上的低密度脂蛋白，防止动脉粥样硬化，保障了血流通畅；运动更可增强心肺功能，增强脑部血液循环、增加大脑氧（养）供应。所以说"动"是防栓第一有效措施。

英国研究人员证实，久坐（固定坐姿 3 小时），患下肢深静脉血栓的风险增加 2 倍。而长期站立（每周 5 天，每天 3 小时），效果堪比每周跑 10 趟马拉松。站法：两腿分开，与肩同宽，自然站立，双手抬平放前，身体慢慢匀速屈膝下蹲，屈蹲至 130°~150° 即可。次数量力而行。

走路是世界公认的最佳运动，简单易行，从头到脚促进全身血液循环，避免血脂堆积血管壁，形成血栓。走路防栓记住要领：即"一、三、五、七"，一是指每天坚持正规走1次，三是指每次走3000米（或时间30分钟），五是指每周至少5次，七是指运动后心率＋年龄＝170。如运动后心率为120，加本人年龄50岁＝170。如本人年龄70岁，那么运动后心率不超100，两者相加＝170。

如果不能较长时间运动，为防血栓形成，只要"动"起来就好。原则是早动强于晚动，能动强于不动。据数据统计，久坐电脑前（或麻将桌或飞机上）90分钟，会致膝部血流减少50%。连续坐3小时，红细胞形成静脉血栓概率增加2倍。所以每坐40分钟就应站起来走走，或做些小动作，如拍掌、拍肘窝、膝盖，或勾脚踝，都能起到促血流、防血栓（静脉）作用，动起来就好。

2. 多喝水

坚持定时定量喝水。水少血变黏稠，血液循环变缓，动脉血管易病变，极易血小板形成血栓；水少静脉血流变慢，正是红细胞沉积凝聚成静脉血栓的机会。

所以说喝水不仅可以解渴，更在一定程度上可以降低血栓发生的风险。

多喝水、喝对水，特别是在这3个时间段要喝水：

一是起床后。清晨，人体生理性血压开始升高，血小板活性增加，夜间水分丢失，血液变黏稠。清晨一杯水（白开水），1小时后血液黏度减轻，血流通畅，降低了血栓发生的风险。

二是睡前一杯水。人入睡，血液中水分因挥发而减少，血黏度升高，睡前喝水可预防，起到降低梦中血栓形成的概率（喝水会影响入睡，应提前喝）。

三是深夜醒来补充喝些水（特别是老年人）可降低脑血栓，心肌梗死概率。人体各自不同，喝水多少有异。一般人每天应喝1500~2000毫升的水，除3个时间段喝水外，还应在午睡起时段喝水补足。

3. 会吃饭

饮食与血栓生成有密切关系，许多食物易增加血栓形成的可能，特别是常吃如下食物：

① 高油脂、高热量食物，如肥肉、动物内脏、花生、全乳、蛋黄、动物油，以及经油炸、煎炒、烧烤和高盐、浓油、酱烤制的食物；②

肥甘甜腻、过咸食物，如甜饮、奶油蛋糕、皮蛋、黄油等；③生冷辛辣等刺激性食物，如冰镇冷饮、辣椒、火锅、浓茶、绿豆、咖啡、热性食物羊肉、狗肉；④嗜烟、酗酒，烟毒损害血管内膜，并能引起小血管收缩，管腔变窄，容易形成血栓。烈酒对血管有害，受损处易着床血栓。

4. 鞋袜松，裤勿紧

鞋袜松，裤勿紧，方便下肢血循环畅通。两条腿是人深静脉最长的部位，裤带、鞋袜过紧，绝非小事，如果久坐在会议桌前、麻将桌前、小马扎上，血压会上升；下肢血流受阻，血量减半，血循环放缓，极易形成深静脉血栓。当久坐后猛然站起，肌肉猛收，静脉受到刺激，血栓脱落，瞬间将肺动脉严严实实堵住，人在数秒内猝死。其速度远比心梗、脑梗更快，基本无法抢救。所以鞋袜宽松裤带勿紧绝非小事，特别是中老年人。

5. 防失衡

血管中形成血栓有 3 个因素：一是凝血与抗凝血系统失衡；二是血黏度高，血流缓慢；三是血管壁受损（有伤痕），易血栓黏附着床。而血管自身凝血和抗凝血系统失衡最重要。人体血液中凝血因子（系统）和抗凝血因子（系统）在正常情况下二者保持动态平衡，即既不出血、又不会成血栓。一旦动态平衡被打破，或者抗凝血因子过多，则身体器官出血难以凝结，出血难止，叫出血症；或凝血因子过多，就很容易形成血栓，危及生命。

血液平衡机制被打破，凝血因子（包括血小板）过多，有诸多原因，比如身体健康状况差（生病）、生活习惯欠佳（常熬夜、不活动、抽烟酗酒）、精神紧张心态不好、工作压力大、肥胖暴饮暴食（胆固醇等脂肪摄入过多）、遗传等。所以为了保持稳定的血凝平衡，血液健康正常，我们就要针对失衡病因做补救措施。

6. 慎服药

现代国人医疗、购药医保卡在手，吃得起药。所以吃药随意，听朋友介绍，今天吃中药，明天改吃西药，三天两换，到底也弄不清什么药对症；老年人耳软，爱受保健品忽悠，花钱上万、"珍品"满家、病情依旧。所以要多学医学知识，是药三分毒，千万不能乱吃药。必须吃时才吃药，而且要在正规医生指导下吃药，否则随意吃药不但治不好旧病，还会增加新病。

十、预防血栓形成的食物

1. 富含精氨酸的食物

精氨酸调理血管张力，抑制血小板集合，减少血管内壁损伤，防止斑块着床生成。这类食物有：海产品、芝麻、山药、豆腐皮、葵花子、豆豉、豆类、鸡蛋、菠菜、番茄、洋葱、大蒜、木耳、苹果、柑橘、柚子、猕猴桃、樱桃、山核桃、罗布麻茶等。

2. 含鱼油多的食物

鱼肉中富含多种氨基酸及多不饱和脂肪酸，维护血管内皮细胞，增强血管弹性，削减脂质堆积，防止血栓形成，这类食物如鱼类，特别是深海鱼。

3. 富含高密度脂蛋白食物

高密度脂蛋白是有益人体的"好胆固醇"，它可以对沉积在血管壁上的极低密度脂蛋白起到溶解作用，从而降低动脉粥样硬化和血栓的形成。这类食物有洋葱、大蒜、辣椒、四季豆、菠菜、黄瓜、胡萝卜、苹果、葡萄等。

4. 天然抗凝类食物

有抑制血小板聚集，从而防止动脉白血栓形成。这类食物有：卷心菜、黑木耳、大蒜、洋葱、青葱、柿子椒、茼蒿、香菇、龙须菜、西红柿及草莓、菠萝、葡萄、橘子、山楂、柠檬等。其中有类似阿司匹林作用的抗凝食物，如山楂、西红柿、红葡萄、橘子、生姜等。

5. 降脂食物

脂肪（甘油三酯、胆固醇）是血栓组成物质中主要成分，血液中的血脂不多余，就不易形成血栓。这类食物有：薏仁、燕麦、芝麻、豆类、粳米、香芹、胡萝卜、菜花、茄子、黄瓜、大蒜、洋葱、香菇、蘑菇、黑木耳、银耳、紫菜、海带、海藻、海鱼（三文鱼、鲑鱼）、牛奶、坚果、绿茶、山楂、苹果、葡萄、香蕉、猕猴桃、荔枝。

6. 吃粗粮

粗粮富含植物纤维，有助促进胆固醇代谢，减少胆固醇在血管沉积。这些粗粮有：玉米、燕麦、荞麦、糙米、全麦面、小米等。

7. 多吃富含微量元素硒的食物

硒的抗氧化性比抗氧化维生素 E 还要强 50~500 倍，所以能清除血管自由基，延缓血管壁老化，同时调节体内胆固醇及甘油三酯代谢，降低血液黏稠度，从而防止血栓形成。

温馨提示

本章有助防止血栓形成食物，只列举各类食物名称。如读者想知道该食物富含什么营养元素、为什么能防止血栓生成等详细资料，请查看本书第五章第一节。

第四章 >>>
冠心病和脑卒中

当"三高"形成，血栓出现时，冠心病、脑卒中就会如影随形地及时到来。

冠状动脉是心脏器官自身的供血血管，因形似冠状而得名。其实人体任何器官都有自己的供血血管网络，如肺、胃、脾、大脑、肠道、肌肉、血管自身等，缺血则须臾难活。

冠状动脉起于主动脉根部主动脉窦内，分左右两支：左支为左冠状动脉，分叉为前降支和回旋支；右支为右冠状动脉。冠状动脉行于心脏表面，陆续分支，深入到心脏肌肉内部，供给心肌血液（见图1）。

第一节　冠心病

一、概述

冠心病是冠状动脉粥样硬化性心脏病的简称。当动脉粥样硬化发生在冠状动脉时，我们称之为冠状动脉粥样硬化性心脏病或者冠心病。冠状动脉粥样硬化病变会引起冠脉血管腔狭窄或阻塞，造成心肌缺血、缺氧或坏死而导致发生心脏病变。

[冠心病是高发的常见的血液循环系统（包括小循环）疾病，有人统计，在我国40岁以上人群中，每7人就有1人得过冠心病。所以学习有

关冠心病的知识十分必要。]

二、冠心病的分类

冠状动脉粥样硬化性心脏病（冠心病）是范围广泛的疾病，因此，世界卫生组织将冠心病分为五大临床类型：

（一）心绞痛

心绞痛是指冠状动脉粥样硬化变狭窄，导致冠状动脉供血不足，心肌急剧的暂时缺血与缺氧所引起的发作性胸痛或胸部不适为主要表现的临床综合征。劳动或情绪激动时常发生，每次发作持续 3~5 分钟，可数日一次，也可一日数次，休息或用硝酸酯制剂后消失。多见于 40 岁以上男性，劳累、激动、饱食、冷热阴雨天气等为常见诱因。

心绞痛又可分为稳定性心绞痛和不稳定性心绞痛：

稳定性心绞痛又称轻型心绞痛。一般不发作，可稳定数月。仅在重体力、脑力劳动或其他原因所致一过性心肌耗氧量增高时出现症状，经治疗后症状可缓解或消失。

不稳定性心绞痛，是介于稳定性心绞痛和急性心梗、猝死之间的临床表现。主要包括初发心绞痛、恶化劳力性心绞痛、静息心绞痛、变异心绞痛等。其特征是症状日趋加重，且休息或夜间也发生，持续时间延长，疼痛加强、低活动量也可诱发。如不及时治疗，3 个月内有 30% 的患者可能发生心肌梗死（大多数患者这时至少有一支冠状动脉主干近侧端高度狭窄）。

心绞痛的临床表现（5 种）：

1. 心绞痛往往是弥漫性不舒服，很难说清准确部位和感觉，但大体可分为 5 种心绞痛类型：

① 典型心绞痛（图 12）——较多见，起因是心肌短暂缺血（劳累或情绪激动时常发生），患者突感心前区（偏胸左侧）疼痛，多为发作性绞痛感、压榨紧缩感或憋闷感。疼痛从胸骨后或心前区（巴掌大范围）开始，向上放射到左颈部、左下颌、左牙齿、左太阳穴；向下放射至左肩、左臂内侧、甚至无名指小指。发病时大汗淋漓，有临死感。每次持续数分钟。可一日数次。心痛会转移，甚至牙痛、喉咙痛、脊椎痛，前胸后

颈痛。但痛不过脐下。

急救措施：发病时呈 30° 半卧位休息，舌下含服硝酸甘油 1 片，可缓解。发作时间超过 15 分钟应怀疑是心肌梗死了，应立即拨打 120 急救。

② 非典型心绞痛——部分心绞痛患者症状不典型，没有完整的典型表现，仅表现为心前区不适，心悸乏力，胸闷气短，呼吸堵塞，急需吸氧等。多为老年人、妇女、糖尿病患者。

发病时急救方法同典型心绞痛者。

③ 隐匿型心绞痛——这种毫无疼痛感型心绞痛更可怕。它悄无声息、毫无反应地发作了，冠状血管堵塞了，患者却毫无感觉，患者也无任何急救意识，拖延半小时后心肌就会因缺血而引发心肌梗死，后果或为致残或致死。

为什么"漫长"的十几分钟心绞痛患者毫无感觉呢？

这可能是人个体差异，发病部位不同，或起初病情轻；也可能是慢性病合并心绞痛的老年患者；或者是酗酒暴食后、情绪紧张、疲劳过度、气温冷热刺激等因素，让人变得迟钝，更易发生猝死。

④ 另类心绞痛——表现为腹泻、腹痛，常被人误认为是急性胃肠炎，只顾服用止泻药、止痛药，其实是心绞痛。而延误了心脏病的治疗。后果严重。

⑤ 假性心绞痛——有人因感到胸闷、胸痛、气短、心悸，再加上合并期前收缩或心房纤颤，自认为得了心绞痛心脏病。其实胸痛不等于心痛，因为引起胸闷、胸痛不适的原因很多。T 波倒置也不一定是心肌缺血。比如，有人胃反流（冬季尤甚），突发心前区疼痛，憋气感，感觉与心绞痛相似。其实是风马牛不相及的两回事，一场虚惊。

2. 心绞痛急救药硝酸甘油、速效救心丸、阿司匹林用哪种好？

以下 3 种药都是防治心绞痛的急救药，具体分析比较如下：

① 硝酸甘油——西药，冠心病必备的救命药。

a. 药物作用：通过扩张冠状动脉和静脉血管，降低血压，减轻心绞痛的病因，降低心肌的耗氧量，增加心肌的供血来达到止痛作用。

b. 药物用法：当心绞痛发作（症状见心绞痛）时，立即舌下含服 1 片（或嚼碎后舌下含服），3~5 分钟可明显缓解，老病号可隔 5 分钟再服 1 片。最多服 3 次（3 片）。如果 15 分钟后不见好转，那就是心肌梗死了，千万别再服硝酸甘油了，否则冠脉痉挛送命。

病情不见好转及时拨打 120。

c.药物保管：硝酸甘油放在衣服口袋，易挥发失去药效。硝酸甘油有效期 3 年，可是经常打开瓶盖，半年就会失效。硝酸甘油现已有了贴膜剂和口腔喷雾剂，方便使用。

（服用硝酸甘油不能站立服，药物降低血压快，易晕厥跌倒）

d.下列情况禁服：急性心梗患者，发病时往往伴随着低血压，甚至休克，如再服硝酸甘油会使血压进一步下降，危及生命。"伟哥"服用 48 小时内不可用硝酸甘油。

② 速效救心丸——中药，冠心病高危人群必备药。

a.药物作用：理气、活血、止痛、通畅心脉。适用于出现胸闷、心前区不适、左肩酸沉等先兆，应迅速含服速效救心丸，不可等心绞痛发作后再含服，可有效防止猝死。但此药只能应急不能根治，缓解后尽快就诊。

中医认为，速效救心丸能抗心肌缺血，缓解胸闷，保护心脏，降低血黏度、解痉镇痛，是心绞痛的良药，但众多西医认为它对心血管病不是首选药。

b.药物用法：出现心绞痛先兆，应迅速含服速效救心丸，不可等心绞痛发作再含服，先含服 4 粒（舌下含服或嚼碎舌下含服），一般服药后几分钟见效，用药 10 分钟后还可再含服 4~6 粒，连服两次无效应拨打 120。

c.药物保管：速效救心丸有效成分易挥发，应定期更换。

d.低血压者慎用。

③ 阿司匹林——嚼服 300 毫克（3 片）有防治作用。

阿司匹林起效需要几小时（太迟缓），不能起到急救作用，误事，不建议使用。阿司匹林治疗预防效果大于急救。

（二）心肌梗死（图 14）

也叫急性心肌梗死（心梗）。是冠状动脉急性、持续缺血缺氧所引起的心肌坏死。临床症状为胸骨正中偏左出现剧烈而持久的疼痛（持续 15 分钟以上）、压迫感，休息及硝酸酯类药物不能缓解。严重者伴有明显的心律失常（心率或快或慢）、呼吸困难、血压下降，乃至休克、心力衰竭、甚至猝死。心肌梗死是心绞痛的严重阶段，临床表现查看心绞痛项。

我国心梗呈明显上升趋势，新发患者每年达 50 万人之多。

1. 心梗的临床症状

因为心梗的发病原因和心绞痛的发病原因基本相同，临床症状也大体相似，所以急性心梗发病初始阶段与心绞痛较难分清（目前判断是看时间，若 15~20 分钟之内不难受了是心绞痛，继续难受便是心梗了）。另外，急性心梗还有一些其他表现，容易误判，如：

嗓子痛。接着会肿、发烧，还伴有心慌、憋气、出汗，特别是有"三高"，冠心病者；上腹痛。易与胃、十二指肠、肝、胆、胰等病混淆；牙痛。如果拔牙当时猝死，那不是牙病，而是急性心梗；急性心肌梗死有时会向后背、颈部、双上肢放射，同时伴有呼吸困难、出冷汗等不适。

2. 心肌梗死发生的原因

一是病理原因——多发生在冠状动脉粥样硬化使冠脉变狭窄的基础上，某处冠脉粥样斑块破裂或受损，血小板便会快速在受损处聚集，很快形成血凝块（血栓），突然阻塞已经变窄的管腔，堵住血流，导致心肌因缺血而坏死；也有因心肌耗氧量急剧增加（如剧烈运动）或冠状动脉痉挛（室颤等）、血管畸形而使心肌缺血而发生心肌急性梗死，诱发猝死。

二是诱发原因——过度劳累，过重体力劳动，过度体育活动，负重登楼等。超重使心脏负担超量，心肌需氧急增，而粥样硬化的冠脉不能急时扩张而造成心肌严重缺血，剧烈的体力负荷也可能引起斑块破裂，导致急性心梗；情绪激动、愤怒、紧张，最易诱发心梗，如有牢狱犯人突闻平反判决而立马倒地而亡，女士多因"气"而引发心肌梗死；暴饮暴食或常进食高脂高糖高热量食物，会使血脂升高，血黏度增加，血小板聚集，在冠状动脉粥样硬化的基础上突增新血栓，引发心梗；过冷过热刺激，都会诱发心肌梗死；酗酒诱发冠脉痉挛及心肌耗氧增加而诱发急性心肌梗死，梦中而亡者常见。

3. 心肌梗死的自我急救

数据统计，近年来心肌梗死发病率呈上升趋势，有 50% 以上的患者死于到达医院之前，这种现状引起社会高度关切。那么，突发心肌梗死，挽救生命只有几十分钟时间，患者或家属应如何应对呢？

①跌倒了别扶起——有心梗患者胸痛倒地，周围的人应将患者就地平躺，停止活动，松开领口、胸扣，使心脏通畅供血供氧。

②立即拨打 120 而非自己打车去医院——疑似心梗发作，应立即拨打 120 求救，静卧等待救护车到来；即使是头脑清醒、尚有行动能力者，

也别独自去医院就诊。因为路上、挂号、检查，要浪费许多宝贵的救命时间，更会加重病情，大部分心梗患者死在见医生前。

③喂水等于要命——急性心肌梗死发作，家人会把患者扶起喂两口水，这等于要患者命。因为水会很快进入血液，使血液变稀，血量增加，给心脏带来额外负担。患者意识不清喝水，还容易导致误吸，发生吸入性肺炎，使患者雪上加霜。

④自己慎用急救药——在等待急救车到来之前，患者慎服硝酸甘油，须知硝酸甘油针对心绞痛患者非常有效，应对急性心梗者慎用。心梗者如果血压已偏低，再服降压的硝酸甘油，会增加休克的风险。而发病时很难分清是心绞痛还是急性心肌梗死，所以15分钟之内可按要求含服硝酸甘油，15分钟以后仍然发病就是心肌梗死了，就应停止服药。

⑤不要随便做心肺复苏——心肺复苏急救适用于心跳骤停的患者，而对于急性心梗患者（即使休克）并非都会没了呼吸和心跳，这时做心肺复苏反而会增加致死性心律失常发生的风险。如果真的停止了呼吸、心跳则应马上做心肺复苏。

⑥在等待120救助时，家人同时密切观察患者病情，血压、心率、呼吸等，以助医生即时了解病情；对昏迷患者，把头向一侧倾斜，及时清除嘴鼻分泌物，通畅呼吸，或吸氧；心跳、呼吸骤停者要做心肺复苏。

⑦对于病情不严重者，坐床或半躺，心脏供血得到缓解的同时，可自行或家人帮助做一些自救动作：拍打手肘内弯，一人拍左内弯，两人左右内弯全拍，有利疏通堵塞血管的血栓（肘内弯的心包经，通心脏，拍打促使气行血行）；或轻揉膻中穴（在两乳之间），或捶打胸口（膻中穴），刺激心脏活动，以便心脏复苏；强力掐压几下左手大鱼际（图13）（在左手大拇指内侧肉厚处），如突然心悸、胸闷、不舒服，用右手强力掐压几下左手大鱼际可刺激缓解心脏压力。（对于一些小病，如感冒、咽痛、打喷嚏、鼻塞、咳嗽等，每日搓搓大鱼际也大有益）。

（三）心源性猝死

心源性猝死是由心脏原因引起的急性症状发作后意外死亡。世界卫生组织定义的猝死特点有：①死亡急骤（立即或1小时内）；②死亡出人意料（猝死前甚至没有心脏病表现，无法预料）；③猝死者无法挽救。

1. 心源性猝死的病因

心源性猝死者平素身体并无病症或貌似健康，所以突然死亡，是由患者身体内部因素决定的：大多数死者患有器质性心脏疾病，主要包括冠心病、心肌炎、瓣膜病、传导异常等。其中大多数为室性快速心律失常——房颤所致（房颤使心脏瓣膜上附着的血栓脱落，随血流堵塞某处血管或器官，颤断房室间唯一神经通道或阻滞）；也有一些暂时的功能性因素，如心电不稳定、血小板聚集、斑块破裂封堵；冠状动脉痉挛引起缺血；过度劳累，爆发性心肌炎引起心肌大面积坏死，失去跳动功能；病毒和药物引发。

值得特别关注的是室颤（图15），是心源性猝死的最主要的原因，室颤导致心脏跳动骤停（人立马死亡）。中国有心律失常房室颤患者约2000万人，高居世界首位，每年有54万人死于心源性猝死，所以能重视及时有效除颤，是拯救这些患者生命的关键。

突发心肌缺血，患者心脏电生理反应（心脏传导系统）无法适应这种突发的代谢紊乱，极易引发恶性心律失常（房颤等）而猝死。如果能使时间稍稍延长，患者则可以通过自我调整，逐步适应这种缺血状况，并形成新的动态平衡，避免恶性心律失常发生。

2. 容易发生心源性猝死的高危人群

① 家族中直系亲属有心脑血管疾病和猝死病史者。

② 冠心病、心肌肥厚、曾心梗过、心脏瓣膜病、心脏射血分数过低者。

③ 心力衰竭者。

④ 有严重的心律失常，如心率过速、过慢、房室颤者。

⑤ 具备多个心脑血管疾病危险因素，如高血压、糖尿病，高脂血症、吸烟酗酒、肥胖、工作压力大、失眠等。

3. 心源性猝死的早期征兆

尽管发病突然，但心源性猝死还是会有些蛛丝马迹流露，应及早发现与加以预防：

① 特别是30~40岁的年轻人，感觉长期持续疲劳，休息不能解，同时伴有记忆力减退、头痛、咽痛、关节痛、睡眠紊乱及抑郁，就可能要发生猝死了。

② 出现极度疲乏、无力、气短、胸不舒服、疼痛焦虑等，这种在无

劳动、无运动、无病、也睡眠正常情况下的不良反应，会连续数天、数周，即可能瞬间心脏骤停。

③ 无缘无故地心跳加剧、室性异位搏动增加，这些心源性的心律失常，将是数小时或数分钟猝死前的反映。

④ 部分人猝死前有精神刺激或情绪波动，有些出现心前区闷痛，伴有呼吸困难、心悸，还有颈、背、头皮、手心、脚掌大量出汗，也许是心脏病发作信号（高温环境更危险），应立即休息、服药、拨打120。

⑤ 没有胃肠病史，却反复出现胃肠道症状，是心血管出现了异常。

⑥ 不明原因的晕厥，可能是心源性猝死的一个警告信号，就医查症。

⑦ 心脏骤停，4~6分钟内会发生不可逆脑损害，应立即实施心肺复苏。

4. 预防心源性猝死的有效措施

我国每年心源性猝死发病者超过54万人，平均每分钟有1人猝死，每天约有1500人因心脏性猝死离世。心脏骤停，数分钟脑部等重要脏器会因缺氧而发生坏死；心脏骤停大于4分钟脑组织损害不可逆转；心脏骤停大于10分钟，脑死亡。所以只有5%发病者能送到医院抢救，95%的发病者死在家中或路途，因此，长期防御成为首选：

① 控制"三高"。有"三高"者尽快使血压、血脂、血糖达标。

② 饮食清淡。"三高"缓解、体重得到控制。

③ 作息规律。起睡定时、不熬夜、劳逸有度，体力充沛疾病少。

④ 避免精神过度紧张。紧张最易致血压升高，诱发心率失常，猝死意外发生。

⑤ 适当劳动。身体健康、心脏就健康，但心脏病者忌运动激烈过度。

⑥ 戒烟限酒。吸烟数量与猝死发生率成正比；酗酒诱发室性心动过速和房颤。

⑦ 定期体检及早发现问题；随时自摸脉搏，经常掌握自己心律变化。

⑧ 植入心律转复除颤器是预防猝死的有效方式。当患者在任何情况下发生室速或室颤时，能自动选择合适的方式，包括释放有效电击进行治疗，帮助心脏恢复正常跳动。有过心脏骤停史、心梗病史的患者、射血分数小于35%的心力衰竭患者，建议植入。

温馨提示

心脏性猝死一般是有其内在原因的，如心源性器质病变。而有一部分人（特别是年轻人）并无明显心血管疾病，也照样会意外发生猝死（多见有人猝死在网吧，操场、考场），所以人人都要有预防心脏性猝死的意识，并当做一项长期系统的保健工作。特别是经常注意疾病的早期反应，也要注意避免自我造成疾病诱因。

（附）心律失常知识普及

大多数心脏性猝死都是因为心律失常中的房室颤导致心脏骤停造成的，所以明白心律失常很必要。心律失常的类型有：

① 过早搏动——又称期前收缩。是心脏某一部位过早地形成冲动引起的心脏搏动。因发生部位不同分为房性期前收缩、交界区性期前收缩和室性期前收缩。期前收缩可引起症状，预后良好，如有器质性心脏病应治疗基础心脏病因。

② 心房扑动与心房颤动（图15）——统称房颤。心房扑动时心房律常在220~360次/分，一般不能全部下传心室，由于生理房室阻滞而形成2:1或3:1下传，偶有1:1房室传导者；心房颤动为房内多灶微折返的极速心律失常，频率350~600次/分，下传心室120~160次/分，且节律不齐。心房扑动和心房颤动常见于冠心病、心肌病、甲亢、风湿性心脏病、高血压性心脏病者，不少房颤者病因不明。房室颤是引起心跳骤停，致人猝死的主要原因。

③ 心动过速——指每分钟心率超过100次，这是心跳过快的常见病症。生理性临时过快无须特殊治疗，诱因消失自行恢复。病理性心动过速分为窦性心动过速、室上性心动过速和室性心动过速。过速者常有心悸、出汗、头昏、乏力，甚至呕吐、昏厥，有冠心病、心梗、心肌病、心衰、心瓣膜病等器质性心脏病患者，常有发生，有诱发其他疾病的可能。需要治疗。小偏方：呼吸憋气法，深吸气，后憋气，用力呼气。

④ 心动过缓——又称心率过缓，成人心率低于60次/分称为心动过缓。下降到40次/分以下，可出现头晕、一过性眼黑、乏力、心悸、胸闷、气短，有心前区冲击感。检查可发现心脏间断出现长时间的停搏。病因为病态窦房结综合征或房室传导阻滞引起。患者症状不能逆转，则需置入心脏起搏器。

（心律不低于 50 次 / 分，不高于 140 次 / 分，心脏排血没有大改变，不必治疗。恶性心律失常，如过慢、过快、恶性房室颤，尊医服药）。

（四）心力衰竭（简称心衰）

心衰是可预料的心脏疾病发展的终末阶段（而猝死是不可预料的心脏疾病的死亡阶段）。心衰是指由于心脏的收缩功能和（或）舒张功能发生障碍，不能将静脉回心血量充分排出心脏，导致静脉系统血液淤积，动脉系统血液灌注不足，从而引起心脏循环障碍症候群（在病理过程中，当出现一个症候时，同时会伴有另外几个症候，是由一个基本原因引起的，称之"症候群"），此种障碍症候群集中表现为肺瘀血、腔静脉瘀血。心力衰竭并不是一个独立的疾病，而是心脏疾病发展的终末阶段。

几乎所有的心血管疾病最终都会导致心力衰竭的发生，比如心梗、心肌病、炎症、血流负荷过重等。心衰各年龄段都有发生，由于心脏力弱，血射不出，血难回到心脏，导致血积肺脏瘀血，呼吸困难；堆集其他血管则导致体循环瘀血；血瘀下肢则腿脚水肿。

诱发心力衰竭的原因，主要是在心脏已出现问题的基础上，又遇到呼吸道感染，严重心律失常（如阵发性心动过速、房颤）、心肌负荷加大（过多输液、钠盐摄入过量）、不当活动和情绪激动、药物作用等。

心力衰竭临床分为急性心力衰竭和慢性心力衰竭：

急性心力衰竭病情发展迅速，甚至状态危重，常危及生命，必须医治或抢救；慢性心力衰竭是各种疾病所致的心脏疾病的终末阶段，是一种复杂的临床综合征（主要是冠心病、高血压、瓣膜病和心肌病等），是交给医院处理的事情，已经不是预防知识范畴了。

（五）缺血性心脏病（冠心病）

包括无症状心肌缺血型冠心病等，其实就是我们口头经常说的冠心病。是指因冠状动脉粥样硬化而动脉血管狭窄或阻塞，造成了心肌缺血缺氧，引发器质病变的一种最常见患者最多的心脏病。

（冠心病医学规定：血管堵塞 50% 以下称之为冠状动脉粥样硬化；血管堵塞 50% 以上称之为冠心病。）

虽然缺血性心脏病（冠心病）是心绞痛、心肌梗死、心力衰竭、心源性猝死的主要原因，但缺血性心脏病（冠心病）又是一种独立的心脏病，所以它又和心绞痛、心肌梗死、心力衰竭、猝死并列为冠心病五大类临床病症之一。

缺血性心脏病（冠心病）的临床症状：

所有心绞痛、心肌梗死、心力衰竭、心源性猝死的病状绝大多数都是冠心病的临床症状。绝大多数都是冠状动脉粥样硬化、冠脉血管堵塞引发的。出现这些病症，要及时治疗，不可等闲视之。

三、冠心病高发的 12 种相关原因

心绞痛、心肌梗死、心力衰竭、心源性猝死以及缺血性心脏病（冠心病），引发疾病的原因大致相同。目前了解的相关因素有：

① 与性别有关——性别是最为明显的冠心病的危险因素之一。我国冠心病发病男性是女性的 2 倍多，可能是性激素的原因，女性绝经后，由于雌激素水平明显下降，冠心病的发病率有着明显的上升趋势，有相关数据显示，60 岁以后女性逐渐多于男性。

② 与年龄（寿命）有关——冠心病主要发病人群是 40 岁以上的中老年人，50 岁以后发展较快。近年来发病趋向年轻化。寿命越长得病概率越大。

③ 与地域差异有关——冠心病发病各大洲差异很大；中国北方人明显高于南方人。这可能与气温高低，生活习惯有关，比如南方人喝茶多、吃盐少，北方人喝茶少、吃盐多。

（据统计，每天喝 5 杯水的人死于冠心病率大大低于喝两三杯水的人）

④ 与职业有关——脑力劳动者患冠心病率远大于体力劳动者，可能与脑力劳动者工作压力大，身体活动少等有关。

⑤ 与饮食有关——现代人常进食高糖高脂高热量饮食，暴饮暴食，胆固醇、甘油三酯超标。坏胆固醇每升高 1%，患病率增加 3%。

⑥ 与肥胖有关——肥胖超标者，特别是向心性肥胖者易患冠心病，发病率是正常人的 2~6 倍。

⑦ 与高血压有关——高血压是冠心病发病的独立危险因素，高血压与动脉粥样硬化互为因果，高血压者患冠心病率是常人的 4 倍。

⑧ 与糖尿病有关——糖尿病患者患冠心病率是常人的 2 倍，糖尿病患者有 80% 死于冠心病。而且患糖尿病者就患有高血压。

⑨ 与烟酒有关——患冠心病与吸烟支数成正比；酗酒者常死于醉

梦中。

⑩ 与常熬夜不运动有关——两个坏习惯都是形成动脉粥样硬化的原因。

⑪ 与坏情绪有关——抑郁、火气暴、好斗、妒忌等坏情绪加重心脏负担，加大了形成动脉粥样硬化的可能。

⑫ 与遗传有关——家族中有近亲患冠心病患者，本人患冠心病的概率是常人的 5 倍。有人说与遗传关系不大，是家族生活习惯相同使然。

四、冠心病发病前身体各部位的预警信号

头顶——头顶脱发可能是一种动脉阻塞的早期预警信号。有人研究发现，中度到重度的秃顶者死于心脏疾病的风险增加了一倍。

耳朵——耳垂肥厚且上面出现折痕（深沟），可能是动脉阻塞冠心病的早期信号，尤其是中老年人，吸烟者。冠状动脉粥样硬化造成的循环不良，累及全身小动脉，引起微循环障碍，耳垂处于末端部位，一旦缺血会局部收缩，发生耳垂皱褶。中老年人常常耳鸣，预示着冠心病的发生。听到噪声便引起心慌、胸闷。

鼻子——鼻头发红、发硬是大心脏的表现。鼻红是因为血压升高，气血瘀结于此；心脏脂肪过多，心脏就会变大，功能变差。上楼气喘吁吁，呼吸急促或拉长，或呼吸困难、急想吸氧，则冠心病即将发生。

眼睛——眼角膜出现老年环。医学研究发现，角膜老年环（眼球角膜沿边部分的一圈白色混浊环）是老年动脉硬化的先兆。有环者几乎都有不同程度的冠状动脉硬化症，也可说得了动脉硬化症者眼球都长环。

牙齿——下颌齿莫名疼痛，吃牙疼药不管用，而吃治冠心病的药管用。这是冠心病发作的奇异先兆。有人拔牙而死，其实与牙无关，引发冠心病所致。

脑袋——经常发生头痛、头昏、眩晕、昏厥，是冠心病早期表现。

胸部——低枕睡眠胸闷憋气，高枕方能舒适；白天平卧时突然胸痛、心悸、呼吸困难，站立缓解；一生气就胸闷、难受、有憋闷感，这是冠心病早期表现。劳累或精神紧张时，胸骨后或心前区闷痛，紧缩样疼痛，向左肩、左上臂放射，持续 3~5 分钟缓解，这是冠心病已经形成的表现。

心区——反复出现心悸、心慌，或脉搏不齐，不明原因的心率过速过缓，是不久出现冠心病的早期征兆。

胃腹部——胃难受，腹泻，像胃肠炎。其实是心绞痛将至。

阳痿——这种勃起功能障碍可能意味着他的动脉阻塞。一般来说，从出现阳痿到冠心病发，还有三两年时间，快去查原因吧。

左肩膀、左手臂、左脸部——如果伴随着左胸疼痛而出现的左肩膀、左手臂、左脸蛋以及左头部、左牙槽、左手的无名指和小指、左下巴等疼痛，则更进一步证实你已出现冠心病。

双上肢疼痛——也可能是发病前兆。

下肢——下肢水肿意味着血液循环不畅；小腿走路疼痛意味着动脉阻塞，腿部血流不通畅；腿部夜间抽筋也是循环不畅的表现，末端脚趾粗大等。都意味着动脉出现粥样硬化。

浑身——浑身突然出冷汗，是循环到脑部的血液不足，而畏寒冷、冷汗产生；疲乏遍及全身，而且逐渐加重，且不明疲乏原因，有可能是马上会有冠心病的发生。

五、冠心病常用的检查方法

① 心电图——是冠心病诊断中最早、最常用和最基本的诊断方法，方便、便宜、普及，对心绞痛、心肌梗死者都会有典型的心电图变化，特别是心律失常，所以心电图是发现心肌缺血、有无心律失常的常用方法。但尽管冠脉出现问题，若无心肌缺血表现时，心电图则难以检查病症。

② 运动平板试验——心电图运动试验是心电图负荷试验中最常见的一种，故又称运动负荷试验，它是目前诊断冠心病最常用的一种辅助手段。它是通过运动增加心脏负荷而诱发心肌缺血，从而出现缺血性心电图改变的试验方法，目前采用最多的是运动平板试验。如患者有典型的心绞痛症状，不主张做运动平板试验，因为它对患者是一种激发，危险性比较大。

③ 心脏彩超——是唯一能动态显示心腔内结构、心脏的搏动和血液流动的仪器，对人体无损伤。心脏探头就像摄像机镜头，随意转动，心脏各个结构清晰显示，可观察心室壁的活动情况，有助心肌梗死时心室功能及其并发症的诊断。如果没有心肌梗死，彩超的特异性和敏感性都不是特别强。

④ 放射性核素（ECT）检查——检查冠心病的精确性较高，能看到冠脉狭窄病变情况。

⑤ 冠状动脉造影——是诊断冠心病（冠状动脉粥样硬化性心脏病）的一种常用而最有效的方法，虽有创而安全的诊断技术，临床广泛应用，

被认为是诊断冠心病的"金标准"。它是经桡动脉或股动脉穿刺建立一个通道，把造影管子通过血管送到冠状动脉部位，利用造影剂进行造影，会明确发现冠状动脉狭窄的具体动态情况，如需要可直接放入支架。是当前世界最先进的诊断冠心病的方法。

六、如何治疗冠心病？

1. 药物治疗（溶栓）

这关系到病情的控制、稳定和改善，是治疗冠心病的重要手段。

2. 手术治疗

严重狭窄或堵塞者需要再通、重建、旁路移植外科手术，即搭桥、放支架等，虽有明文规定，堵塞超过 75% 才考虑放支架，但乱放支架现象存在。

3. 综合治疗

这是治疗更是预防最重要的手段。包含合理饮食、规律工作和生活、运动、控制易患因素等诸多方面。综合治理得好，可以大病化小病，有病化无病。吃药手术治疗仅仅是治疗的一部分，没有综合治理的协助，冠心病也是不会完全治好的。

综合治理因内容庞杂且非常重要，所以独立成章为"第五章，心脑血管病的综合防治"。

（一）冠心病常用的药物治疗

药物治疗关系到病情的控制、稳定、改善、生活质量，避免心梗、猝死等危险发生。

1. 抗血小板制剂

主要包括阿司匹林、氯吡格雷。首选阿司匹林（小剂量 75~100 毫克、肠溶）。血小板是冠脉内血栓形成的元凶，小剂量可降低慢性稳定性心绞痛患者 MI 和心血管性死亡危险。放支架或不稳定心绞痛者，两药联用。（阿司匹林抗栓，需终生服用）阿司匹林副作用较多，不能耐受者备选氯吡格雷（波立维 / 泰嘉）。

处理：阿司匹林普通片餐后服，肠溶片餐前服，或与抗胃酸药同服。溃疡者慎服，过敏者不用。

2. β 受体阻断剂

主要药物大多以"洛尔"后缀，如美托洛尔（倍他乐克）、阿替洛尔、比索洛尔等。β 受体阻断剂可减弱心肌收缩率，减慢心率，降低心肌耗氧量，防止心肌缺血复发，改善患者的远期疗效。β 受体阻断剂可使心脏性猝死发生率降低 30%~50%。剂量以静息心率维持在 50~60 次 / 分，如果心率低于 50 次 / 分或血压低于 90/60 毫米汞柱，则需减量或调整服药时间。支气管哮喘者禁用。美托洛尔骤停服药，会引起"反跳"，促使心绞痛、心梗发生。

3. 他汀类降脂药

如辛伐他汀、阿托伐他汀、瑞舒伐他汀、氟伐他汀等冠心病二级预防基础药物。既可降血脂、稳斑块，又可改善血管内皮红细胞，抗血管内炎症，避免出现心肌梗死。在控食基础上，可减少 20%~30% 冠心病发病率。所以，冠心病者只要无禁忌证，不管血脂是否正常，均应长期服降脂药。

注意：转氨酶升高不超过正常上限的 3 倍，可以继续服用。但出现疲乏无力，肌痛应就医，或更换其他降脂药。服用 3~6 个月应注意检查。

4. 血管紧张素转化酶抑制剂（ACEI）

代表药为依那普利、卡托普利、贝那普利、福辛普利、雷米普利等对急性心梗的左室重构、充血性心力衰竭有预防效果，ACEI 可帮助减少斑块和血栓形成，稳定斑块，延缓 AS 进展，在高血压、心力衰竭、心肌梗死、糖尿病患者中降低心血管疾病疗效显著。

5. 硝酸酯类药剂

代表药硝酸甘油、硝酸异山梨酯（消心痛）、缓释硝酸酯类及长效硝酸酯（衣母多、异乐定、欣康、德明等），有较可靠的防止心绞痛、改善心肌缺血的作用。但不能改善预后。对无心绞痛症状者无须常规服用。（长期服用易产生耐药性）。

副作用：服后头痛、面红，大多人可耐受。处理：小剂量开始，适应即可。

6. 钙拮抗剂（钙通道阻滞剂）

代表药：硝苯地平控释剂、氨氯地平、地尔硫草等，大多以"地平"后缀。地平药对心绞痛治疗效果显著。硝苯地平对伴有高血压的慢性冠心病患者（心梗、心绞痛、脑卒中等）的发生率降低13%。

另：中成药物（辅助用药）

如麝香保心丹、复方丹参滴丸、通心络胶囊、血栓心脉宁片等，以及复合维生素（B族维生素：B1、B2、B6、B12、B9）等，尽管有止血化瘀功效，但不能代替阿司匹林、氯吡格雷等西药，辅助药而已。

（二）手术治疗

当冠状动脉突然堵塞，或冠状动脉粥样硬化堵塞超过75%，甚至80%、90%的时候，作为抢救手段，则需要在严重狭窄或堵塞的部位做再通、重建或旁路移植外科手术。

这些手术知识，对医生来说，是如此简单的问题，但对大多数患者及家属来说却是一个知识盲区。普及这些知识是十分必要的。

1. 再通（图16）

是将一根导丝放入堵塞血管，打通被堵塞的冠脉部分。如遇"硬如磐石"的堵塞血管，导丝无法通过，则顺向逆向往通打"隧道"，也能从杂乱无序的微循环中，寻找通过冠脉道路，待血管通畅后，迅速用球囊进行扩张，做球囊扩张治疗。不放支架，用药物维护。目前再通新手段还有：旋切术、旋磨术、腔内抽吸术、准分子激光消融术，国外多有应用。

2. 心脏搭桥（图17）

是冠状动脉旁路移植的一种外科手术。即在充满动脉血的主动脉根部和缺血心肌之间建立一条畅通的路径（新血管），故名"搭桥"。此手术是当今国际上公认的治疗冠心病最有效的方法，已有30多年历史。

搭桥移植手术的过程是把患者胸前打开，用患者本身的血管（下肢的大隐静脉、胸阔内动脉或者血管、"乳内动脉"最好），将狭窄冠状动脉的远端和主动脉连接（把已堵塞的部位跳过不用），让血液绕过堵塞、狭窄部分，流到缺血部位，从而改善心肌血液供应，达到缓解心绞痛的症状，改善心脏功能，提高患者寿命。

对于病变比较广泛以及特殊部位的病变患者，采用搭桥要比介入治疗效果好，可以彻底解决患者动脉狭窄的状况，复发率低，远期效果好。

3. 心脏支架（图 18）

属心内科手术。是近几十年来开展的治疗冠心病的新技术，微创手术。过程是从手臂（桡动脉）或者大腿（股动脉）处扎一个小孔，在碘化造影剂的指示下，将导管放入血管中，顺血管前引，到达冠状动脉堵塞处，用特殊的传送系统将球囊导管送到病变部位，扩张狭窄血管，并植入支架支撑，让血流顺利通过。简单快速微创，不用全麻，手术后 3 天出院。缺点是容易发生第二次堵塞，药物支架半年再狭窄率为 5%，支架处发生再堵塞相当危险。

可喜的是，现在可降解支架（生物材料）已在国外上市。这种支架在完成自己的使命后，会降解消失，血管焕然一新。

（其他血管堵塞，也可以用以上 3 种方法处理）

温馨提示

不管是哪种手术，再通、搭桥还是支架，手术只是临时解决了某一根某一段血管的阻堵问题，缓解了局部的心肌缺血，解除了"此处"可能会导致猝死等恶性事件的机会，但冠心病发生的可能性仍然存在，可能继续发展，或发生新的血管狭窄，术后仍需要长期预防治疗。

令人欣喜的是，国内外医疗冠心病的技术越来越先进，手法也越来越娴熟！

（附）放支架后与正常人生活的区别，有 3 点：

① 规范服药——支架作为金属异物，在血管中有致血栓形成的风险。所以支架后应服用有效药物、有效剂量、按时按药性服用，切忌吃吃停停。有 3 类药是必不可少的：a. 双联抗血小板药（阿司匹林与氯吡格雷）绝对不能停；b. β 受体阻断剂，如美托洛尔、阿替洛尔等，稳定心律，剂量以静息心率 50~60 次 / 分；c. 他汀类药物，如辛伐他汀、瑞舒伐他汀等，降脂、稳斑块、防心梗，无论血脂高不高，都应服用。

② 定期复查——身体对支架的反映怎样？药物副作用如何？复查后做调整。复查内容有：血压、血常规、血脂、血糖、肝肾功能、凝血功能等。

出现下列病情要即时告诉医生：劳累紧张时胸闷、胸痛、放射。出现与运动有关的头痛、牙痛、腿痛。睡眠时憋气、平卧突然胸痛、心悸、呼吸困难，坐起缓解。排便、性生活心慌，胸闷、胸痛、听到嘈杂声便引起心慌、胸闷。反复出现脉搏不齐。

③ 规避危险因素——支架仅处理狭窄 75% 以上病变，肯定还有许多其他的狭窄病变存在，所以支架后动脉粥样硬化的危险依然存在。

危险因素还有：别生气，生气马上就憋气；避温差大，冷热立马加重心脏负担；运动别超量，心脑血管会急剧缺血缺氧；定时多喝水，缺水血液变稠；别击胸，一拳会使支架闭合要命（刚放者）。

第二节　脑卒中

脑卒中是一组发病急，脑损伤严重的脑血管疾病，主要包括缺血性脑卒中和出血性脑卒中两种：缺血性脑卒中多因脑血管阻塞或因颈内动脉、椎动脉闭塞狭窄导致血液不能流入大脑而引起脑组织损伤，发病率高于出血性卒中，占脑卒中总数的 60%~70%；出血性脑卒中由于脑部血管突然破裂引发，发病率占 20%~30%，但死亡率高于缺血性脑卒中。

调查数据显示，脑卒中已成为我国仅次于心梗的第二位死亡原因（每 21 秒一人脑卒中），也是成年人残疾的首要原因。目前全世界一直未能找到有效的治疗手段，所以公认为"预防"是最好的措施，高血压既是导致脑卒中的最危险的因素，又是可控制的因素。

脑血管病名称很多：目前有些医生因这类疾病发生突然而称之为"脑卒中"、"卒中"，"卒"意为突然，"中"为得中；古代医学家因此病来势疾、病情险、变化快，而称之为"中风"、"脑中风"；由于此病是脑血管意外地出了毛病，故称之为"脑血管意外"，该病又统称"脑血管疾病"：具体的分类还有"脑梗死"和"脑出血""脑溢血"。把医盲脑子搅得糊里糊涂，相信，随着医学技术水平和医疗手段的发展，"脑卒中"等名称将会趋向合理、确切和统一。

一、脑出血（图 19）

也叫出血性脑卒中、脑溢血。脑出血是指脑内微血管破裂出血。脑出血起病急，病情凶险，死亡率高，是急性脑血管疾病中最严重的一种，占全部脑卒中的 20%~30%，急性期病死率为 30%~40%，而且多为中老年人，即使不死，也难逃伤残。

脑出血根据出血部位、病情稳定与否和病因等分为不同类型，有轻有重，且病情有一个逐步演变的过程，所以要注意先兆症状，两个月内最危险。

脑出血常见的病因——最根本原因是自身（内因）存在的高血压，又合并有脑部小动脉硬化，还有其他脑血管病变。也和高血脂、高血糖、血管老化等关系密切。

脑出血的常见诱因——包括药物作用、情绪激动、过度劳累、用力过猛、气候变化、暴饮暴食、吸烟酗酒、食盐超标、肥胖、熬夜、工作压力等。

（一）脑出血的临床表现

高血压性脑出血常发生于 50~70 岁者，男性多于女性，易发生在冬春季，通常在活动或情绪激动时发病。出血后血压明显升高，临床症状常在数分钟至数小时达到高峰，症状因出血部位及出血量不同而异，重症者迅速转入意识模糊或昏迷。

头痛头晕：头痛是脑出血的首发症状，常位于出血侧（血液刺激脑膜所致），颅内压增高时疼痛遍及整个头部；头晕伴随头痛发生。呕吐：与眩晕有关，半数患者会发生。偏瘫、失语：脑出血多见引起半身瘫痪，同时出现语言含糊甚至失语。凝视麻痹：颅内压增高引发眼睛偏盲和眼球活动障碍，两瞳孔不等大及呆视大脑出血侧。意识障碍：脑部短时间内大量出血，大多会出现嗜睡和昏迷。脑出血多突然倒地。

（二）脑出血的早期预警信号

脑出血病因虽多，但多与小动脉硬化有关，再加血压骤升而引起血管破裂，故称之为高血压性脑出血。所以症状与脑动脉硬化前兆有诸多相同之处。有 50% 的人会有早期信号。

头痛——突发剧烈头痛。并逐渐加重，伴有头晕、恶心、呕吐；突发严重头晕，或天旋地转、站立不稳定、视物有转动感、晃动感（短暂出现一次，或反复加重）。

口，短暂说不出话——语言困难、失语，数十秒可以过去，或嘴唇漏气，吹不成口哨。

舌，舌根发硬——舌转动不灵活，嘴角流口水。

眼，眼前发黑——颅内高压引起眼部障碍，突发一过性眼前发黑、视物模糊、重影。

鼻，常流鼻血——如若有高血压，可能会出现脑出血。

脸，左右脸不对称，表情不一致。

四肢——突然半身麻木或半身偏瘫，同侧上下肢、手脚不灵活，走路不稳，走路姿势突然异常者，脑出血概率较高。

注意力不集中——记忆力迅速减退、伴随健忘。

嗜睡——通过睡眠也无法消除疲惫感。

（三）脑出血的家庭急救

有人（更多老年人）在家中突然晕倒了，同时口角歪斜、流口水、失语、呕吐、大小便失禁等症状时，这很可能就是脑出血了，所以家人一方面赶紧拨打120求救，保持电话畅通，听从急救人员指挥；一方面进行脑出血家庭紧急救治：

立即平卧，尽量减少搬动、头偏一侧，防呕吐物流入气管；保持安静，以防再度出血；禁止摇晃及反复搬动。

松解患者衣领和腰带，畅通呼吸；室内空气流通；天冷保暖，天热降温。

患者如鼾声强烈，表示舌根下坠，可用手帕包住舌头轻轻外拉；如患者抽搐时可用两根竹筷缠软布塞上下齿间，以防咬舌。

大小便失禁，就地处理，不可随意移动患者，防止出血加重；倒在狭窄卫生间、不便救治，如不便平卧、平静移至较阔空间时，要注意平安要求。

如患者意识清醒，要安慰心态平静。

二、脑梗死（图20）

脑血栓形成堵塞，又称缺血性脑卒中，中医也称脑中风。脑梗死是由各种原因所致的局部脑组织区域供血障碍导致脑组织缺血缺氧性病变坏死。脑梗死占全部脑卒中的80%。脑梗死的临床常见类型有脑血栓形成（管腔内逐渐形成血栓而最终阻塞脑动脉血管）、脑栓塞（血流中的栓子阻塞脑动脉）以及腔隙性梗死等。其中脑血栓形成是脑梗死最常见的类型，我们常说的"脑梗死"实际上指的就是脑血栓形成堵塞。

脑梗死是一种突发性脑部疾病，可发生在任何年龄段，坏死程度与血栓大小及阻塞部位相关，多见于 40~70 岁中老年人。发病急、少前兆，局灶性神经体征（病变引发的某些临床表现）数分钟至数小时达到高峰（多数在休息或睡眠中发病）。

脑梗死的发病原因——脑梗死发病的根本原因是脑动脉血管的粥样硬化。造成粥样硬化的原因依次有：高血压、吸烟、腰臀比过大、饮食不当、缺乏锻炼、糖尿病、酗酒、精神压力、患有心脏疾病和高血脂等。

发病机制为，国人以颅内动脉病变为多见（颅外动脉病变较少见），动脉粥样硬化好发于脑大血管的分叉处和弯曲处。当这些部位的血管内膜上的斑块破裂后，血小板和纤维素等成分随后黏附、聚集、沉积形成血栓，时间长了就会阻塞血管而发生脑梗死；如果血栓脱落则形成栓子，可随血液流动阻塞某处脑动脉血管，也会形成脑梗死，造成脑组织因缺血而坏死。4~6 分钟使脑组织发生不可逆转的损伤，使人致残致死！

不可不提及的是，房室颤引发的脑梗死更为凶险！我国有 800 万房室颤者，他们发生脑梗死的风险比常人高出 5 倍，有 20% 脑梗死是由房室颤导致的，且致残致死率更高。

（一）脑梗死的临床表现

脑梗死是在脑动脉粥样硬化的基础上发生的局部脑组织缺血坏死过程。由于脑动脉有一定程度的自我代偿功能（通过别的功能来补偿），因此在长期的脑动脉粥样硬化斑块形成中，并无明显的临床表现出现。脑梗死的前驱症状无特殊性，部分患者可能有头昏，一时性肢体麻木、无力等短暂性脑缺血发作表现，但由于症状持续时间较短和程度轻微而被忽略。脑梗死发病起病急，多在休息或睡眠中发病，其临床症状在发病后数分钟、数小时或 1~2 天达到高峰。

（二）脑血栓形成的前期征兆

脑血栓是脑梗死的主要原因，当心注意还是可以捕捉到蛛丝马迹的，以引起警惕：

① 哈欠不断——缺血性脑血栓者，多会在发病 5~10 天前出现哈欠

连连现象。

②步态异常脸变形——肢体发生歪斜，步履蹒跚，走路难掌握方向，同时伴有肢体麻木（手握不稳东西、掉筷子等）、无力，反复发作；脸和表情不对称。

③突然头晕——脑血栓早期症状。可发生在任何时候，清晨最多，特别是高血压患者，若反复多次发作更危险。

④剧烈头痛——突然发生且伴有抽搐、昏迷，头痛部位易变化，发生时间夜间更要注意。

⑤视线模糊——常见眼前突然发黑、视物不清、遮挡、变形，数十秒后恢复正常。

⑥说话障碍——不利索、流口水。吞咽困难，语言表达模糊。

⑦血压异常——血压或高或低，高可达 200/120 毫米汞柱，又突然降至 80/50 毫米汞柱，是形成血栓前兆。高血压患者常流鼻血，半年内可能突发脑血栓。

脑梗死的家庭急救（基本与脑出血的要求救法相同）。

如何控制脑血管疾病发生的根源

脑血管和心血管是一个循环体系，心血管血液的质量直接影响脑血管的健康与否，所以心脑血管防治措施基本相同。脑血管疾病的防控请参看"如何防治冠心病"一项。

三、弄清脑血管疾病诱因，防止脑血管疾病的发生

脑血管疾病的突然发生，除脑血管本身的潜在病因外，往往还需要经过一个偶发的诱因促成，才会发作致人残死。所以掌握住这些诱因细节，则可躲过多次疾病突发。

这些诱因存在于我们日常生活的不知不觉中：

①暴饮暴食——消脂减肥需要成年累月，增脂增肥只需十天半月间。肥鱼大肉高脂肪节假日，长假过后心脑血管病患者倍增。所以食物清淡七分饱，日日提防十分重要。

②用力过猛——用猛力则引起高腹压，颅压升高，易使小血管破裂脑出血。诸如排便用力，让许多名人死在马桶上；猛咳一声倒地身亡屡见不鲜等。

③过度劳累——有人不睡加班加点工作，死在办公桌上；有人跑马拉松倒在终点线上；有人昼夜打游戏死在网吧（任何疲劳过度都有危

险）。

④ 情绪波动——暴怒或忧伤时，会使血管神经调节功能失常，脑血管收缩，引发脑梗死。两人吵架正浓，1人高喊一声，倒地而亡。淡定、淡然，百病不生。

⑤ 烟酒无度——烟中尼古丁、烟碱等伤害血管内膜，小血管收缩痉挛、变狭，或引起血小板聚集，引发脑梗；酒精刺激，也会导致心律失常，脑血管更易梗死（中风增加20倍）。特别是"抽醉喝醉"，暴发脑梗而不知觉，一醉不醒。

⑥ 不避寒暑冷热变化——低温和高温变化都会导致血管舒缩功能障碍，特别是骤冷骤热，更易使血压剧增而发生血管猛缩或猛涨或痉挛，而堵塞或破裂。有人死在桑拿房，有人死在冰雪地，大概就是温度猛变的原因吧。

⑦ 久坐不动——现代人久坐电脑桌前，四肢、颈部不活动，血液循环不畅通，血栓栓堵机会增加。特别是左手活动更少，使大脑右半球的协调机能减弱，加大了右脑半球发生脑栓堵的危险。所以街市上脑残者多为右脑栓堵或出血、左半身不遂。

⑧ 不注意控制好高血压——血压控制重在"平稳"，即24小时内"波峰"和"波谷"相对接近，但有的人一日之内血压差距太大。出现大幅波动，严重损害了血管壁内膜，一不留神高压就会造成脑血管破裂，非死即残。

⑨ 不定期检查身体——正常人也要定期检查身体，及早发现中风征兆，及时消除中风诱因。自恃身体强健，不去定期检查身体，导致脑卒中而无防备。

四、不可小觑的颈动脉硬化、斑块（图19，图20）

颈动脉是大脑供血供氧的血管，是大脑的生命线。颈动脉位置表浅，便于检查发现问题，被视为是反映全身动脉粥样硬化结斑病变的"窗口"。颈动脉也最容易硬化堵塞。据统计，全国有1/3的成人存在颈动脉粥样硬化斑块，而且人体一般都无感觉。即使检查出来，因为普遍存在，所以大家都不以为然。其实颈动脉堵到一定程度，凶险无比，一旦斑块脱落，就会形成血栓，引起颅内动脉栓塞，发生脑梗死（同时还会引发众多并发症）。

颈动脉斑块可以缩小逆转吗？

答案是肯定的。但要做到：① 科学饮食，② 适量运动，③ 控制好血压，血脂、血糖。

① 科学饮食——有研究证明，合理饮食可以减轻或逆转颈动脉硬化斑块，多吃富含对症蔬果、保证日食 400 克，诸如养血管、防斑块的明星食物；如黑木耳、生姜、大蒜、洋葱、茄子、玉米、海带、黑苦荞，以及绿茶、荞麦、香油；鱼类（注意加工方法）、禽类代替猪、羊、牛肉等；戒烟少酒。

② 适量运动——运动可以活血管、增强血管弹性，同时可减轻体重。坚持每天有 30 分钟体育锻炼，如散步、慢跑、打太极、骑车等，做颈部操直接针对部位，并坚持。常活动手指转手腕，有益大脑思维，防脑梗。（但经常做颈部按摩或经常做新疆舞活动颈部位置，有脱落斑块的危险）。

③ 控制好"三高"——颈部粥样硬化斑块的根本原因是"三高"，即高血压、高血脂、高血糖，控制好"三高"，血管无创伤、斑块生不成。

如果颈动脉硬化斑块发展到一定的严重程度，则需要进行他汀治疗、胆固醇疫苗治疗（药物治疗），再严重则需支架手术或颈动脉内膜剥脱术。

温馨提示

23 种猝死——人常说"知己知彼百战百胜"，人和疾病的斗争也是如此。

令人闻"猝"发怵的心脑血管猝死亦然，许多自恃身体强壮或貌似健康的人，还没弄明白猝死是什么概念，更无一丝心理准备，就在一夜之间被"猝死"了。痛哉哀哉冤哉！所以我们人人都应该明白我们面临的大敌——猝死，它是什么，有哪些种类，应明白其可怕之处是什么？然后才会行之有效的去防范。为此，本书从前五章各个侧面归纳出 23 项猝死，摘列如下，以助读者识别猝死凶残面目：

① 冠状动脉堵塞猝死（三根或一根，内源性高血脂沉积血管壁成斑，堵塞）；② 隐匿性冠心病猝死（冠脉痉挛，心肌骤然缺血）；③ 爆发性（急性）心肌梗死猝死；④ 心肌急剧耗氧增加而缺氧猝死（运动强烈、劳动过度缺氧）；⑤ 拔牙剧痛引发心脏停搏猝死；⑥ 瓣膜严重关闭不全引发心衰猝死；⑦ 瓣膜附着血栓脱落引发冠脉栓塞、脑梗猝死；⑧ 三度房室传导阻滞猝死；⑨ 严重房颤猝死（是正常人的 10 倍）；⑩ 恶性室颤导致心脏骤停猝死；⑪ 持续性室性心动过速猝死

（导致心肌及各脏器缺血）；⑫严重性心率过缓（失常）心脏停搏猝死；⑬急性心力衰竭猝死（左心衰）；⑭心脏（或颅内）动脉瘤（夹层）破裂猝死；⑮先天性心脏病猝死；⑯梅毒性心脏病猝死；⑰脑溢血猝死（脑小动脉硬化，血压骤高破裂）；⑱脑梗猝死（室颤使心脏射血受阻，颈动脉斑堵，颈动脉斑块破裂堵塞脑动脉，瓣膜栓堵，深静脉血栓堵塞脑动脉，占60%）；⑲肺栓塞猝死（下肢深静脉血栓或心脏瓣膜血栓堵塞肺动脉）；⑳急性肺炎猝死（热身立即冰食、西瓜）；㉑血运性肠梗阻猝死（肠梗阻分类众多，血运性是指肠系膜血管急性供血中断而肠壁坏死）；㉒大动脉中层撕裂猝死；㉓其他猝死（长时间不动玩手机、药物、打针、病毒猝死，撞击支架闭合猝死等）。

　　使人瞬间毙命的猝死，其实都不是无缘无故会发生的，都是在自己已经存在有病源（内因），再加一定的诱因（外因）共同作用的恶性结果，内因外因缺一不可。而心脑血管病源是可防可控的，即使某些病源已经突破防线潜在形成，我们也可以退而求其次，严防固守生活中的诱因，从而避免使自己导致猝死发生。

　　什么是猝死发生的病源，如何生成潜在危险？什么是猝死爆发的诱因，如何防范？本书一至五章都已逐步深入的进行了详细讲述，供君闲暇时翻阅，此处不再赘述。

　　希望这些基础生物医学知识能使读者心明眼亮，掌握自己生命的主动权，用举手之劳防范有常，使自己远离猝死危境，平安一生，其不乐乎。

（附）补充叶酸

　　我国平均每12秒钟就有1人中风死亡，"非死即残"者更多，另一原因就是"叶酸"缺失。我国每5人就有1人缺乏叶酸。叶酸是"胎儿的守护神"，也是中老年人亟须补充的营养物质。因为缺少叶酸，会导致血液中的同型半胱氨酸含量升高，这种物质的升高将直接导致脑中风发生的概率直线上升。

　　叶酸性质不稳定：遇光、遇热，或紫外线照射就容易失去活力。所以蔬菜遮光短放（3天会损失70%叶酸）、加热时间要少、盐水短泡。

　　富含叶酸的食物：

　　蔬菜类——莴苣、菠菜、芹菜、油菜、白菜、西红柿、胡萝卜、龙须菜、豆类、蘑菇等。

水果类——猕猴桃、橘子、山楂、葡萄、苹果、草莓、香蕉、梨、樱桃、石榴等。

动物食品——内脏、禽肉、蛋类、牛肉、羊肉等。

谷物类——全麦面、大麦、米糠、糙米等。

坚果类——核桃、腰果、栗子、杏仁、松子等。

温馨提示

脑血管和心血管是一个体系，当心脏功能减弱时，由于心脏输出量和循环血量减少，脑部的血液也相应减少，因此，积极治疗各种心脏病，也是预防和治疗脑血管病的重要措施。

第五章

心脑血管疾病的综合防治

预防和治疗冠心病、脑卒中等心脑血管疾病，有 3 种手段：一是药物治疗；二是手术介入；三是心脑血管疾病的综合防治。一和二必不可少，但只占总体防治的 20%，而第三心脑血管病的综合防治占总体防治的 80%。可见它对慢性病防治协助治标彻底治本的重大作用。药物治疗和手术介入第四章第二节已详细阐述，本章主要讲解第三种防治手段："心脑血管疾病的综合防治"。

综合防治手段应该在学习明白相关的生物医学知识的前提下，进行如下的综合治理，包括：饮食、运动、喝水、心态、排便、睡眠和控制检测。

第一节　饮食——把吃出来的病再吃回去

钟南山先生语"养生之道，莫先于食"。通过日常饮食，把吃出来的慢性病再吃回去，包括：怎样吃和吃什么。

一、怎样吃（才科学）

人在吃饭，饭也在吃人。必须会吃饭，吃对饭。

① 一日三餐吃正确：早餐吃的像皇帝（吃好），午餐吃的像市民

（吃饱），晚餐吃的像乞丐（吃少）。现在中国人生活好了，也不要忘古人教导："吃饭减一口，活到九十九"，"天天食不过量七分饱，一生健康活到老"。何为食不过量七分饱？即：进食后不胀、不闷、不气短；白天头脑清醒，口气清新，不疲惫，工作效率高；晚上口不干、不苦、不黏、不打呼噜、不流涎。

②一日三餐搭配巧：饭前半杯汤，先来润胃肠。

饮食结构搭配：荤素搭配，植物性食物≥80%（素），不饱和脂肪酸为主；动物性食物≤20%（荤），控制饱和脂肪酸的摄入量，以免胆固醇升高。吃反了，高脂高糖，肥胖、糖尿病、痛风随之而来。粗细搭配，每天必须有3份（50克）全谷物粗粮。全谷物包括了植物种子糊粉层、亚糊层、胚芽和胚乳，它们富含膳食纤维等众多营养，低热量，可有效降低胆固醇，减少肥胖、心血管疾病、糖尿病的发生；控制精米精面细粮的食用（细粮高糖、高脂、高热量），细粮参和杂粮、豆类热量营养均衡。主副食搭配，主食不吃饱、副食（蔬果）不能少，一日三餐不能缺少补充维生素、矿物质的果品，定量定时食用。（大咖钟南山建议，正常人每周一次鱼、每天一个西红柿、一把核桃、一个苹果、一根香蕉，有科学道理。）以上3项做到了，营养也就均衡了。

饮食有三禁忌：

一忌长期不吃早饭：长期不吃早饭等于自杀！有人工作忙或懒起床，久之养成不吃早饭的习惯。殊不知不吃早饭首先会"饥饿"大脑，导致大脑易疲劳，精神难以集中，工作学习效率差；不吃早饭致胃肠代谢失调，引发胃炎胃溃疡、胆结石、胆囊炎；不吃早饭肠道蠕动缓慢，肠毒难排，导致肠胃毒素二次返回血管，污染血液，引发众多心脑血管疾病；不吃早饭血小板易于凝集，形成血栓；不吃早饭使人肥胖，引发"三高"，尤其是糖尿病。所以天天不吃早饭，等于自杀不假。

二忌暴饮暴食。有五大危害：①暴饮暴食完全打乱胃肠道对食物消化吸收的正常节律，大量脂、糖、蛋白堆积体内，形成肥胖，带来"三高"，诱发动脉硬化、心绞痛、心梗等心脑血管风险；②暴饮暴食加重胃肠负担，形成胃病、胃炎，导致呕吐腹泻，或者形成便秘；③暴饮暴食伤害泌尿系统，加重肾脏负担；④暴饮暴食会使大脑迟钝，提前衰老，多发老年痴呆症。据调查，有40%的老年痴呆者，青壮年时期都有长期饱食习惯；⑤长期暴饮暴食，过量食物会造成抑制细胞癌化因子的活动能力降低，增加患癌症的概率。

三忌食野味。钱包鼓了，便搜寻那些乱七八糟、奇异古怪的稀奇山珍、田野昆虫、深水毒鱼，于是怪病缠身。日常食物也应根据个体体质有选择地食用，食物的性质、营养千差万别，根据个体差异，选对有益食物，药食同源才是最重要的。

二、吃什么（有益心脑血管健康）

首先明确一下中国人主要的主食（粮食）作物，共9种，即水稻（大米）、小麦（白面）、玉米、燕麦（莜麦）、黑麦、大麦、谷子（小米）、高粱、青稞。其中水稻、小麦、玉米更为重要，产量占粮食的一半以上。由于黑麦和小麦亲缘更接近，可以互相代替，本书只讲小麦；青稞是大麦的变种，大麦多用作酿酒、酿醋，本书只讲青稞；燕麦分为皮燕麦和裸燕麦，皮燕麦多产于澳洲，裸燕麦中国多产于北方寒冷地区，即北方人常吃的莜麦（做莜面栲栳栳的那种），皮裸燕麦性能基本相同，本书只讲燕麦。所以，中国人的九种称作主食的粮食，这里只讲稻、小麦、玉米、燕麦、小米、青稞和高粱7种。大豆品种虽多，本书将它们归在蔬菜类。

（一）日常主食（7种）

① 糙米（图21）——稻谷脱壳后仍保留着外皮、糊粉层和胚芽的稻米叫糙米。

糙米味甘、性温，健脾养胃、补中益气、调和五脏。降压、降脂、清血、净血管、防癌、健脑，堪比人参。

糙米营养大大超过精米，大米中70%的维生素、矿物质和人体所需氨基酸都聚积在糙米的外层组织中，糙米中钙是大米的1.7倍，铁是2.7倍，维生素B1是12倍，维生素E是10倍，纤维素高达14倍。米糠和胚芽富含维生素（C、B），能提高人体免疫功能，促进血液循环，使人充满活力；富含钾、镁、锌、铁、锰，预防心血管疾病和贫血症；大量膳食纤维促进坏胆固醇排出，降低血脂；膳食纤维还能促进肠道蠕动，利有益菌繁殖，促排便预防肠癌；多吃糙米有益糖尿病和肥胖者，粗纤维可以使人体吸收放缓，有利控制血糖，同时糙米中锌、铬、锰、钒等微量元素有利提高胰岛素的敏感性，对糖耐量受损的人很有帮助。

糙米一般人均可食用，尤适于肥胖、胃肠功能障碍、贫血、便秘者。糙米口感差，可加10%~50%的糯米。耐煮，宜提前浸泡。

②全麦面（图22）——是由全粒小麦经水洗、晾干、磨粉、筛分等步骤，将整粒小麦之麸皮、胚芽、糊粉层、胚乳低温磨制在一起的面粉。保留了小麦的原色、原味、原营养成分，是天然的营养食品。如果严格按照全谷物破碎方式制备全麦粉（而非现在普遍流行的回添全麦粉），制粉工艺繁杂，全麦粉的成本比面粉要高很多，售价也会更高。

全麦面纤维素极佳，不含脂肪，热量低。富含碳水化合物（淀粉），钙、铁、锌、硒，维生素（B1、B2、B3、B6、B9）等。

全麦是水溶性膳食纤维的天然食物来源，它可降低胆固醇，有效预防动脉硬化、脑梗、心梗。该纤维排钠，调节高血压，它还可维持饱腹感，保持血糖稳定，防止胰岛素紊乱，免生糖尿病；小麦胚能大大降低胆固醇和甘油三酯，只减少坏胆固醇，不影响好胆固醇，避免斑块沉积引起心脏病和中风；全麦食品的高吸水性纤维，促胃肠蠕动、使大便正常，防止肠癌发生。

全麦食品适宜一般人食用，更是糖尿病患者的专用面粉，老人、儿童、肥胖者、皮肤病患者也应常食。全麦面虽好，但也不能一味只吃粗粮，每日50克即可。

（附）精米、精面多食不利健康

大米、白面是大家的主食，富含碳水化合物、蛋白质、脂肪，以及维生素，矿物质，是人体补充营养素的基础物质，家家餐桌不可少。

但是国人物质丰富了，食物越来越要精细再精细。比如大米变精制白米，加工程序一再精细：把稻谷首先去谷壳，再碾去皮层、糊粉层和胚（稻芽），基本只剩下胚乳。这还不算精细，还得再通过对胚乳粒粒"抛光"，去掉米粒表面残留的糠粉，米粒呈现出晶莹透亮光泽，商业价值倍增。殊不知，稻谷的60%的营养和90%以上的人体必需的营养元素都是储存在稻谷的皮层、糊粉层和胚中的，都被一次次的精加工除掉了，而且等级越高营养损失越大，到顾客买回家中，稻谷丰富的营养就基本只剩下单一的淀粉（糖）了。

损失到此并没有结束，我们在做饭前还要再次加工，继续损失：反复多次的淘米，再次把一点营养元素淘去；煮熟捞米饭，最后的矿物质、维生素彻底净了。嚼着粒粒油亮、气味香甜的精米饭，其实只是满嘴的糖粒。进入胃肠很快被消化，变成葡萄糖，然后涌进血液，一下升高了血糖。白米饭的血糖升糖指数为83%。可见，加工越精细，食物的GL值越高，常食，对血糖控制极不利。

再比如小麦变精粉（精面粉），麦粒的麸皮、糊粉层、胚芽全部去掉。面粉越是靠近麦中央部分，磨出的面粉等级越高，卖相越好，所以麦粒只留中央部分磨粉，只图商业价值。而麦粒外表部和胚中丰富的各类矿物质、维生素、纤维素等营养大都被除掉了。只留下75%的高淀粉（碳水化合物）。进入体内，快速消化，变成葡萄糖，升高了血糖。

长食精米精面，如果还得不到其他副食补充，主要损害神经血管系统。营养学家推荐，适量吃精米精面，定量吃糙米、全麦面，以保持营养平衡。

温馨提示

现代人一味追求食物的精细，会造成三高一低（高蛋白、高脂肪、高能量、低膳食纤维）的不平衡的膳食结构，致使现代"文明病"如肥胖症、高血压、高脂血症、糖尿病、痛风等发病率不断上升，严重威胁着富起来的中国人的健康和生命。因此，《中国居民平衡膳食宝塔》塔底建议，成人每天300~500克粮谷类食品是一个较为合理的量。注意，一是不同工种、不同体质者食量不同；二是粮谷类包括了各类米粮、粗细主副食，而非单一精白米、白面。

③ 玉米——别名玉蜀黍、棒子、苞谷、玉茭等。

玉米性平味甘，营养丰富。含不饱和脂肪酸、氨基酸、蛋白质、脂肪、碳水化合物，粗纤维、胡萝卜素，维生素（E、B1、B2），烟酸、核黄素、谷固醇、卵磷脂，矿物质钙、磷、铁、镁、硒。

玉米含不饱和脂肪酸与维生素E协同作用，可有效降低血液胆固醇浓度，防其沉积于血管壁，对冠心病、动脉硬化、高脂血症、高血压都有一定的防治作用；玉米中的谷胱甘肽（长寿因子）在硒的参与下，生成谷光甘肽氧化酶，恢复青春，延年益寿；玉米是补充人体所需铁、镁等矿物质的来源食物；玉米中硒、镁、谷固醇、谷光甘肽等都有抑制癌症发生的功效。此外玉米还有降糖、减肥、明目、通便的作用。

玉米品种很多，营养和功效也有差别：常规玉米——普遍种植的黄玉米，即老玉米，糖尿病患者可放心食用。特用玉米——糯玉米、甜玉米（含糖分高，糖尿病人不宜多食）；高油玉米，含油脂（亚油酸、不饱和脂肪酸）高达80%；白玉米，含优质蛋白；紫玉米，珍稀玉米；爆裂玉米，用于制作爆米花。

煮玉米带叶香，出锅前加一勺盐更甜，加点小苏打营养翻倍，尤其维生素 B13。糖尿病、虚火旺者不宜多食。

④燕麦——小杂粮，欧美称之"植物黄金"。品种分皮燕麦和裸燕麦，皮燕麦成熟后带壳，如澳洲燕麦；裸燕麦成熟后不带壳，如中国北方的莜麦。燕麦是全球十大健康食品之一。

燕麦性味甘平，益脾养心，有血管"清道夫"美称。燕麦富含蛋白质，含量高达 15.6%，高出大米 1 倍；脂肪是大米的 5.6 倍；富含人体必需的 8 种氨基酸（组成与人类需求较吻合），含量均居各类粮食之首；燕麦不饱和脂肪酸是人体减缓脂肪和糖吸收的减肥佳食；还含有维生素（B1、B2、E）、叶酸、烟酸、泛酸以及钙、磷、铁、锌、锰、铜、钾等。

燕麦富含的 β-葡聚糖，水溶性纤维，是一系列葡萄糖分子聚合而成的非淀粉类多糖，具有降血脂、平稳血糖、饱腹感强的特点：每天摄入 3~4 克 β-葡聚糖（50 克燕麦），可降坏胆固醇 8%；可减缓碳水化合物（糖）的吸收，从而防止血糖和胰岛素的急剧变化，有益 2 型糖尿病；β-葡聚糖可降低心脏病风险；β-葡聚糖促进造血机能，增加红、白细胞的生成；同时还杀灭肉瘤细胞等恶性细胞，有一定防癌功效（燕麦煮着吃、越黏 β-葡聚糖含量越大）经常食燕麦，降低血压、降血脂、防脑梗、通便、抗癌，以及美肤抗衰老。

燕麦可做成燕麦米和燕麦面食用，是现代上班族既有营养又不发胖的佳品。也适宜于心脑血管人群、肝肾功能不全者、减肥者、糖尿病患者、"三高"人群、动脉硬化者食用。燕麦不易消化，"经常、少量"，每日食以 50 克为宜。

⑤青稞——又称稞大麦，大麦的变种。

青稞性平、味咸、归脾、胃、大肠经。青稞含有蛋白质、脂肪、淀粉、膳食纤维，维生素（E、B1、B2、B5），钾 644（高）、钠 77（低）、钙、镁、铁、锰、锌、铜、磷、硒。

青稞富含 β-葡聚糖，含量达 6.57%，可通过降血脂和降胆固醇的合成预防心血管病；通过控糖防治糖尿病；通过减少肠道黏膜与致癌物质的接触防治肠癌；富含膳食纤维，清肠通便，清除毒素；各类 B 族维生素对人体健康均有积极作用；硒是联合国卫生组织认定的唯一防癌抗癌元素。

有人说，青稞降"三高"：糖尿病患者、顽固便秘者天天吃青稞米，明显见效。

⑥ 小米——原名粟，也称粱，有"代参汤"之美誉。

小米性凉味甘，补虚损、开肠胃、护颜。谷类中唯一碱性食物。小米富含蛋白质 9.7%、脂肪 1.7%、碳水化合物 77%（可溶性淀粉）、胡萝卜素、维生素（B1、B2），均超过其他谷类。还含维生素（A、D、C、B12）、矿物质钙、钾、铁、镁、铜、锌、硒等。小米中高钾低钠，有利调节血压、维持神经、肌肉细胞正常生理功能；富锌促进食欲、增强免疫力；富含维生素 E，抗氧化、清除自由基、降低体内胆固醇；小米中的膳食纤维被誉为人体"清道夫"，清除体内垃圾，降低血液胆固醇、预防便秘。此外小米还有改善睡眠、抗癌、增强人体性功能的功效。小米为碱性，可以调节人体酸碱平衡。

小米补元气、养精神、壮阳滋阴，与各种食物配合，可达到多种食疗作用。适宜人群：一般人均可食，尤适老人、患者、孕产妇。不宜人群：气滞者、体虚寒者。小米富含可溶淀粉高达 77%，升血糖快，糖友不宜多食；热量高，每百克达 358 卡。

⑦ 高粱——别名蜀秫、大穄、荚子等

高粱性温味干涩，和胃健脾止泻。高粱主要含粗脂肪 3%、粗纤维（膳食纤维）8%~11%，淀粉 70%，矿物质钙、磷、铁，维生素（B1、B2、B3、B6、B9）等。

高粱粗蛋白质、粗脂肪人体不易吸收（水浸、煮沸后稍好，牛马易吸收），与其他食物混合可提高营养价值。多纤维素，能改善糖耐量，降低胆固醇，促进肠蠕动，防止便秘；但多食高粱又极易大便燥结，形成便秘，又是高血压、糖尿病患者最危险的，极容易用力排便引发心脑血管病、猝死。所以不宜多食。

（二）蔬菜副食

蔬菜富含维生素和矿物质以及众多营养素，是维持人体正常机能的重要元素，同时蔬菜所含的多种营养素还能有效预防慢性疾病（特别是心脑血管疾病），以及老年退行性疾病，是人体生存发展不可或缺的一类食材。

1. 有益防治心脑血管疾病的蔬菜（23 种）

① 洋葱——西方人称之为"蔬菜皇后"，现代病最廉价的"血管支架"。洋葱性温味辛，富含维生素 C、叶酸，钾、锌、硒，纤维质，更有

两种特殊的营养物质——槲皮素和前列腺素 A。前列腺素 A 有利心血管健康，有独特的较强血管扩张功能，舒张血管降低血液黏度，同时增强冠脉血流量，具有防治高血压、高血脂、动脉硬化和冠心病的作用；槲皮素和硒为抗氧化剂，刺激人体免疫反应，从而抑制癌细胞分裂和生长，是很好的抗癌食品；含大蒜素，杀菌力强，能有效抵御流感病毒；还含葱蒜辣素及挥发油类成分，气味刺激胃酸分泌，助消化增食欲；含大蒜素和植物杀菌素，能及时消灭肠胃内的细菌和毒素；富含可溶性纤维，促肠道排便排毒，减轻便秘，同时达到减肥目的。洋葱特别适宜"三高"人群、痢疾、动脉硬化等心血管疾病者、消化不良、癌症者食用。

一次多吃胀气、瘙痒。眼疾、胃病、肺炎者应少吃。

② 茄子——是食物，也是一味中药。

茄子味甘性寒，入脾胃大肠经，具有清热活血化瘀、利尿消肿、宽肠功效。茄子营养丰富，含有蛋白质、脂肪、碳水化合物，维生素（C、E、P、B），矿物质钙、磷、铁、钾以及茄碱（龙葵素）等生物碱、皂草甙、卵磷脂等。维生素 P 能增强细胞间黏着力，增强毛细血管弹性，保持血管正常功能；维生素 E 可保持血中胆固醇水平稳定，降低血脂、血压、延缓衰老，维生素 C 具有降胆固醇的功效。茄子中皂草甙可促进蛋白质、脂肪、核酸的合成，提高供氧能力、改善血液流通，防止血栓形成；还能提高男性性能力；卵磷脂具有乳化作用，溶解脂肪，清血管垃圾、降血压，预防冠心病；龙葵碱有防治肿瘤的作用。此外茄子对治疗痔出血，缓解便秘；对胃炎、肾炎、水肿也有一定治疗作用；还有抗衰老功能。

吃茄子要注意：不要去皮（皮含维生素 B），油别太多，火炒时间不宜长（损失营养）；生吃茄子中毒（龙葵素），老茄子、秋后茄子毒素多，且苦，糖尿病患者更不能吃。

③ 苦瓜——别名凉瓜，癞瓜等。

苦瓜性寒味苦，清热消暑，明目解毒，调脂降糖。

苦瓜富含蛋白质、糖类、维生素（B1、B2、C），粗纤维、胡萝卜素、抗生素、苦瓜甙，钙、磷、铁等。含高能清脂素，被誉为"脂肪杀手"，能使体内胆固醇、甘油三酯和多糖减少 60%，从而起到降血糖调血脂的作用，也降低了发生心脑血管病的风险；常食苦瓜，有助提高机体的免疫力；苦瓜含类植物胰岛素，降血糖；苦瓜中还含抑制恶性肿瘤成长和增强免疫细胞活性的蛋白酶，能阻止癌细胞的扩散。此外，苦瓜还有解毒明目，光滑皮肤，愈合伤口，补肺壮阳减肥的作用。

苦瓜性凉，脾胃虚寒者不宜食。

④芹菜——有水芹、旱芹、西芹3种，旱芹可入药。

芹菜性微寒味甘苦，无毒。清热平肝、利水、健胃、降压。芹菜富含蛋白质、碳水化合物，维生素（A、C、P、B1、B2），胡萝卜素，钙、磷、铁、钠，叶茎中还含药效成分的芹菜苷、甘露醇和挥发油，具有降血压、降血脂、清洁血液、防治动脉粥样硬化的作用；芹菜富含膳食纤维，可促进肠胃活动，利于排便减肥，也有一定的抗癌作用。芹菜还能增强性功能，健美肌肤，改善月经不调和更年期综合征。

芹菜不能和黄瓜、菊花、甲鱼、蛤、蟹、鸡肉、兔肉同食。

"三高"患者宜食。

⑤菠菜——又名波斯菜、赤根菜等。

菠菜有"营养模范生"之称，富含胡萝卜素、维生素（C、K），钙、铁、辅酶Q10等，辅酶Q10堪比植物"强心剂"，是激活人体细胞和细胞能量的营养，营养心肌，辅酶Q10是目前医学上常用来作为心脏病辅助治疗的一种药物；菠菜中的氟等能促进人体新陈代谢，降低中风的危险；富含铁、胡萝卜素，是人体造血的原材料；菠菜叶含有类似胰岛素物质，堪比胰岛素，可以控制血糖、维持血糖稳定；还含酶，美称"肠道清洁剂"，堪比开塞露，能刺激肠胃助消化，润肠通便排毒；菠菜茎中富含维生素C、胡萝卜素、叶酸、叶黄素等，富营养且防癌抗癌；此外还有美容、止血、补骨、抗衰老等功效。

菠菜特别适合有痔疮、便血、便秘、高血压、高血糖、贫血、夜盲、眼睛不好、过敏者食用。

菠菜中多含草酸，容易和豆腐等中的钙、镁形成草酸钙、草酸镁，人体不易吸收，易患结石。

菠菜烹炒时间长营养流失。

⑥西红柿——有"植物中的软黄金"、"菜中之果"、"化栓第一菜"之美称。西红柿味甘略酸，微寒，清热解毒，生津止渴，平肝凉血，健胃消食。

西红柿含果酸和柠檬酸，有帮助消化、调整胃肠功能之功效；能降低胆固醇含量，对降高血脂有益；富含各种维生素，是苹果、梨的24倍，含有维生素（A、C、B1、B2）等，还含胡萝卜素和钙、磷、钾、铁、锌、铜、碘等多样元素以及蛋白质、糖类。

维生素P，有类似阿司匹林的作用，可降低血液黏稠度，保护血管、心肌，防治高血压；番茄红素是植物中最强的抗氧化剂之一，清除自由基、抗衰老、防止癌变；此外还有利尿通便、保护眼睛、美化皮肤的作用。西红柿是脂溶性食物，所含番茄素周围有纤维包裹，必须加脂加热烹炒才能释放出来，才能起到抗氧化、抗癌作用但破坏维生素C；生吃不抗氧化不抗癌，但能补充维生素C。生吃熟吃各有利弊，鱼和熊掌不可全得。

西红柿不宜空腹吃，增加胃酸，堵幽门、腹痛；未熟西红柿含龙葵碱，易中毒；黄瓜中的维生素C分解酶破坏西红柿的维生素C，不宜同食；久烹损失营养；所含维生素K能延长凝血时间。

⑦圆白菜——又名卷心菜、茴子白、包心菜等。药用功效多，欧洲人视为万能菜，称之为"菜中王"、"不死菜"，誉为"一级血管清道夫"、"血栓斑块清理工"。

圆白菜性平味甘，归脾、胃经，可补骨髓、润脏腑、益心力、祛结气。圆白菜富含维生素（C、E、U）、胡萝卜素、钾、膳食纤维等营养物质。

圆白菜为世卫组织推荐的7种最佳食物之一。作用多多。首先富含水分90%以上，该水分中富含水溶性维生素C，是斑块的克星，且提高免疫力，抗衰老；另富含膳食纤维，胡萝卜素，可有效降低胆固醇；富含钾，抗钠，防治高血压，且对心脑血管非常有帮助；还富含蔬菜中少有的维生素U，保护黏膜细胞效果佳；还有异硫氰酸酯，防心脑血管疾病又防癌。同时也是肥胖者辅助食疗菜品。

圆白菜适宜常人食用，特别适合动脉硬化、胆结石、肥胖、孕妇、消化道溃疡者食。

不宜皮肤瘙痒、眼充血、脾胃虚寒、泄泻、手术者食。

⑧白菜——有"百菜不如白菜"的美称，堪比血管清理剂。

白菜微寒味甘，入胃、肠、肝、肾、膀胱经，具有养胃生津、除烦解渴、利尿通便、清热解毒等功能，是补充营养、净化血液、疏通肠胃、预防疾病、促进新陈代谢佳蔬。

白菜营养丰富，含糖类、脂肪、蛋白质、粗纤维，钙、磷、铁，胡萝卜素、维生素B1，其中维生素（C、B2）含量比苹果、梨高出5倍，微量元素锌高于肉类，并含有能抑制亚硝酸胺吸收的钼。白菜含果胶，帮助人体排出多余的胆固醇、减少动脉粥样硬化；富含粗纤维，增强肠胃蠕动，助消化排泄，从而减轻肝、肾负担，保护血管弹性；钼抑制亚硝酸胺形成，起到一定的防癌作用。

白菜是心脑血管患者宜吃的食物，高血压、高血脂者也宜食用。糖尿病者不宜多吃。

⑨ 茼蒿——又名蓬蒿、蒿子、蓬花菜、菊花菜等多种菜名，宫廷佳肴，称作"皇帝菜"。

茼蒿原为野菜，现种植。性味甘、辛、平，无毒。有安心气，养脾胃，清痰、利肠胃之功效。茼蒿有大叶茼蒿和小叶茼蒿之分。

茼蒿富含蛋白质、脂肪、糖类、纤维素、维生素（C、A）、胡萝卜素，钾、钠及多种氨基酸。茼蒿具有 4 种强化心脏的药效成分，它的香味是茼蒿特有的药效成分；叶绿素具有去除胆固醇的功效；挥发性精油和胆碱具有降压、补脑作用；还含多种氨基酸、脂肪、蛋白质及钾，调节体内水液代谢，利便、消肿；可溶性膳食纤维可延缓葡萄糖的吸收，调节血糖，降低餐后血糖。

茼蒿一般人均可食用，特别是高血压、脑力劳动者，骨折、便秘、口臭者。

不宜脾胃虚弱腹泻者多食。

⑩ 胡萝卜——素有"小人参"之称。（与白萝卜不沾边。）

胡萝卜富含糖类、脂肪、挥发油、胡萝卜素，维生素（A、C、B1、B2）、花青素、矿物质钙、铁、钾，另有果胶、淀粉、多种氨基酸、无机盐等。

常吃胡萝卜，可使血液中胆固醇降低 20%，也能预防血管硬化和心脏病发生，同时也能预防肿瘤病变，是公认的防癌佳食。胡萝卜素可转变成（约 50%）维生素 A，有助增强免疫力，促进幼儿生长发育，同时降低血糖；所含槲皮素、山奈酚能增加冠状动脉血流量，降低血压、血脂、强心健体；叶酸是减少冠心病的发病因素；所含果胶能有效降低血液中汞离子的浓度，促进血液循环，加速毒素排出；同时胡萝卜还有益肝明目、通便、抗过敏、美颜作用。

胡萝卜中含有与黄瓜相同的维生素 C 分解酶，会破坏富含维生素 C 食物中的维生素 C，如：西红柿、山药、山楂、柠檬、苹果、茼蒿、猕猴桃等，不应同食。

胡萝卜素是脂溶性的，只有经油脂烹炒人体才能吸收，所以生吃吸收不了胡萝卜素。

⑪ 西蓝花——性凉，味甘，补肾填精、健脑壮骨、补脾和胃，被誉为"蔬菜皇冠"，是蔬菜中的精品。

西蓝花口味超群，脆嫩爽口，鲜美、清香。

西蓝花营养丰富，含蛋白质、糖、脂肪、维生素和胡萝卜素，居同类蔬菜之首。西兰花富含抗坏血酸，能增强肝脏的解毒能力，提高机体免疫力。所含类黄酮物质，对高血压、心脏病有调节和预防的功能，清血管、防血栓、减少心脏病与中风的危险；其高纤维，能有效降低肠胃对葡萄糖的吸收，降低血糖，有效控制糖尿病；西蓝花抗癌作用名列前茅，因它含有硫葡萄甙。

西蓝花不宜与牛奶同食，影响钙的吸收。红斑狼疮患者不宜食。

食用西蓝花注意：要掰不要切，要蒸不要煮。

⑫ 花椰菜——又称菜花、花菜、椰菜花。素有"白色之菋"美称。

菜花性凉、味甘，归肾、肝、肺经。与西蓝花同为甘蓝十字花科的不同变种。

花菜营养超过一般蔬菜，富含蛋白质、脂肪、碳水化合物、食物纤维、维生素（A、B、C、E、P、U），矿物质钙、磷、铁、硒及胡萝卜素、核黄素、硫胺素、烟酸等。含类黄铜最多，是最好的血管清理剂，能阻止胆固醇氧化，防止血小板凝栓，因而减少心脑血管病（中风）；富含维生素C增强肝脏解毒能力，提高免疫力。在防治癌方面，菜花和大白菜效果最好；还是一种"硫莱菔子素"的活性化合物。能帮助免疫系统将细菌清除出去。此外还能醒酒、除水肿、改善便秘。

注意：含农药残留、菜虫。可将菜花放盐水中泡几分钟，可除虫、去药残留。

⑬ 芥蓝——又名白花芥蓝，绿叶甘蓝等。品种多。

芥蓝味甘性辛，利水化痰、解毒祛风、解劳乏、除邪热、清心明目。但"耗气伤血"。

芥蓝营养丰富，含有原糖、蛋白质、纤维素、β-胡萝卜素、维生素C、矿物质钾、钠、钙、镁、磷、锌、硒以及有机碱、金鸡纳霜等。它含有大量膳食纤维，能防止便秘；含苦味成分金鸡纳霜，清暑解热，降低胆固醇，软化血管、防治心脏病等功效；有机碱有苦味，刺激味觉神经，增进食欲，促胃肠蠕动，助消化；芥蓝富含硫代葡萄糖苷，是蔬菜中最强的抗癌成分。

吃芥蓝要适量，不宜太多、太频繁吃，有久食耗人真气的副作用。

⑭ 大蒜——"地里长出来的青霉素"，又称胡蒜等。药食两用。

性温、味辛甘。温中健脾，消食理气。大蒜富含蛋白质、脂肪、碳水化合物、维生素、矿物质钙、磷、铁、硒，蒜素、挥发油等。

大蒜富含大蒜素的硫化物——大蒜新素，能防止血栓形成，降血压效果如常规降压药，预防冠心病；大蒜还含阿霍烯，是天然的血液稀释剂，可增强心脏的收缩力，预防血栓形成或堵塞；富含大蒜素，可减弱肝脏中合成胆固醇酶的活性，降低胆固醇水平，保护血液维持在健康状态；富含前列腺素 A，扩张血管；富含硒、锗，可抑制癌细胞的生长。实验发现，癌发生最低人群就是血液中含硒量最高人群。同时大蒜还能降低血糖、预防糖尿病；杀菌、抗疲劳、防衰老。

大蒜宜生吃。其蒜氨酸和蒜酶等碾碎后经相互接触才能形成大蒜素，对人体有益。或切成薄片在空气中放 10 分钟也可产生大蒜素。加热过程抗菌有机硫化物逐渐下降。

大蒜不宜多吃（3 瓣为限），多吃伤肝、伤眼。胃酸过多、胃肠炎、十二指肠溃疡者不宜食。腹泻者禁食。蒜为发物，有旧病者不宜食。

⑮ 马齿苋——别名甚多，有马苋、五行草、长命草、瓜子菜、麻绳菜等。

马齿苋性寒凉，药食两用佳品，全草供药用。清凉解毒、凉血止血、散瘀消肿，可内服外敷。是很难得的养生食疗蔬菜。

马齿苋富含二羟乙胺、苹果酸、葡萄糖、胡萝卜素及维生素（C、E、B），还有钙、磷、铁等，ω-3 脂肪酸含量高，是脑细胞膜和眼细胞膜形成的必需物质，该酸能抑制人体对胆固醇的吸收，降低血液胆固醇浓度，改善血管壁弹性，对防治心脑血管疾病很有利；还含有维生素 A，参与视紫质的合成，增强视网膜感光性能，马齿苋对多种杆菌有不同的抑制作用，特别对食品污染菌均有较强的抑制作用；内服外敷还治疗疔疮痈疽，无名肿毒，诸如黄水疮、扁平尤、疱疹、淋病、足癣、蜂蜇；以及痰症、便秘、牙痛等，疗众多杂症。

马齿苋为常见野菜，初食量应少，适应后逐渐增多，但不可过量。马齿苋生熟榨汁均可食，只能放白糖，不可放红糖。

该菜性寒凉，脾胃虚弱、泄泻、孕妇（滑胎）忌食。也不可与甲鱼等同食。

⑯ 冬瓜——又称白瓜、枕瓜。降"三高"、软血管。

冬瓜性微寒，味甘淡无毒，入肺、大小肠、膀胱三经，可入药。清热化痰，去湿解暑、利小便、消水肿。

冬瓜营养丰富结构合理，富含蛋白质、碳水化合物、维生素（C、E、B1、B2、PP），矿物质钾、钠、磷、镁、铁、锌、硒以及膳食纤维。冬瓜是典型的高钾（65mg）低钠（0.2mg）食物，防治高血压、肾脏病、水肿病，对动脉硬化、冠心病有一定的辅助治疗作用；富含丙醇二酸等，控制糖类转化为脂肪，还能把多余脂肪消耗掉，降脂效果良好，也利减肥；富含膳食纤维，可延缓血糖上升，缓解高血糖；还含总氨酸、葫芦素，促排尿护肾脏；维生素 B1 和硒元素还有防治癌功能。

冬瓜全身是宝：瓜肉及瓤利尿清热，瓜皮消肿解暑，瓜子清肺化痰，瓜藤治脱肛，藤汁增白美肤。

冬瓜性寒，胃脾气虚、腹泻肚痛者忌食。

⑰ 莴笋——被誉为"千金菜"。莴笋味清新略苦，助降"三高"。

莴笋富含蛋白质、脂肪、碳水化合物、膳食纤维、胡萝卜素，维生素（C、E、B1、B2），及钙、镁、铁、锌、磷、硒。莴笋高钾低钠，有利机体内的水电解质平衡，促进排尿和乳汁的分泌，对高血压、水肿、心脏患者有一定的食疗作用；含大量的纤维素，促进肠壁蠕动，通利消化道、促排便、治疗各种便秘，也对排多余糖有益；莴笋中多种维生素和矿物质有调节精神系统功能；维生素 B1 和硒有防癌功能。莴笋叶中营养远高于茎，叶有利血管张力，改善心肌收缩力，保护心脏。

莴笋适宜糖尿病、肥胖、高血压、心律不齐、精神衰弱、失眠以及水肿、小便不通、乳汁不通、生长期儿童、醉酒者食用。

不宜眼病、痛风、胃寒、腹泻者服用，一般人也不宜过量食用。

⑱ 山药——别名众多，如山蓣、土薯等。

山药性平味甘，归脾、肺、肾经，补脾养胃、生津益肺、补肾益精。

山药富含碳水化合物（20%）、蛋白质（2%）、维生素（C、E、B1、B2、B3），胆碱、胡萝卜素以及大量的黏蛋白（糖蛋白＋黏液汁）、淀粉酶、多巴胺、皂苷，各种无机盐，钾尤多。

山药几乎不含脂肪，其黏蛋白能预防心血管系统的脂肪沉积，防止动脉过早硬化；山药皂苷降低胆固醇和甘油三酯，有益高血压、高血脂等病改善；多巴胺具有扩张血管、改善血液循环的重要功能。此外山药还有提高免疫力、延年益寿、减肥、健胃、补肾、健美皮肤等作用。

山药大便燥结者不宜食。

⑲ 土豆——学名马铃薯，又称山药蛋、洋芋等。誉称"地下苹果"和"第二面包"，菜食两用。

土豆被赞为"十全十美的营养物"，富含淀粉（20%）、蛋白质（堪比鸡蛋）、脂肪、18 种氨基酸、粗纤维、维生素［C、A（胡萝卜素）、B1、B2、PP、E、B3、B6、花青素、M］以及钙、磷、铁、钾、钠、锌、锰等。土豆还富含抗性淀粉，含黏液蛋白成分，降血脂、降血压、控血糖，可降脑卒中发生率 40%；抗性淀粉能降低胆固醇的含量，促进胆汁分泌与循环，还能减少脂质吸收与脂肪酸合成，防止脂肪沉积和粥样硬化；富含钾，防治高血压，抗性淀粉不易消化，因此不易引起血糖升高，对 2 型糖尿病患者控制病情与并发症有益。

吃土豆应注意：土豆在煮熟的过程中 RS2（抗性淀粉）会损失，但放凉后又会形成新的抗性淀粉，所以煮熟的土豆应放凉再吃。土豆含生物碱（龙葵素），有毒，多数在绿皮部位和发芽根部，去掉即可，再经过 170℃高温烹调，毒可分解。

⑳红薯——又名甘薯、红芋、地瓜等，"长寿食品"，抗癌第一食品。

红薯味甘、性平，补虚、益气、健胃、强肾阴。

红薯含有丰富的淀粉、膳食纤维、胡萝卜素、氨基酸、维生素（A、B、C、E），亚油酸及钾、铁、铜、硒、钙等。

红薯富含 β-胡萝卜素、叶酸、维生素 B6 和钾，这几种成分均有助于预防心血管疾病，维持正常血压和心脏功能；β-胡萝卜素和维生素 C 抗氧化，预防动脉硬化；叶酸和维生素 B6 有助降低危害动脉血管的半胱氨酸水平；红薯含液蛋白，护血管壁弹性，防血管硬化，同时促进排出胆固醇；β-胡萝卜素，维生素 C 等有一定的抗癌作用，排名抗癌食物首位；白皮红薯有一定的抗糖尿病作用，使胰岛素敏感性得到改善，有助于控制血糖；富含纤维，能吸收部分糖分，减少血液中的糖量；红薯含糖分高，但不会增肥，还有助减肥。

红薯全身是宝，红薯叶治大小便不通，红薯藤消渴降压。

红薯食用一定要蒸熟煮透，否则会产生不适感。红薯发芽后有剧毒。黑斑红薯不宜食。

糖尿病患者不宜多食，胃疾病者不食。

㉑黑木耳——又名黑菜、桑耳、木蛾等名。素有"食物中的阿司匹林"美誉和"血管清道夫"的赞誉，也被称中国餐桌之"素中荤"、"黑色瑰宝"。

黑木耳味甘性平，无毒，入肺、脾、肝经，具有补气养血、润肺止血、降压抗癌作用。

黑木耳营养丰富，含有蛋白质、脂肪、碳水化合物、粗纤维，矿物质钙、磷、铁、镁以及维生素（B1、B2、PP）等。

黑木耳中木耳多糖可降低血浆纤维蛋白原含量，从而降低血小板黏附率和血黏度，改善心肌缺氧。高血压、高血脂患者日食 3 克，能降脑卒中和心梗风险 1/3；富含维生素 K 和钙、镁，有防血小板凝结、动脉粥样硬化的作用，预防心脑血管疾病；富含植物胶原物质，吸附力强，对难消化的谷壳、木渣、沙子、头发等肠道异物有溶解和氧化作用，吸附清理排出；木耳多糖也有明显降低血脂的功效；此外还有抗肿瘤、抗衰老、催化体内结石的作用。

黑木耳禁忌：出血性患者（中风等）慎吃，孕妇不宜多吃。黑木耳一定要煮熟才能吃。一般人一周吃2~3次即可。不可与萝卜同食（同为寒食，引起过敏）。隔夜熟黑木耳别吃，有可能中毒。

㉒海带——又名江白菜，日本人称之为"长寿菜"，"血管净化剂"。海带性味微寒、无毒，具有散结、平喘、消肿、祛脂降压降糖等功效，有一定的药用价值。海带矿物质忒丰富，钾、钙、铁、磷、硫、钠、镁、钴、锰、锌、硒、碘，还含蛋白质、脂肪、膳食纤维、碳水化合物，胡萝卜素、甘露醇、多种氨基酸以及维生素（E、PP、B1、B2）等。碘在海带中含量最大，所以海带具有"碱性食物之冠"的美称，有利于维持人体弱碱的体质，同时减少了癌症的发生。缺碘还会引起粗脖子病；钾也是海带营养的一大重点，可以平衡人体的钠，防止钠潴留，保证了血压的平稳；海带富含氨、钙，可降低人体对胆固醇的吸收，从而降低了血脂；海带还含大量不饱和脂肪及膳食纤维，可以迅速清除血管壁上多余的胆固醇，防止血栓形成，调顺肠胃，利尿消肿，促进了胆固醇的排泄，从而降低血压血脂，减少血管硬化，预防心脑血管疾病；海带富含牛磺酸，有降低胆固醇的功效；还富含岩藻多糖，利于糖尿病患者食用，能延缓胃排空和食物通过小肠的时间，使血糖不会上升，达到治疗糖尿病的目的。海带还有美发、清肠、瘦身、补脑、通便、抗衰老、防癌的功效。

海带中含有毒素——砷，清水浸泡3小时，换水2次即可。不宜浸泡超过6小时，防水溶性营养损失过多。

海带性寒，脾胃虚寒，痰多便溏者、甲亢患者不宜食，孕妇、哺乳期妇女不宜多食。

㉓虾——种类繁多，有菜中"甘草"的美称。食疗营养价值高，也是中药材。

淡水虾性微温味甘，补肾壮阳、化瘀解毒、益气通络、开胃化痰。虾富含蛋白质、脂肪、胆固醇、多种氨基酸、维生素（A、B1、B2、C、E、PP）以及钙、钠、锌、锰、碘、镁、磷、钾等。虾富含虾青素，是最强天然抗氧化剂之一。虾青素主要存在于虾壳内。是维生素C的6000倍，是花青素700倍。虾青素有清除自由基的作用，提高免疫力、显著预防心血管疾病、糖尿病、肿瘤等慢性病的发生；富含镁，调节心脏活动、保护心血管，减少胆固醇、降血压、软血管，预防心肌梗死；富含蛋白质，营养机体，也是天然的心脏血管保护伞。虾含钾、碘、磷等矿物质，对人类健康极有裨益。

虾和众多食物相克。虾每周食一次为佳，清血管、使人长寿。

（三）豆类及豆制品（17 种）

豆类是粮食，为五谷中的菽。但更多的豆类被制成豆制品成为日常副食品，相当于蔬菜，所以将豆类及制品归为一族，放在蔬菜类中。

豆类泛指所能产生豆荚的豆科植物，总数有约 13000 多种，至今广为栽培的不逾 20 余种，是联合国推荐的安全营养作物。

1. 常见的豆类品种

黄豆（黄大豆）、黑豆（黑大豆）、青豆（青大豆），以上 3 种豆类都为豆科大豆属，通称大豆。还有绿豆、红豆、白豆、蚕豆、豌豆、芸豆等。

2. 6 种最常见的豆类的营养价值和药用价值

① 黄豆——泛称"大豆"，誉称"豆王"、植物肉。性平味甘，入脾大肠经。

黄豆营养全面，富含优质蛋白质 34%~42%，是猪肉的 2 倍，鸡肉的 3 倍；黄豆脂肪为人体易吸收的不饱和脂肪酸，可以阻止胆固醇的吸收，是动脉硬化者的理想营养品；富含膳食纤维，促进肠蠕动，加快排泄固体废物，防便秘，降低肠癌风险，同时调节胃肠功能和胰岛素水平，降低血浆胆固醇，且大豆（黄豆）不含过多淀粉，利于糖尿病患者食用；大豆含异黄酮，是天然的癌症化学预防剂。异黄酮又称植物雌激素，能弥补 30 岁后女性雌性激素的不足，缓解更年期症状，使女性再现青春魅力；还含豆固醇、豆蛋白，可降血脂、降低心血管病风险；富含大豆卵磷脂，有助防止老年痴呆。

黄豆还富含胡萝卜素，各种氨基酸，维生素（B1、B2、PP）以及钙、磷、铁、钾、镁，是典型的高钾低钠食品，对心脑血管大有好处。

黄豆含脂肪最高（18%），但却是卫生营养学推荐的防治冠心病、高血压、动脉硬化等心脑血管疾病的理想食品。

②黑豆——也叫黑大豆，大豆的一种。黑豆味甘、性平、无毒，入脾、肾经。营养成分和功效与黄豆基本相同：都含有丰富的优质蛋白质、易吸收的不饱和脂肪酸、胡萝卜素、膳食纤维、维生素［B1、B2、PP（烟酸）、M］以及人体所需的氨基酸。黑豆和黄豆所不同的是蛋白质和不饱和脂肪酸含量更高于黄豆；黑豆灰分明显高于其他豆类（灰分是食品六大营养素之一，各种无机盐均来自食品灰分）；富含维生素E，是最主要的抗氧化剂之一；黑豆多糖有显著的清除人体自由基的作用；黑豆还有补肾壮阳、排毒、养颜、抗衰老的功效（食物或药物中毒，一般可用黑豆汁与甘草煎汤饮，解毒）。

黑豆不宜生吃，火炒损失营养，宜做豆浆食用。

③青豆——也叫青大豆，大豆的一种。青豆味甘、性平、入脾、肠经。

营养成分和功效与黄豆大体相同：都含有丰富的优质蛋白质、易吸收的不饱和脂肪酸、胡萝卜素、膳食纤维、维生素（A、C、E、B1、B2），以及人体所需的氨基酸，还含钙、镁、铁、锰、锌、铜、磷、硒等无机盐。

青豆与黄豆所不同的是，青豆还富含大豆磷脂，有保持血管弹性、健脑、预防脂肪肝的作用；青豆还含类黄酮，清除自由基；还含两种类胡萝卜素：α–胡萝卜素和β–胡萝卜素，抗氧化、解毒、降低心脏病及癌症风险，延长寿命；富含皂角苷、异黄酮、钼、硒，对几乎所有癌症都有抑制作用。

青豆适合一般人群食用。过敏者忌食。肝病、肾病、痛风、溃疡、动脉硬化者禁食。

④赤豆——又名红饭豆、红小豆、红赤豆等。赤豆性平，味甘酸，行血补血、健脾消肿、利尿解毒。

赤豆富含优质蛋白质（20%），碳水化合物（58%）以及粗纤维、氨基酸，皂苷，维生素（C、B1、B2、PP），矿物质钙、磷、钾、铁、铝、铜等。赤豆富含粗纤维和钾，可排除血管内胆固醇、解毒，可起到清血作用；同时有益治疗心脏病、肾脏性水肿和肝硬化腹水；具有良好的降血压、降血脂、调血糖作用。赤豆还有利尿、通便、减肥、防结石作用。

赤小豆利尿，尿多者不宜食。

⑤绿豆——别名青小豆、植豆、豆。绿豆甘凉、清胆养胃、解暑止渴、利小便。

绿豆含蛋白质（主要是球蛋白）、碳水化合物、胡萝卜素、磷脂、多种氨基酸，维生素（A、D、C、E、B1、B2、M、PP）以及钙、磷、铁等。绿豆含球蛋白和多糖有显著的降脂作用，促进胆固醇在肝脏分解成胆酸，降低小肠对胆固醇的吸收；蛋白质、磷均有兴奋神经，增进食欲的功能；丰富的胰蛋白酶，有保护肝脏作用；绿豆还有抗过敏、抗菌、抗肿瘤的功效。

食用绿豆禁忌：绿豆忌用铁锅煮；体质阳虚、脾胃虚寒、泄泻者慎食；正在用药者忌食；孩子不宜喝大量绿豆汤。

⑥白豆——学名眉豆，别称饭豇豆，羊眼豆、南豆，小刀豆，短豇豆等名。

"豆中之上品"。白豆味甘、性微温，健脾除湿。

白豆营养成分丰富，含有优质蛋白质，碳水化合物、胡萝卜素、磷脂，维生素（A原、C、B1、B2）、烟酸、泛酸，矿物质钙、磷、铁、锌，食物纤维以及多种糖分。白豆提供易吸收消化的优质蛋白质、碳水化合物及多种维生素、微量元素，补充机体营养成分，提高免疫力；白豆磷脂有促进胰岛素分泌，参加糖代谢，是糖尿病患者的理想食物。

适食白豆人群：一般人均可食用。特别是脾虚便溏者，肠炎、恶心、消化不良饮食不香者，尤其适宜癌症患者食用。

眉豆多食则性滞，故气滞便结者慎食。

3.豆制品品种众多，分述如下

豆制品是以大豆（黄豆、黑豆、青豆）、小豆、绿豆、豌豆、蚕豆等豆类为主要原料，加工而成的大众食品，大多数豆制品是由大豆中的黄豆、黑豆加工而成。

生活中广为食用的豆制品有：豆腐、豆腐脑、豆腐干、腐竹、腐乳、臭豆腐、豆瓣酱、豆浆、豆渣、豆芽、豆粉、粉丝等20多种，有制品也有复制品。

①豆腐——又称水豆腐，被誉为"植物肉"，始于汉淮南王刘安，至今2000多年。

豆腐是生活中最常见的由黄豆或黑豆制成的食品。豆腐有南北豆腐之分，南豆腐又称石膏豆腐、嫩豆腐，色白、质腻、软嫩，营养价值高，常食使人面容白嫩；北豆腐又称卤水豆腐。也叫北方豆腐、老豆腐、硬豆腐，用盐卤水、醋水、甜叶汁、浆水点成形。硬度、弹性、韧性较南豆腐强，而且粗糙。随着食品市场的丰富，又有许多新型豆腐出现。

豆腐中的蛋白质、脂肪、碳水化合物、维生素、矿物质基本与大豆相同。豆腐含水分达70%，更易消化吸收。豆腐脂肪的78%是不饱和脂肪酸且不含胆固醇，豆腐的消化吸收率达95%以上，吃两小块豆腐，可满足一天的钙需要量；豆腐中的卵磷脂有助血管壁胆固醇代谢，从而预防血管硬化；豆腐是补益清热养生营养食品，是高血压、高血脂、高胆固醇症及动脉硬化、冠心病患者的药膳佳食；富含植物雌激素，对防治骨质疏松症有良好的作用；豆腐中的甾固醇、豆甾醇均有抑癌作用，豆腐还有一定的预防和抵制糖尿病的作用。

豆腐等豆制品和蜂蜜不能同食，致泄泻，也易产生不利于人体的生化反应。长期食用豆制品的人应补充微量元素锌。

②豆腐脑——豆腐脑是豆腐制作过程中的半成品，豆腐脑为半凝固体，洁白明亮，嫩而不松，卤清而不淡，油香而不腻，豆腐脑有下列明显的食疗功效：

防治高血压，所含豆固醇和钾、镁抗盐钠，能防治高血压；防治冠心病，豆固醇和钾、镁、钙能加强心肌血管的兴奋，改善心肌营养，降低胆固醇，促血流防血管痉挛。每天喝碗豆腐脑，冠心病复发率降低50%；防止脑中风，所含镁、钙元素，明显降低脑血脂，改善脑血流，防止了脑梗和脑出血。卵磷脂保护了脑细胞；防治糖尿病，大量纤维素能阻止糖的过量吸收，有利防止糖尿病，是糖友的良好食品；丰富的蛋白质和脂肪，是人体强身健体的优良食品。

豆腐脑老人、儿童、贫血者不宜多食。胃病、肠炎、腹胀、遗精者忌食。也不宜与草酸高食物同食。

③豆腐干——别名香干、油皮、千张、百叶、豆腐丝。香干是豆腐再加工制品，硬中带韧，咸香爽口。香干和豆腐一样，含有丰富的蛋白质、维生素、矿物质。对人的作用功能基本相同。

香干含钠较多，糖尿病、肥胖、慢性肾病、高血脂者、老人、贫血者慎食。

④豆腐皮和腐竹——同为中国传统食品，性平味甘，清肝补肾、强筋壮骨。

豆腐皮又称油皮、豆皮，与腐竹制法有所不同，功效完全相同，是同一种东西。都是将豆浆煮沸后，将飘在上面的一层薄薄的油膜挑起来晒干即成。两者的区别在于：豆皮晒制时油膜是平铺着的，干燥后成平展状；腐竹晒制时是使油膜自然下垂，干后成条卷状。

豆皮和腐竹富含优质蛋白质，营养丰富，有利人体健康；还含有大量卵磷脂，预防血管硬化等心血管疾病，保护心脏；还含多种矿物质，富含钙，防止骨质疏松，促进骨骼生长，小儿老人更宜食；腐皮、腐竹等豆制品中含大量的大豆异黄酮，可调节乳腺对雌激素的反应，降低患癌概率，另外，可有效预防白血病，直肠癌，肺癌、胃癌等疾病的发生。

宜食人群：一般人都可食，特别是体虚、营养不良、气血双亏者，以及高血脂、高胆固醇、肥胖、血管硬化者。

不宜食人群：脾胃虚寒、腹泻便溏者，肾病、糖尿病酮症酸中毒、痛风者。

⑤ 腐乳——又名豆腐乳、猫乳、霉豆腐。中国传统特色美食。

腐乳有红腐乳、青腐乳、白腐乳、酱腐乳、花腐乳等品种。腐乳的原料是豆腐干类的"白坯"。接种合适的霉菌（对人体无害）繁殖，分解白坯中的蛋白质，产生氨基酸和 B 族维生素，经盐渍而成。

腐乳中的蛋白质经霉菌发酵，更易消化吸收，微生物在腐乳中合成一种植物食品没有的维生素 B12，可预防恶性贫血；豆类中的植酸使铁、锌等矿物质更容易被人体吸收。腐乳经菌化蛋白质更丰富更易消化吸收，分解产生的氨基酸，可以直接吸收。

禁忌：高血压、心血管病、痛风、肾病及消化道溃疡者慎食，可加重病情。腐乳发酵后易被微生物污染，吃太多影响健康。

⑥ 臭豆腐——闻起来臭，吃起来香。常食增强体质，健美肌肤。

臭豆腐，中国传统特色小吃之一，由大豆、豆豉、纯碱等制成。按制作工艺分为发酵臭豆腐和非发酵臭豆腐。发酵是在豆腐的基础上发酵，臭味来源于发酵蛋白质产生的硫化物，吲哚和部分具有臭味的氨基酸；非发酵臭豆腐为油炸臭豆腐，臭味来源于臭卤水。发酵臭豆腐，部分蛋白质在发酵中被分解成有利于消化吸收的肽、氨基酸，因含盐高而不宜多吃；油炸臭豆腐能量超过普通豆腐许多，多吃会能量过剩。臭豆腐营养除了豆腐的营养外，还含有大豆异黄酮，一种保健成分，被誉称"素奶酪"；制作过程中最显著的变化是合成了大量的维生素 B12，可以有效防治老年痴呆；还含一种植物性乳酸菌，跟酸牛奶中的一样，有益人体健康。

臭豆腐制作过程复杂，控制不好容易受到有害细菌的污染，引发胃肠病甚至中毒。发酵过程中产生甲胺、腐胺、色胺及硫化物，有特殊臭味和很强的挥发性，多吃对身体无益。臭豆腐不宜久放，会与亚硝酸盐起作用，生成亚硝酸铵，致癌。

⑦ 豆瓣酱——调味品，以黄豆、蚕豆为主料，加食盐、香油、味精、辣椒等发酵配制而成。发酵中菌体大量产生各种酶，把原料中的各种营养成分分解合成风味十足的豆瓣酱。

豆瓣酱富含亚油酸、亚麻酸，对人体补充脂肪酸和降低胆固醇均有益，从而降低患心血管疾病的概率；异黄酮降低胆固醇，防止高血压、冠心病发生；同时减缓肿瘤生长；还含大豆磷脂和不饱和脂肪酸，能保持血管弹性，防止脂肪肝形成，同时也有健脑作用；蛋白质在微生物作用下生成氨基酸，味美开胃，健体强身。

一般人均可食。严重肝病、肾病、溃疡者慎食。豆瓣酱发酵过程复杂，易感染病菌。

⑧ 豆浆——又名豆奶、豆乳。也是西汉淮南王刘安始制。在欧美享有植物奶美称。

豆浆营养和功效类似豆腐。是为优质饮料，非常适合各种人群尤其是老弱儿童食用。

豆浆中不仅含胰蛋白酶抑制剂，还含有植物红细胞凝集素、脂肪氧化酶等抗营养因子，不经煮熟煮透，不仅影响蛋白质的消化吸收，严重的还会引起中毒，恶心、呕吐、腹痛等胃肠症状。豆浆有"假沸"现象：当豆浆温度达到93℃时，豆浆在锅内翻滚，让人误判豆浆已煮熟。这时豆浆中所含的有害物质，比如胰蛋白酶抑制剂只失活40%，这时食用会中毒。所以，豆浆必须在煮沸腾后再煮15~20分钟，毒性才会被全消除，才能安全食用。

豆浆不宜加红糖，不宜做药引，豆浆没坏什么时间都可以喝。

⑨ 豆汁——老北京传统小吃，味酸臭。养胃，解毒，清火。

豆汁是以绿豆为原料。将淀粉滤出制作成粉条等食品后的剩余残渣进行发酵而成的。豆汁有极丰富的蛋白质、维生素C、粗纤维和糖以及矿物质。

豆汁的功效：可防治冠心病。豆汁中所含豆固醇和钾、镁、钙，能加强心肌血管的兴奋，改善心肌营养，降低胆固醇，促血流防血管痉挛。每天喝一碗，冠心病复发率降低50%；防止脑中风。所含镁，钙元素，能明显降低脑血脂，改善脑血流；豆汁中卵磷脂，减少脑细胞死亡，提高脑功能；防止糖尿病。含大量纤维素，有效阻止糖过量吸收，是糖友的好食品。此外还有健体、防衰老、抗癌的功效。

煮豆汁不能用金属锅。肾亏者，遗精，夜尿频者不宜饮。

⑩ 豆油——又称"大豆色拉油"。从大豆中提取的油脂。性温味甘辛，补虚、润肠。

豆油的主要成分为高级脂肪酸和甘油生成的脂肪。含有大豆的原料成分。豆油有降低血浓度、胆固醇，防治心血管疾病的功能，多吃植物油，少吃动物油是当代国人的健康经验。大豆油含大量的亚油酸，是人体必需的脂肪酸，具有重要的生理功能：儿童如果缺少亚油酸，会生长发育迟缓；老人缺乏亚油酸，会引起白内障、心脑血管疾病；豆油中还含有维生素（E、D）以及丰富的卵磷脂，对人体健康非常有益。

豆油在烹调时会产生油烟对身体有危害，而大豆油产生的油烟浓度高过其他植物油。

⑪ 酱油——又名豉油，中国传统调味品，分老抽和生抽，老抽较淡，用于提色；生抽咸，用于提鲜。酱油以大豆、小麦等为原料，经制曲、发酵等工序制成。

酱油营养丰富，特别是氨基酸、可溶性蛋白质、糖类、酸类。酱油中的氨基酸对人体有着极其重要的生理功能（人只有在食品中得到氨基酸才能构成自身的蛋白质）；酱油能产生一种天然防氧化成分，有助减少自由基对人体的损害，其强度高出维生素（C、E）十几倍，所以酱油防癌抗癌功效更好；酱油还原糖丰富，是人体热能的重要来源。酱油盐分多，含嘌呤，高血压、冠心病、糖尿病、痛风患者不宜食。

⑫ 纳豆——起源于秦汉时期，后传入日本，成为日本人喜爱的食品。抗血栓佳品。

纳豆由黄豆通过纳豆菌（枯草杆菌）发酵制成，具有黏性，气味较臭，微甜。不仅保有黄豆的营养价值，富含维生素 K2，提高蛋白质的消化吸收率，更重要的是发酵过程产生了多种生理活性物质，具有溶解体内纤维蛋白及其他调节生理机能的保健作用。

纳豆含有黄豆全部营养和发酵后增加的特殊养分，为高蛋白滋养食品。纳豆中含有酶，可排出体内部分胆固醇，分解体内酸化型脂质，使异常血压恢复正常。纳豆中全新的"纳豆激酶"能较快地溶解新旧血栓，调节血脂。常食纳豆预防便秘、腹泻等肠道疾病；多种营养素还能提高骨密度、预防骨质疏松、消除疲劳、提高人体免疫力。也有防癌的功效。

过期纳豆不可食，有毒菌滋生。纳豆中的维生素 K2 会使抗凝剂失去药效。黄豆过敏者或肾病患者不宜食。

⑬ 豆豉——"化血栓第一豆""溶栓第一豆"。

豆豉性平、味咸，中国传统特色调味品，也可入药。中国台湾人称之"阴豉"，日本人称之为"纳豉"。东南亚也普遍食用。豆豉以黑豆或黄豆为主要原料，发酵分解大豆蛋白质而成。按口味可分为咸豆豉、淡豆豉、干豆豉、水豆豉。

豆豉营养丰富，几乎与牛肉相等。豆豉含蛋白质为 39.3%，牛肉为 22.7%；豆豉脂肪为 8.2%，牛肉为 4.9%。豆豉富含尿激酶，能溶解血栓，改善大脑血流量；豆豉所含细菌能产生大量维生素 B 和抗生素，中老年人多吃能有效预防脑血栓形成，对老年痴呆有治疗效果；富含钴，有良好的预防冠心病的作用；也含钼，有极强的抗癌作用；还含硒，硒有"抗癌之王"美誉，对糖尿病及并发症有防治功效。

豆豉和不同的配料配伍，会产生不同的食疗功效，比如配葱则发汗，配酒则治风，配蒜则止血。

豆豉一般人均可食用，尤其是血栓者。老年人不宜多食。

⑭ 豆芽——被誉为"长寿第一菜""天下第一菜"。

豆芽由黄豆、绿豆或黑豆培育生芽的食用"芽菜"，也称"活体蔬菜"。因为豆子被水浸泡 3 天及发芽过程中，其植物酸酶活性极大提升，营养成分大幅增高。比如豆芽中的维生素 B1 就达到母体大豆的 10 倍，维生素 B2 达到 4 倍，维生素 E 达到 2 倍，蛋白质达到 1.1 倍，胡萝卜素达到 2 倍，叶酸达到 2 倍，矿物质更容易吸收。而有"药王"之称的黑豆芽更有补肾、利尿、消肿、滋阴壮阳的功效，还能降血脂，软化血管；黄豆芽富含 B 族维生素及维生素（C、E），降脂功效显著；绿豆芽富含维生素 C，能减少血管壁胆固醇，起到护血管护心脏作用。豆类本身就是一种很好的降低胆固醇的食物，豆芽更有降脂促胆固醇排泄，防止动脉内壁沉积、软化血管，防止冠心病之功效；豆芽更富膳食纤维，有助清理体内垃圾、减肥、防癌；豆芽中的营养物质更易被人体吸收；豆芽中含大量的抗酸性物质，有很好的防老化功能。

大豆豆芽（黄黑豆）与绿豆芽功效有差异；绿豆芽利尿除湿，清热解毒；大豆芽降血压，美肌肤。

烹炒豆芽先放醋好：保护芽白色；减少水分流失，口感脆嫩；维生素不易损失。

⑮ 豆渣——治疗高胆固醇一宝。

豆渣是生产豆腐和豆奶过程中的副产品，或称渣子。但还有部分营养成分残留在豆渣中，诸如蛋白质（3%），碳水化合物（0.8%），以及钙、磷、铁等。

豆渣含有丰富的大豆纤维，能降低血液中胆固醇含量，减少糖尿病患者对胰岛素的消耗，从而降低血糖；豆渣中丰富的食物纤维，有预防肠癌及减肥的功效，所以说豆渣是一种新的保健食品。

霉豆渣也是中国多地传统食品，它以豆腐渣为原料，发酵而成（发酵是稻草上的毛霉菌）。霉豆渣游离氨基酸含量高，味道鲜美，是营养丰富的风味豆制品。

豆渣食谱丰富多彩，豆渣食品系列是降压、降脂、补脑，减肥和防癌的不错食品。

⑯ 豆粉——豆粉是把大豆经烘烤和粉碎而制成的食品，由于加热和粉碎可以改善香味，也可以提高消化吸收率，是营养价值很高的食品。

豆粉营养丰富，大豆优质蛋白高达 40%，氨基酸更利于人体消化吸收；豆粉中含植物脂肪，可以预防肝硬化，富含膳食纤维，通润肠道，防治癌症；硒也有防治癌症的功能；豆粉中含豆固醇和钾、镁、钙，能加强心肌兴奋，改善心肌营养，降低胆固醇，促血流防血管痉挛，防止冠心病、高血压等心脑血管病发生；卵磷脂能提高脑功能，减少脑梗发生，抗衰老；大豆中的异黄酮是植物雌激素，预防乳腺癌，前列腺癌，减轻更年期综合征。

豆粉营养丰富，功效超过大豆，是中老年、儿童、妇女的优良食品。

⑰ 粉丝——又名细粉，粉条丝等，也叫粉条。粉丝多为绿豆，豌豆，蚕豆制成。粉丝由于原粉不同，营养和功效也各异。粉丝里富含碳水化合物、膳食纤维、蛋白质、烟酸和钙、镁、铁、钾、磷、钠等。大豆蛋白可预防心血管疾病。粉丝一般人均可食用。但市场粉丝均有一定的铝（即硫酸铝钾）残留超标，会影响脑细胞功能，干扰人的意识和记忆功能，造成老年痴呆症，还会引起胆汁性肝病，导致骨骼软化、卵巢萎缩等病。大型知名品牌已放弃使用明矾，但小厂和家庭仍在使用明矾造粉丝。还有的粉丝加硼砂、胶，甚至塑化剂，提升粉丝的品相和耐煮性，但危害身体。因此，粉丝一次不宜多吃，也不宜与含明矾多的油炸松脆食品一起吃，二者相加铝摄入会大大超过日允许量，伤害身体。

4. 豆类及豆制品六大保健功效

经常食用豆类及制品，对人体健康可以达到潜移默化的保健作用。

① 预防心脑血管疾病——大豆及制品中只含豆固醇（不含胆固醇）与不饱和脂肪酸，有良好的去脂作用；《加拿大医学会杂志》刊登，每日

饮食中增加一份豆类食物，可以使"坏"胆固醇水平降低 25%，进而降低心脏病风险；豆类优质蛋白低脂肪，有利降血压，《美国高血压杂志》载文，科学家研究发现，常食豆类食物，可显著降低收缩压和舒张压水平，特别对中老年人心脑血管疾病有很好的防治作用。所以豆类是防治高血压、动脉硬化、心脏病的有益食品。

② 提高免疫力——要想提高机体免疫力，必须人体通过膳食的合理搭配而获得平衡的营养，豆类及制品营养丰富、全面：含多种氨基酸、不饱和脂肪酸、优质蛋白质、糖类、多种维生素和矿物质，为营养平衡提供了基础。

③ 延缓衰老——美国《食品科学与营养评论杂志》刊载，一些豆类中白藜芦醇含量可以和红酒媲美，黑豆和扁豆中含量最多。白藜芦醇对降低血栓形成，防止动脉硬化，炎症，癌症以及慢性病大有好处，使人长寿。

④ 预防癌症——美国 X 杂志刊登，常食豆类及制品，可以使乳腺癌、肝癌、直肠癌、前列腺癌和胃癌等癌症发病率大大降低。

⑤ 预防骨质疏松——豆类及制品富含钙及维生素（C、D），两者结合能有效预防与改善骨质疏松。

⑥ 改善肠道环境——豆类富含大量的豆类纤维，促进肠道运动，有助肠道细菌发展；减少肠道废物和宿毒停留时间，从而防止了便秘发生，顺利减了肥也美了容，一举多益。

多食豆类及制品的弊端

豆类及豆类制品虽好，但也不宜多食，也会造成一些弊端，特别是患某些疾病者。

① 造成缺铁缺碘缺锌——过量黄豆蛋白质会抑制铁吸收的 90%，致人缺铁，引起疲劳，瞌睡，严重者造成缺铁性贫血；大豆含皂角苷，促进人体内碘的排泄，长期食用会引起碘缺乏病；钙过量阻碍锌吸收，造成缺锌。

② 加重肾负担、损肾——植物蛋白质进入人体经过代谢变化成为含氮废物，要通过肾脏进行排泄，食过多，排泄物增多，肾脏负担加重，肾功能会有所衰退，老年或有肾病者，肾损伤会更大，所以要慎食豆类及制品，以护肾。

③ 胃肠受损、痛风加重——含嘌呤，有促进胃液分泌的作用，造成胃酸过多，引起恶心、呕吐、胀气、腹痛；整粒豆中膳食纤维对胃黏膜会有损伤；豆类中低聚糖可能被肠道细菌发酵，产生小分子气体，造成嗝气，产生肠鸣、腹胀、腹痛等症状。由于富含嘌呤，痛风患者和血尿

酸高者不宜食。

④ 对儿童影响较大——豆类中异黄酮是植物雌激素，过量食该素增多，会干扰儿童正常发育、导致性早熟和发育停止；多食钙会过量，阻碍锌吸收，儿童发育缓慢。

营养学家建议，豆制品每天吃100克有多种好处，但并非多多益善。

温馨提示

豆制品营养丰富全面：蛋白质为优质，氨基酸与动物蛋白相似，人体容易吸收；富含B族维生素，超过其他植物食品；经过加工的豆制品营养和功效不降反增，比如豆芽中的维生素B1就达到母体大豆的10倍多，而且利于消化；豆制品中不含胆固醇（或极少含），因此肥胖、高血脂、高血压、冠心病患者可以放心食用；大豆及制品中碳水化合物不会提高人体血糖水平；豆中异黄酮为雌性激素，可以延缓（推迟）女性更年期（甚至没有更年期），同时亮白美容；对男性也有益，有美国专家说："真正的男人从吃大豆开始"；豆制品还是平衡膳食的重要部分，还有防癌，防心血管病和骨质疏松等，好处多多。因此，营养学家呼吁，坚持每天吃豆制品100克，两周能有效减少脂肪含量，增加免疫力，降低患病概率；用豆类食品代替一定量的肉类食品，是解决营养过剩和营养不足双重负担的最好方法。但也不宜多食，物极必反。

（四）水果（13种）

水果指汁多且味甜味酸的植物果实，人类不可或缺的食物之一种。水果有丰富的营养，含有不同的维生素、矿物质，膳食纤维，对个体人有不同的食药同源作用。

现将对心脑血管有益的水果摘列如下：

① 山楂——又名山里红、红果、酸枣等。

山楂味酸甘、微温。健胃、活血、降压、消脂，可入药。

山楂的主要成分为黄酮类及酸类（山楂酸、柠檬酸等），另含磷脂、维生素（C、B2）。山楂黄酮可显著降低血清总胆固醇、坏胆固醇、粥样硬化的发生危险。另含山楂酸、三萜类烯酸、维生素等，均有降血压、扩血管、增加冠脉血流量，软化血管的作用。山楂还有增强心肌收缩力、抗氧化的功效；山楂具有降血压、降血脂、强心、抗心律不齐等作用；山楂也有消食健胃助消化的食疗功能；山楂也是抗癌良品。

山楂宜食人群——食积不化、心脏衰弱、高血压、冠心病、心绞痛、高血脂、心律不齐及各种癌症者宜食；妇女月经不正常者、肥胖、缺维生素 C、肝炎、脂肪肝、肾炎、肠道感染者宜食。山楂含大量各种酸类，不宜空服、多服，否则增加胃酸，山楂酸会与胃酸形成结石；市场充斥大量染色山楂，慎用；山楂酸损坏牙齿、应勤刷牙；孕妇多食会引发流产；山楂富含维生素 C、活血，不宜与维生素 K 止血同食，相克；山楂富含维生素 C，不宜与富含维生素 C 分解酶的黄瓜、南瓜、胡萝卜同食，维生素 C 会被分解。

② 苹果——有"一天一苹果，医生远离我"美誉，有"智慧果""记忆果"美称。中国第二大产量水果。苹果性平、味甘、微酸，生津止渴、清热除烦、健胃消食。

苹果是蔬果中营养价值最接近完美的水果：含有丰富的碳水化合物、蛋白质、矿物质钙、铜、钾、锌、硒、铁，维生素（A、B、C），有机酸、果胶、膳食纤维，另含有苹果酸、酒石酸、胡萝卜素。苹果为碱性食物。红、黄、绿苹果，营养功能有一定差别，红对血管更佳。

苹果也可称是全方位健康水果，其营养成分可溶性大，易被吸收，美称"活水"。富含维生素 C 是心血管保护神；钾扩张血管，有利高血压患者；苹果低热量，不含胆固醇，不会增加脂肪，利于减肥，美容；锌能促进生长发育、提高人体免疫力；所含纤维、抗氧化剂和类黄酮均有保护心血管健康作用；所含糖分在体内吸收缓慢而均匀，从而能够降低血糖，尤其是餐后血糖，同时改善糖友体内胰岛素活性；苹果果胶属于可溶性纤维，促进胆固醇代谢，降低胆固醇水平，促进脂肪排出；槲皮素，一种类黄酮，降低癌风险，抗自由基，延年益寿。苹果香气是治疗抑郁、压抑感的良药。所以，苹果相当于补品。

熟吃苹果的好处：烤苹果，降脂、降胆固醇功效翻倍；煮苹果，抗氧化效果翻倍。熟果多酚类天然抗氧化物质含量倍增，降血脂，除自由基、延缓衰老。

吃苹果应注意：早餐前空腹吃一个，果糖很快转化成葡萄糖，易吸收，防结石，益精力；慢吃苹果，细嚼慢咽（10 分钟），有机酸易杀死细菌；睡前 1 小时吃苹果，清细菌、促眠；果核有毒，勿食。

③ 柿子——高血压、动脉硬化的天然保健品，中国第五大产量水果。柿子味道干涩、性寒、无毒。柿子营养价值很高，富含蔗糖、葡萄

糖、果糖、单宁酸、蛋白质、胡萝卜素、维生素 C、瓜氨酸、矿物质碘、钙、磷、铁、锌。柿子预防心脏血管硬化，堪称心脏健康的水果王，还是高血压、动脉硬化、内外痔疮者的天然保健食品；柿子富含维生素 C，一个柿子可满足半天需要量；果胶是一种水溶性膳食纤维，有润肠通便、消炎消肿、改善血液循环作用。柿子全身是宝，柿叶制成茶，不但香醇，还营养丰富；柿皮、柿蒂也有多种功效。

柿子宜食人群：高血压患者可常食，痔疮、缺碘、长期饮酒者宜食。

柿子不宜食者：空腹食（单宁和胶质使胃易生病）、大量食（含糖多）、连皮食（皮中含鞣酸、生结石、溃疡）、不宜与海鲜（鱼、虾、螃蟹等）同食（影响健康）、不能与红薯同食（柿中单宁与红薯发酵物快速沉淀，易形成肠梗阻）。

生柿子速熟法——柿箱中放绿苹果或梨，柿子速软。

④ 葡萄——是重要营养品，兼药用品，我国第三大产量水果。葡萄性平、味甘酸，有补气血、益肝肾、生津液、强筋骨、利小便之功效。

葡萄营养丰富，葡萄糖含量高达 30%，多种氨基酸、维生素（C、P、B1、B2、B6），及钙、钾、磷、铁。

葡萄比阿司匹林能更好地阻止血栓形成，降低胆固醇水平，降低血小板凝聚力，预防心脑血管病；还有益缺血性心脏病和动脉硬化；葡萄中的黄酮类物质能"清洗"血液，防止胆固醇斑块形成；其果胶有助消化；葡萄富含白藜芦醇，有降脂、增强免疫力、抗过敏、延年益寿功效；花青素抗氧化、抗细胞突变、护心血管。葡萄产品多样，有葡萄干、葡萄汁、葡萄籽饮料、葡萄籽油等，葡萄籽油是婴儿和老人的高级营养油，是飞行员的高级保健油。葡萄越黑含黄酮类越多，若将皮与籽一起吃，更对心脏有保护作用。

怎样清洗葡萄：先用水冲掉葡萄上的浮沉，再把葡萄浸入溶有食盐的清水中，浸泡 20 分钟，轻揉搓洗，再用清水冲洗干净，就无毒无农药了。

不宜食人群：糖尿病患者（易升高血糖），普通人也不宜多食，会导致糖尿病。腹泻者（加剧病情）、脾胃虚寒者（引发寒症入侵）也不易食。

⑤ 草莓——被誉为"水果皇后"，入脾、胃、肺经。富含维生素（C、A、E、PP、B），果胶、叶酸，及钙、锌、磷等。草莓中富含维生素 C，除了可以预防坏血病以外，对动脉硬化、冠心病、心绞痛、脑溢血、高血压、高血脂等，都有积极的预防作用。对多种癌症有一定的防治作用。

洗草莓的方法是：不要去叶头（蒂，以防农药浸入水果），放入水中浸泡 15 分钟，可溶解大多农药，而后将叶头去掉，放入盐水中泡 5 分钟，再用清水冲洗，即可食（别揉）。

⑥香蕉——别名金蕉、弓蕉，中国第一大产量水果。美誉"快乐之果"、"智慧之果"，水果中的粮食。香蕉味甜、香、性寒，清热润肠，促进肠胃蠕动。

香蕉营养丰富，为高热量水果，每百克的发热量高达91大卡，碳水化合物20%，此外还含蛋白质、脂肪、糖、果胶及矿物质钾、磷、钙、镁，维生素（A、B、C、E）等。钾和镁能防止血压上升及肌肉痉挛，消除疲劳，减轻压力，促进血液循环，减少心血管疾病概率，所以香蕉是高血压患者的首选水果；泛酸减轻压力，解除忧郁，睡前吃还有镇静促眠作用，间接有益心脑血管疾病；维生素A促生长，增加疾病抵抗力，也能保护视力，并能增强生殖能力；香蕉为智慧之果，磷有补脑、促智功效。此外香蕉也有助消化，促胃肠蠕动、减肥和保护神经系统的作用。水煮香蕉及香蕉皮还有其他妙用。香蕉表皮出现黑斑点（梅花点），是香蕉成熟和食用最佳时机（未熟香蕉含大量鞣酸，易导致便秘，成熟后鞣酸大降），如果肉发黑、腐烂不宜食。

香蕉延年益寿，老少皆宜。更适宜高血压、冠心病、动脉硬化者食用；减肥、癌症、胃肠道溃疡、饮酒过量未解者食用。不宜糖尿病、炎症（关节炎、肾炎）、体质虚寒、空腹者食用。

⑦凤梨——俗称菠萝，著名的热带水果。

凤梨和菠萝在生物学上是同一种水果。菠萝产于大陆，量多、价低；凤梨产自台湾，量少、价高，所以在市场上为两类水果。凤梨和菠萝外形相似而有差异，口味差不多，营养功效也差不多。凤梨味甘、微酸，性微寒，有清热解暑、生津止渴、利小便的功效。凤梨营养丰富，含有多种糖分、蛋白质、脂肪，维生素（A、C、B1、B2），矿物质钙、磷、铁，有机酸、蛋白质分解酵素等。菠萝所含酶能促进和改善局部血液循环、降低血压、稀释血脂、减少冠心病发生；所含维生素和16种矿物质，有助消化吸收，能有效地分解脂肪，也有减肥作用；维生素B可美白护肤、消除老年斑。

食法：菠萝需要盐水浸泡才能吃，凤梨不需浸泡。

适宜人群：一般人都可食，尤其是高血压、支气管炎、肾炎、消化不良及身热烦躁者。

不宜食者：溃疡病、肾脏病、凝血功能障碍者禁食。

⑧柠檬——柠檬味酸、微苦、芳香，生津解暑、开胃醒脾。

柠檬富含柠檬酸以及奎宁酸、苹果酸、烟酸、橙皮苷、柚皮苷、香豆精，富含维生素（C、B1、B2），矿物质钙、磷、铁等。

柠檬被誉为"柠檬酸仓库"，因特酸只能作为上等调味料。因特酸，肝虚孕妇最喜欢，美称"益母果"；富含维生素C，是维持人体各组织和细胞间质的生成、保持正常生理机能，维生素C被称为坏血病的克星；维生素C和维生素P，能增强血管弹性和韧性，可预防和治疗高血压和心梗；青柠檬中还含一种近似胰岛素的成分，降低血糖值；维生素C犹如天然抗生素，抗菌消炎、增强免疫力；维生素（B1、B2、C）等多种营养成分及柠檬酸是高度碱性食物，具有很强的抗氧化作用，促进新陈代谢、延缓衰老和抑制色素沉着等功效。

柠檬不能和海味（虾、蟹、海参等）一起吃，柠檬中酸会使蛋白质凝固，降低营养，身体不适；柠檬与牛奶相克，酸影响蛋白质、钙消化吸收；柠檬也不能和胡萝卜同食，萝卜中的抗坏血病酵酶破坏柠檬中维生素C。

⑨ 百香果——又名鸡蛋果，有"果汁之王"称号。

味甘、酸、性平。水果中的药王，降压、助眠效果超过苹果10倍，阳台上四季能种。

百香果含有人体所需的17种氨基酸，有丰富的蛋白质、脂肪、糖、维生素，特别是维生素C，被称为水果中的维生素C之王，还含钙、磷、铁、钾、SOD酶和超纤维等165种对人体有益物质。超多的维生素C作用巨大（参看柠檬中维生素C的详细介绍）；鸡蛋果中维生素、超纤维和蛋白质等上百种有益元素，香美口感，且增强人体抵抗力，提高免疫力，老人吃了延寿，青年吃了增智，小孩、孕妇吃了更有助发育和生长；超纤维入肠胃，深层次清理和排毒，又不损害肠壁，更能整肠健胃善吸收；鸡蛋果入体，肠道无阻，排便正常；还有美容养颜、纯天然降压、安眠、排毒、治痔疮的神效。

百香果不宜密封保存，不宜冻，放在干爽通风处不易变质，果壳凹陷更香甜。

⑩ 猕猴桃——也称奇异果，有"水果之王"的美称。味酸甜，寒，有理气、生津、除烦功用。

猕猴桃富含矿物质钾、镁、钙、硒、锌、锗、磷、铜、铁、钠，维生素（A、E、B2、B1、B6）以及其他水果少见的营养成分胡萝卜素、黄体素、氨基酸、天然肌醇，营养远超其他水果；还富含猕猴桃碱，蛋白水解酶、单宁果胶、果糖、柠檬酸、苹果酸等。一颗猕猴桃提供的维生素C是人体一日所需的两倍，有助降低血液中胆固醇水平，起到扩张血管和降低血压的作用，强化心肌，预防冠心病；综合抗氧化能力位居前列；猕猴桃高钾低钠、低脂无胆固醇，是高血压、冠心病患者的良好食品；含有良好的可溶性膳食纤维，具有出众的抗氧化性能；猕猴桃具有抗糖尿病的潜力，它含铬，刺激胰岛素分泌，可以降低糖友血糖，调节血糖水平。此外，猕猴桃还有提高免疫力，助消化，防便秘、治贫血、美白，保护心脏以及防治泌尿系统、呼吸系统、肝脏、脑病等功效。

猕猴桃不宜与黄瓜同食（黄瓜中维生素 C 分解酶破坏猕猴桃中维生素 C）；不宜与动物肝脏同食（氧化维生素 C）；不宜与牛奶同食（影响维生素 C 吸收）；不宜与虾、螃蟹同食（中毒）；不宜与白萝卜、胡萝卜同食（中毒）。

⑪柑橘——性平、味甘、酸。柑橘是橘、柑、橙、金柑、柚、枳等的总称。

柑橘品种繁多，都具有营养丰富，通身是宝的共同优点。富含柠檬酸、氨基酸、胡萝卜素、碳水化合物、脂肪、维生素（C、A、B1），矿物质钙、磷、铁，胡萝卜素，有助于防止肝脏疾病、动脉硬化和糖尿病；富含维生素 C，提高机体免疫力，降低患心血管疾病、肥胖、糖尿病的概率；柑橘还有预防肝癌的作用。橘皮晒干为陈皮，药用。橘络也可入药，橘丝，富含类黄酮。

柑橘好吃，但不可多吃，一次最好不超 3 个。多食血中叶红质增高，引发"橘黄症"（多食植物油可解），柑橘不宜与牛奶同食（果酸会使牛奶蛋白质凝固）。

⑫柚子——又称文旦、气柑等名。味甘、酸，性寒，有健胃化食、下气消痰、轻身悦色的功用。

柚子营养丰富，含蛋白质、脂肪、碳水化合物、粗纤维，维生素（C、P、B1、B2、B3），抗坏血酸、胡萝卜素以及矿物质钾、磷、钙、铁。高钾无钠，对高血压患者有益，是心脑血管病及肾病患者最佳食疗水果；柚肉中含丰富的维生素 C 及类胰岛素等，有降血糖、降血脂、减肥、美容功效；对糖尿病、血管硬化有辅疗作用；柚子果胶降低低密度脂蛋白水平，减少动脉壁的损坏程度；柚子中还含天然枸橼酸和各种无机盐，有助于肝、胃、肺机能；柚皮苷降低血黏稠度，减少血栓形成。起到预防脑血栓及败血症的功效。柚子还有助血气运行，抗衰老、防肠胃癌作用。沙田柚皮是含有维生素 C 的沐浴工具。柚皮营养丰富，美容防蚊咬（蚊怕柚味），消除冰箱异味。

柚子适宜消化不良、痰多气喘支气管炎者、饮酒过量者、口味不佳者（唇齿留香）、"三高"病者食用。

柚子因性寒不宜体虚者食。也不宜滑肠、腹寒、腹泻者食。高血压患者服药期不宜食柚子，否则血压会骤降。

葡萄柚汁对许多降压药都有较大影响（加大数倍药效），对同服他汀、免疫抑制药、抗心率失常药、镇静催眠药、抗抑郁药、抗过敏药、痛风药都有较大影响，同食应该注意。

⑬ 红枣——又名大枣，有"天然维生素丸""百果之王"的美誉。

大枣性温、味甘酸，有养胃健脾、益血壮身之功效，滋补良药，营养佳品。红枣富含蛋白质、脂肪、糖类、多种氨基酸、胡萝卜素，多种维生素及矿物质钙、磷、铁、镁、铝。

红枣有"天天吃仨枣，百岁不显老"的赞扬，18 种氨基酸，维生素 C（抗坏血酸）和维生素 P（芦丁）含量很高，对血管软化，预防高血压、高血脂以及防癌都有一定的作用；红枣富含钙、铁，也有防治贫血的作用；红枣提高人体免疫力，促进白细胞生长，降低血清胆固醇，提高人血白蛋白，保护肝脏，转化癌细胞为正常细胞；环磷酸腺苷，是人体能量代谢的必需物质，消除疲劳、扩张血管、增加心肌收缩力、改善心肌营养。红枣还有补气、美容、镇静作用，红枣汤代茶饮，可免除失眠之苦。心脏不好者吃红枣最好。红枣虽好，不可多食，过量会胀气。肠道不好，糖尿病患者不宜多食。

红枣一碗汤，心脑血管血栓全化掉：红枣 15 颗 + 黑木耳 10 克 + 生姜 13 片 = 一碗汤。

（五）坚果（4 种）

即干果类果实，如核桃、板栗、花生、杏仁、松子仁、葵花子、南瓜子等。

坚果是植物的精华部分：营养丰富。对人体生长发育、增强体质、预防疾病有极好的作用。常食对心脏病，癌症，血管病有预防和治疗作用。富含蛋白质、脂肪、碳水化合物，维生素、矿物质、膳食纤维，还有单不饱和脂肪酸、多不饱和脂肪酸等人体必需的脂肪酸。试验证明，常吃坚果，可以降低心脏性猝死（坚果中某些成分有抗心率失常的作用）；具有较强的清除自由基作用；不饱和脂肪酸可以营养脑细胞，从而补脑益智；丰富的营养有助改善血糖和胰岛素的平衡，糖尿病患者坚持日吃一把坚果，特别有益控制心脑血管并发症（坚果含精氨酸，可产生一氧化氮，一氧化氮有保护血管的作用）。

但是，由于坚果脂肪含量过高，不宜过多食用，否则易致胖，对高脂血症、冠状动脉硬化、糖尿病等患者有害！特别是老年人不宜多食。许多坚果在炮制过程中，加香料，会兴奋中枢神经系统，对心血管病患者不利；加食盐，会增加钠潴留，加重心肾负担，升高血压。

坚果适合上午两餐之间食用，不宜晚饭后食用。每天只宜吃一汤匙（15~25 克）。

各种坚果营养性能不尽相同，现将人们常食用几种分别介绍如下：

① 核桃——又称胡桃、羌桃，有"长寿果""养生之宝""天然防血栓药"美称。核桃味甘性平温，无毒，微苦微涩，补肾固精强腰、温肺定喘、润肠通便。

核桃富含脂肪、蛋白质、矿物质铜、锰、镁、钾、磷、铁、铬，维生素（M、B1、B2、B3、B5、B6、B9），多种氨基酸。核桃是天然的防血栓食物，睡前吃一颗，80 岁不被血栓扰；因为富含 Ω-3 脂肪酸，能降低坏胆固醇，防止血栓形成，使血管更有弹性、更畅通，大幅减少了患心脏病、中风的风险；核桃富含不饱和脂肪酸，常食不但不会升高血糖、血脂，还能减少肠道对胆固醇的吸收，适于冠心病患者食用；核桃中的精氨酸有助减少动脉硬化；α - 亚麻酸保护动脉健康。此外，核桃还有润肠促便、安神促眠、补脑益智、减压防癌的一定功效。

2 型糖尿病患者早晨一把核桃（或加入膳食中），可以改善血脂状态，防止心脏病及并发症的发生。

核桃适宜老、中、青人吃。核桃仁薄皮有营养，可食。每次 3 颗。

核桃不宜一次多食，性热、多食生痰火，阴虚火旺。有咯血宿疾、肺结核、支气管扩张、便溏腹泻者不宜多食。不宜与白酒、野鸡肉、鸭肉同食。

② 花生——落花生、长生果，有"植物肉""素中荤"的美誉。

花生性平、味甘、温、无毒。润肺、和胃。花生营养丰富，高能量、高脂肪，含蛋白质、碳水化合物、膳食纤维、胡萝卜素、维生素（C、E、A、B3），矿物质钙、钠、磷、镁、钾、锌、锰、硒、铁等。

花生脂肪含量奇高，花生中的油酸达 50%，这种不饱和脂肪酸对人体心血管有益，有效降低血脂和坏胆固醇，提高好胆固醇，建议多吃花生油；花生含大量亚油酸、白藜芦醇及维生素，可预防动脉硬化、高血压，避免胆固醇在体内沉积，从而防止冠心病的发生；如果把饮食中的一份红肉换成花生，患糖尿病的风险会降低 21%；维生素 E 和锌能抗氧化、延缓衰老、提高免疫力。此外，常吃花生有助抵御癌症、止血等功效。

花生浑身是宝，果壳、果衣都可以吃，护心、清血管、稳血糖。

花生吃法不同，对身体益处不同：如醋泡阻拦血栓形成，盐水煮防肿瘤，榨油清血管……

花生虽好，不宜过量食用，会腹泻，眼口鼻上火。花生易受潮发霉生成黄曲霉素，致癌。胃肠道疾病者、肝胆不好者、怕血凝者不宜多食。皮肤油脂多、长青春痘者，不宜多食。

花生红衣的止血作用比花生高出 50 倍，对各种出血等疾病有明显效果，但对于血液黏稠度高的人来说，可能会增加心脑血管疾病的风险。因此，血稠者及老年人尽量少吃或不吃花生红衣。

③ 杏仁——抗癌之果。杏仁分甜、苦两种：甜杏仁又名南杏仁，南方产，微甜，细腻，润肺止咳，多作食用；苦杏仁又名北杏仁，北方产，带苦味，微温，有小毒，多作药用。

杏仁富含蛋白质、脂肪、胡萝卜素、膳食纤维、碳水化合物、维生素（C、E、P、B），矿物质钙、磷、铁、钾、镁、碘、锰、锌、铜等。杏仁中含丰富的黄酮类和多酚素成分，抗氧化，能够降低人体内胆固醇的含量，还能显著降低心脏病和许多慢性病的发生；杏仁中维生素 E、单不饱和脂肪酸及膳食纤维共同作用能够降低心脏病的患病危险，因此杏仁是防止心脑血管疾病的良好食品；苦杏仁中含苦杏仁苷，专杀癌细胞，可以改善晚期癌症患者症状，胡萝卜素抗氧化，防自由基，也有抗肿瘤作用。杏仁还有通便、补肺、减肥、美容作用。

杏仁有小毒，量大毒增，超 9 克中毒。杏仁中毒煎服杏树皮或杏树根水可解。

④ 板栗——又称栗子等，素有"干果之王"美誉，国外称之为"人参果"。

板栗味甘、性温，养胃健脾、补肾强筋、活血止血。

栗子营养丰富，含糖高达 70.1%，蛋白质、脂肪、胡萝卜素，维生素（C、B1、B2、PP），矿物质钙、磷、铁、锌等。栗子富含不饱和脂肪酸和维生素，能防治高血压病、冠心病和动脉硬化等疾病；营养丰富，有强身健体之功用；有利孕妇骨盆发育；补肾、壮腰、强筋、故称"肾之果"，肾病宜食；栗子还有美容作用。

栗子不宜多食，滞气伤脾胃。每次 10 个为宜。饭后大量吃易发胖，最好在两餐间当零食，或做饭里吃。

栗子去皮技巧：a.盐水煮法：用刀在栗子中间稍切小口，放在盐水中，煮 5 分钟，趁热去皮；b. 热水浸泡法：洗净放器皿中，加精盐少许，用滚水浸没，5 分钟后，取出刀切；c. 盐水浸泡法：直接倒入盐开水中 5 分钟，切口趁热去皮；d. 煮熟冷却后放入冰箱冷冻 2 小时，壳肉分离。

温馨提示

药补不如食补，像血栓堵塞这种长期积累的病变，食物是更好的选择。因为没有副作用，安全，长期吃都没问题。但是任何食物（粮食蔬菜水果）都不是药品，不能当药吃，不可能吃到立竿见影的功效，否则会贻误病情；食疗作用又是在潜移默化中发挥作用（且需多食物联用），发挥出任何药物无可替代的作用，食物又是最好的药物。

第二节　喝水——也是一门健康心脑血管的学问

水是生命之源，人体各脏器、细胞都充溢着水。水占人体比重的 50%~90%（年龄越大，比重越小）。水对人体生命有九大功能。实例证明，人不进食，只要有足够的水，人可以依靠体内贮存的营养，可存活 4 周；人若不喝水，最多活 1 周。可见水对人体的重要。水为人体七大营养素之一。

一、正常人如何喝水？

正常人每天喝多少水？什么时间喝水？喝什么水？

正常人每天喝多少水，专家众说纷纭，总的结论是应喝 1500~2000 毫升的水，其中包括饮食中的水分和体内物质氧化生成的 300 毫升水。其实喝多少水，受到个体活动量、年龄、环境和天气变化等 4 个方面主客观条件的影响。一般来说，多喝水，对肾、肝脏新陈代谢排毒器官大有好处，对于中毒、膀胱炎、便秘、皮肤干燥者，感冒发烧者，水多则有利缓解病情。大量出汗的体劳者，喝水还应加点盐分，以防虚脱。正常人喝水超量，对健康也不会影响太大，增加排尿量就可解决；但对特殊人群则应特别注意，如水肿病、心衰病、肾功能衰竭患者不宜过量喝水，以免水潴留，水中毒，加重病情。

什么时间喝水好呢？喝水时间和水在体内的功能发挥，紧密相关，必须十分在意。公认的饮水时间最佳安排为：早起空腹一大杯水（250毫升），可以快速起到先清洗胃肠，再清洗血液，促进血液循环、清醒大脑、排毒排宿便作用；也有利于防止6~9时因血稠引起心梗脑梗高发；10点钟左右小口喝250毫升茶水，补充水分；三餐前半小时各喝一杯水（100毫升），温胃润肠，稀释消化液；午睡后15时，喝一杯茶水，补充午睡时的水分流失，清醒大脑；晚上睡觉前一小时，喝一杯水（200毫升），防止睡梦中血液黏稠，是心脏病的救命水；临睡千万别喝水，易眼皮水肿、多尿、严重影响睡眠质量；后半夜喝半杯（150毫升）温开水（主要是老年人），降低血液黏度，防止凌晨高发心绞痛、心肌梗死；运动后需要补充水，而且加点盐（饮料不是水，不能当水饮）。

二、喝水有禁忌

① 不渴不喝水。有七成的人感觉口渴了才喝水，这时，说明你已经缺水了，即使你马上喝水，补充了水，但已经对组织器官造成了一定的损伤。细胞出现异常，活性受到影响，其中以心脑细胞、心脏损伤最明显。有人分析，高尿酸病也许是喝水不及时引起的。身体缺不缺水，我们也可以根据自己的尿液的颜色来判断：尿液颜色淡黄时说明身体水含量正好，太浅说明水喝多了，色偏深则缺水。我们千万不能凭口渴不渴判断身体缺不缺水，我们经常少喝水，喝水的欲望就会越来越低，形成"干旱"身体。所以最正确的喝水是习惯的按时定量喝水，才是正确喝水。

② 不要牛饮。这是俗称，也就是不要大口猛喝水，像小品上傻子不换气喝掉1瓶水那样。大口吞水，由于太快太急，无形中把很多空气一起吞下，影响正常呼吸，容易引起打嗝、腹胀、胃虚弱者危害极大。大量水分同时涌进血液（喝水后1小时），血容量骤升，心脏负担突然加重，导致心功能异常、肺脏呼吸困难、重则危及生命。所以喝水应缓吞慢咽，三五口有间歇为宜。

③ 不喝生水更不喝放置多时的水。生水中氯气和有害物质残留多，易传染疾病。放置多时的水会再次污染，产生某些有害物质，如亚硝酸盐等。

生水中（自来水）含有 13 种对人体具有潜在致癌、致畸和细胞突变的氯化物，与水温有密切关系。90℃时，水中卤代烃含量由原来常温下每升 53 微克上升到 191 微克，氯仿则由 43.8 微克上升到 177 微克；到 100℃时，两者含量分别下降到 110 微克和 99 微克；继续沸腾 3 分钟（最少 1 分钟），则降为 9.2 微克和 8.3 微克，这时水才称得上是符合卫生标准的饮用水。实践证明，煮沸 3 分钟，水中亚硝酸盐含量增加十分缓慢，煮沸超过 5 分钟，亚硝酸盐才会急剧增加，沸 10 分钟，这种有害物质就成倍增加。

温馨提示

热水器达到 100℃就自动停止，如何烧到 1~3 分钟？好办，水烧到将沸时，将热水器盖打开，热水器会继续烧滚，3 分钟时按下壶盖，即可！

④ 夏季不可过量饮冰水。天热出汗、口渴喜欢饮冷冰水，认为更解渴。其实相反，冰水中的水分子呈聚状（大分子），不易渗入细胞内，细胞仍然缺水；而热水中单分子较多，能够迅速渗入细胞，补足细胞水分。而冰冷水入肚却会使全身毛孔闭塞、热滞留体内，引起高热。骤冷水使心脑血管迅速收缩，引发供血不足，诱发胃肠或血管痉挛等疾病。有人甚至讲，饭后热身立即喝冷饮等于自杀，因为会使心脏患者猝死。

三、喝什么样的水？

1. 白开水

是人体所需无可比拟的首选水，不含热量，不用消化就能为人体直接吸收利用。进入人体后就可以立即进行新陈代谢、调节体温、输送养分及清洁身体内部等水对人体的八大功能，特别是与体温相近的"温开水"，既不会过于刺激胃肠道蠕动，又不易造成血管收缩，被营养学家誉为"健康水"，饮足健康水，对身体百益而无一害，因此，相关专家呼吁推广"喝白开水运动"！

不论自来水、纯净水、矿泉水，只要烧开都叫白开水，是任何含糖饮料无法比拟的。

2. 喝淡茶水也是不错的选择

适量饮用淡茶水，补充人体水分，是白开水较好的辅助饮品。

茶叶中含有近500种营养成分（有说700多种），主要包括咖啡因、茶碱等碱类、黄酮类、酚类、酸类、苷类，以及茶多酚、多种维生素、氨基酸、矿物质钙、磷、铁、氟、碘、硒。多酚类物质主要是儿茶素，包括30%的单体儿茶素，70%脂肪型儿茶素。儿茶素有加强新陈代谢、增强抗氧化等功能。

由于茶的制作工艺不同，茶对人体的保健功能也有很大差异。

茶叶品种分为：绿茶、红茶、青茶、白茶、黄茶、黑茶等6个茶系：

① 红茶——属全发酵茶，加工过程中茶多酚减少90%。虽然产生了众多新成分，成分中也含保护心脑血管病的有益成分。但红茶有破坏药效的作用，所以正在服药治疗和预防心脑血管疾病的人不宜饮用。

② 黄茶——属轻发酵茶，保存了鲜叶中85%以上天然物质，对预防癌症、减肥、助消化大有好处。但饮黄茶过多，加速心跳，有可能出现心率不齐，引发房颤，所以有可能出现心绞痛，冠心病、心梗、脑梗者不宜多饮。

③ 绿茶——著名品种有碧螺春、龙井、蒙顶甘露等百多种。绿茶位列世卫组织推荐的六种保健品之首。

绿茶为不发酵茶，茶色绿，基本含有茶叶中近500种营养成分，主要有咖啡碱、茶碱、可可碱等碱类、甙类、茶多酚等酚类、酸类、维生素（A、C），及矿物质钙、磷、钾、镁、氟等。

绿茶富含天然营养成分，有助治疗现代疾病，如辐射、心脑血管病、"三高"、癌症等。

茶叶中含量最多的是茶多酚（酚类总称），之中儿茶酚（素）占80%，儿茶素具有强抗氧化作用，消除自由基、抗炎、降血脂、降低心血管发病率；茶多酚可以阻断亚硝酸铵等多种物质在体内合成，并具有直接杀伤癌细胞功效，同时提高机体免疫力。据世界多国研究，日饮3杯绿茶，脑梗、心梗死亡率会有明显下降（约20%~70%）。

绿茶还有减肥抗菌、醒脑提神、解乏利尿、抗衰老、防辐射、护齿明目、改善肠道菌群生态等功效。

宜饮人群：高血压、高血脂、高血糖、冠心病、动脉硬化、油腻食多、醉酒、吸烟、口渴、目昏、小便不利者饮用。

饮茶禁忌：头遍茶（茶表面有残留污渍）；空腹茶（伤胃）；新茶（放1个月后饮）；用茶服药（影响药效）；胃寒者、哺乳妇女等不宜饮用。

④黑茶——因成品茶外观呈黑色，故得名。

黑茶属后发酵茶，是压制紧压茶的主要原料。主要有湖南黑茶（茯茶、千两茶、黑砖茶），湖北有青砖茶、四川藏茶（边茶）、云南黑茶（普洱茶）、安徽左黟黑茶（安茶）、广西六堡茶、陕西黑茶。

黑茶富含蛋白质、儿茶素、茶色素、黄酮类、胡萝卜素、茶多糖，以及维生素（C、E），矿物质锌、锰、铜、硒等。

黑茶具有降低"三高"的功效：降血压，茶中茶氨酸能通过活化多巴胺神经元，起到抑制血压升高的作用，咖啡碱和儿茶素类能使血管壁松弛，舒张血管降低血压，茶色素可显著提高抗凝、溶纤、防止血小板黏附聚集，抑制动脉平滑肌细胞增生。通畅血流、降低血压；降血脂，能显著降低血中甘油三酯、坏胆固醇浓度，提高好胆固醇浓度，清除血液垃圾。抑制主动脉和冠状动脉内壁粥样硬化、斑块形成，防止心血管疾病；降血糖，富含降血糖效优的茶多糖以及抗氧化物质儿茶素、茶色素、黄酮类、维生素（C、E）等，都有较强的抗氧化、清除自由基、抗衰老功能。黑茶还对肿瘤有明显的抑制作用。当然还有一般茶叶的解乏、利尿、消炎、解毒、助消化、减肥等作用。

⑤青茶——亦称乌龙茶，半发酵茶，因茶色淡青而得名。青茶品种众多，著名的有铁观音、大红袍、铁罗汉、武夷水仙、台湾高山茶等。

青茶含有营养成分450多种，包括茶多酚、碱类、氨基酸、维生素、酶类、糖类等，矿物质钾、钙、镁、钴、铁、锰、铅、钠、锌、铜、氮、磷、氟等。

青茶有降脂功能，能减轻血中脂质在主动脉粥样硬化作用，还可以降低血液黏稠度，防止红细胞集聚，改善血液高凝状态，增加血液流动性，改善微循环，抑制血栓形成。青茶还有较强的防治癌的效果。也具有一般茶叶提神、解乏、生津利尿、解酒解毒、杀菌抗衰老的功效。

饮青茶三忌：空腹饮易"茶醉"；睡前饮，难入睡；冷茶饮，寒伤骨。

⑥白茶——为不揉不炒不发酵茶，工艺天然，最大限度地保留了茶叶的营养成分。

白茶又名白毫、大白茶，被称为六大名茶中的珍品"贵族"，成品茶叶满身披毫，外观呈白色。品种有福鼎白茶、白毫银针、首日芽、白牡丹、寿眉等。

白茶，富含碳水化合物，蛋白质、脂肪、茶多酚、茶氨酸、咖啡碱、芳香物质、脂溶性维生素（A、D、E、K）及几乎所有B族维生素，矿物质钾、钠、钙、镁、铜、锌、铁、锰、硒、硼、钼等30多种。与绿茶、红茶、乌龙茶相比，白茶中茶多酚含量最高，和维生素（C、P）联手，可使体内胆固醇从动脉壁移至肝脏，从而降低血液中胆固醇浓度，增强血管弹性和渗透能力，保护心血管；提高免疫力；白茶中富含身体必须的活性酶，促进脂肪分解，有效控制胰岛素分泌量，防治糖尿病，同时也能有效降低血脂、血压，为"三高"人群佳饮；白茶还有抗氧化、调节免疫功能、抗菌、抗病，抑制癌细胞活性的作用。（绿茶、黄茶不易储存）

3.中药材水当茶饮，保健也解渴

在传统中医中药材里，有一些特别有益人体心脑血管健康，因此广受"富贵病"患者的青睐，拿来冲泡当茶饮。如下列几种中药材：

①决明子茶——决明子味苦、甘、咸，性微寒。明目养肝、润肠通便、降脂降压。

决明子含有糖类、蛋白质、脂肪外，还含有甾类化合物、大黄酚、大黄素，铁、锌、锰、铜、镍、钴、钼等。大黄酚、大黄素等成分平喘、利胆、保肝，对高血压等病有很好的防治作用。

决明子泡水当茶饮是有效的养生瘦身方法。每日10克泡水喝，可抑制脂肪的合成，对多余的脂肪有很好的分解功效。对现代"电脑族手机族"眼睛疲劳非常有益。

泡茶方法：炒决明子（或打碎）适量，沸水冲泡15分钟（加盖），可泡3~5次，直至无色。也可与菊花、山楂、枸杞、蜂蜜等组合当茶饮（因目的决定）。决明子药性寒凉，气虚、便溏、低血压者不宜饮；决明子不可长期饮用，也不宜夜晚饮用。

②罗布麻茶——国家批准的保健食品茶。

罗布麻，味涩、性平凉，有小毒（食品无毒），平肝、清火、降脂降压、强心利尿，防治头晕、心脏病。

罗布麻叶中含有黄酮（槲皮素之一），苷类、脂类、多种氨基酸、维生素（C、E），钾、钙、镁、铁、锌等。

罗布麻茶中黄酮类，有降压、降脂（总胆固醇和甘油三酯），增加冠脉血流量；也能清除自由基，从而抗心律不齐、抗心肌缺血，有助改善脑供血；茶中鞣质，类似维生素P活性，能保持或恢复毛细血管的正常抵抗力，增强血管的柔性和弹性，降低胆固醇，防止脂肪沉积；维生素（C、E）抗氧化，提高免疫力。总之，罗布麻茶能很好的清理血管、降

"三高",双向调节血压,保护心、脑、肝、肾等器官及防控并发症。还有延缓衰老、养颜美容、润肠通便作用。

饮法:用刚煮开沸水冲泡 1 分钟,茶 3~15 克,多次冲泡、无色味止。适用人群:高血压、高血脂、脑血管病、冠心病者宜饮。

不宜饮者:孕妇,体虚、脾胃寒者。

(罗布麻茶有小毒,损伤肾脏及神经系统,饮用时咨询医生用法用量。不宜过量长饮。)

③苦荞茶——苦荞有"五谷之王"美称。苦荞茶是将苦荞麦种子烘烤制成的饮品,分为普通苦荞和黑苦荞。药食两用作物。

苦荞味苦、性平寒,益气力,含叶绿素、脂肪、糖类、粗纤维和 18 种氨基酸,维生素(E、PP、B2),矿物质钙、磷、铁、镁、硒。

苦荞富含黄酮类(80% 为芦丁),芦丁有软化血管、降低毛细血管的脆性、改善微循环的作用,激活胰岛素分泌功能,辅助防治糖尿病;苦荞含人体七大营养素,降"三高",对冠心病、中风等有辅助治疗作用;维生素 E 有较强抗氧化作用,消除自由基,活化巨噬细胞,消除色素沉积,增强免疫力;硒为"抗癌之王"。同时蛋白质、矿物质、脂肪酸是现代"富贵病"的克星,苦荞茶还健脾开胃、通便润肠、美容养颜、醒脑提神、防衰老失眠、平衡人体机能、养肝、醒酒等作用。

饮法:苦荞 5 克,开水冲泡 5 分钟可饮。渣可食。

苦荞可与黄芪、枸杞、绿茶、红茶、柠檬、灵芝等混合饮用,功效各异。

适宜人群:肥胖者、精神紧张者、久坐不动者、便秘者、饮酒过度者、"三高"人士、抗癌防癌者、胃病者可饮用。

禁忌:"三低"患者,瘦弱患者慎食用,黑苦荞茶过敏者慎用。

④枸杞茶——枸杞俗称"明眼子"。药食两用品种、可食可饮。枸杞味甘、性平、微凉,具有补肾益精、养肝明目、润肺生津功效。枸杞含甜菜碱、多糖、花青素、胡萝卜素、维生素(C、B1),矿物质钙、磷、铁等,保肝、保肾、保护生殖功能;富含花青素,有"最强抗氧化剂"美称,枸杞重要的活性成分,抗氧化、提高人体免疫功能、抑制肿瘤及预防动脉硬化,降低血液中的胆固醇、甘油三酯,对糖尿病有一定功效。甜菜碱也有消脂作用。

枸杞一年四季可食可饮,能有效降低"三高"、防辐射、预防心脑血管疾病和癌症。

购买枸杞需防假,市场有硫磺熏蒸枸杞、工业色素染、白矾水浸泡增亮者,以次充好。

枸杞饮法：健康人日饮 10 克，沸水冲泡 10 分钟，饮。渣可嚼食。

一般人均可饮。更宜肝肾阴虚、癌症、"三高"人群、动脉硬化、慢性肝炎、脂肪肝者宜饮食。用眼过度者，老人更适宜饮用。

枸杞泡水喝三不宜：正在感冒发烧、炎症、腹泻者别吃别饮；枸杞不可过量，常吃（饮）会上火；眼红眼胀、视力模糊、流鼻血者别饮；老人小孩不宜多吃多饮。

⑤ 菊花茶——是一种以菊花为原料制成的花草茶，菊花为我国十大名花之一，品种达 3000 种之多。菊花味甘苦，性微寒，有散风清热、清肝明目、解毒消炎之功效。

菊花含有挥发油、菊甙、17 种氨基酸、胆碱、黄酮类、菊色素、维生素 C、矿物质铁、锌、铜、硒等，可抗病原体，增强毛细血管抵抗力；其中黄酮类有很强的清除自由基、抗氧化、防衰老作用，同时降低胆固醇，抑制血压升高，防止心血管病变；菊花丰富的营养物质对心脑血管系统功效显著，扩张冠状动脉，增强冠脉流量，对冠心病、高血压、高血脂等老年性疾病均有较好疗效。菊花也有抗菌、抗病毒、抗癌作用。

菊花可与龙井、普洱、枸杞、山楂、金银花、茉莉花、干果、胖大海、玫瑰花、决明子、冰糖、蜂蜜同泡饮。相得益彰。

饮法：透明杯放 4~5 粒菊花，沸水冲泡 3~5 分钟，不断加水饮。注意事项：现泡现饮，不要久放。否则功效下降，营养损失，引起腹泻；可以和多种物质科学搭配，各有功效。配搭冰糖不宜体寒虚，阳虚体质者，越喝越虚；忌与相克食物同时饮，如鸡肉、猪肉、芹菜等。

⑥ 葛根茶——葛根，中药材，晒干泡茶饮。葛根粉誉为"长寿粉""千年人参"。

葛根味甘辛、性凉，有滋身健体、生津止渴、升阳止泻之功效。

葛根富含淀粉、黄酮类化合物、葛根素、大豆苷元、氨基酸，钙、硒、铁、铜、磷、钾，多种维生素。

葛根泡水当茶喝有三大功能：葛根素改善血循环，降低血压、血糖、血脂（降低血清中的胆固醇）；总黄酮、葛根素、醇浸膏明显扩张冠状血管、增加血流量、降低血管阻力、改善梗死心肌代谢，同时改善脑微循环和外周循环，防治心律失常，改善视网膜血管末梢阻滞，提高视功能；葛根富含异黄酮，为天然雌激素，调节女性内分泌，丰胸挺乳功能超强，也增皮肤光泽、青春美丽久存，同时防治乳腺癌，子宫癌及肺、胃癌；葛根被誉为"天然支架"；葛根也有促进男性性功能，强精助育，治疗阳痿、早泄功能。

葛根泡水喝：放葛根七八片，沸水冲泡 3~5 分钟，可饮。葛根片嚼食。

葛根茶适宜："三高"人群、心脑血管病者、更年期妇女、孕妇婴儿、吸烟者、美容者、中老年人，可当滋补品。

> **温馨提示**
>
> 现在越来越多的人喜欢在喝茶时加一些中草药一起饮，或者单独泡中药材当茶饮，以期调理身体，比如拿枸杞、胖大海、野菊花、黄芪、银杏叶、决明子、葛根等泡水喝。严格讲，这些不是茶，而是药，在有益人体的同时，是药三分毒，不可避免地产生副作用，所以需要结合中医药理辨证，在医生指导下依个体情况谨慎服用。

4. 以下 3 种不是水——碳酸饮料、咖啡、浓茶

虽然人们非常喜欢把它们当水喝，但它们起不到水的功效，甚至相反，所以它们不是水，不能代替水。如经常且不控制喝饮料，会引发糖尿病及肾疾病。

① 碳酸饮料（包括机能性饮料、如专供运动员用的饮料）：可乐、雪碧、健力宝等，它们含大量色素、添加剂、防腐剂等物质，这些成分在体内代谢时反而需要大量水分，所以碳酸饮料越喝越渴，形成脱水，过量饮用还会引起钙流失，所以每日饮用不超一小杯。

② 咖啡：各种品牌的咖啡，都有很强的排尿效果，频繁促进水分排出体外，引起脱水，也会造成钙质流失。

③ 浓茶：饮浓茶副作用大，刺激胃肠、神经，出现尿频尿急，影响人体水平衡，引发细胞脱水。

第三节　便秘——不可不说的小毛病大危害

便秘看似小毛病，其实危害极大。宿便多日聚集大肠，体内代谢废物的毒素再次被大肠吸收，进入血管严重污染了血液，废物也会沉积血管壁上，阻碍血液循环，急剧升高血压，或形成血栓，诱发心绞痛、冠心病、心梗、脑梗等心脑血管疾病，因便秘而引发的猝死，屡见不鲜；宿便多日，会使许多可以延缓吸收的食物糖分不能及时排出体外，而在大肠再被吸收，进入血液直接升高了血糖，黏稠了血液，除加重糖尿病病情外，也增大了心脑血管疾病的发生率；便秘还有许多危害，诸如造成或加重肥胖、糖尿病、胃、肝、肾病、肛肠病、癌症等，不一而足。

一、便秘发病原因

便秘既有生理原因，也有心理原因：

生理原因：现代人吃食越来越精细（少粗纤维），蔬菜、水果量少（膳食纤维不足），肠蠕动困难，饮水少（碳酸饮料不能代替水）、润肠剂不足而上火。特别是不吃早饭，不喝空腹水，对肠道形不成冲击力（对结肠运动的刺激无力），宿便干结滞留不动，久之成习惯，数日形不成排便，甚至便意消失。

心理原因：排便和心理不无关系。大脑与肠道活动紧密联系，当人们工作紧张、生活压力加大、坏情绪来临，人的大脑皮层受到坏情绪影响时，指挥排便的功能就会失灵，肠蠕动受到抑制，大肠传导中断，从而使粪便滞留，导致便秘。长期心理压力大，便秘会成为一种习惯性慢性病。

二、如何纠正便秘、老便秘？

①多吃粗粮、杂粮，如燕麦、玉米多含粗纤维；豆类肠道发酵产气、促进肠蠕动；多吃蔬菜水果，如芹菜、韭菜、菠菜、洋葱、萝卜、橘子、香蕉等多含膳食纤维，可刺激肠壁蠕动加快；适当吃润肠类食品，如蜂蜜、芝麻、核桃、银耳、香蕉及烹调油，润肠通便。少食细腻辛辣食物。

②喝对空腹水、吃饱早餐食。我们身体任何时候都不能缺水，对排便更为重要。特别是便秘者，早晨一大杯体温水（300毫升），是救命水，大口大口吞下，水分会在3分钟内迅速集中到结肠，润肠软化宿便，对大肠形成一种冲击力，刺激肠蠕动，产生便意。喝好水后，早餐也要吃饱，保障胃肠功能生理规律正常，同时对胃肠宿食产生推动作用，对肠道宿便产生挤压力，推动宿便下行。

③定时排便。在空腹水、早餐后1小时左右，容易形成一日中最佳排便时段，无论有无便意，都要按时如厕。久之，会形成新的排便生物钟反馈，使排便正常。但同时要注意，千万别分心，集中注意力，平静培养便意，紧迫在10分钟内解决问题；排便别用猛力，以防猛升血压发生猝死，遇到宿便干结，应借助外力揉碎排出，保护肛门安全。

④ 改变便秘毛病也非易事，必要时可借助一下健康的通便药（协助一时），养肠、润肠，帮助肠道功能恢复，可遵医嘱。别靠泻药解决，如番泻叶、大黄、果导等，长期使用，便秘越来越重，且有更大风险（可借用一下开塞露引导）。

⑤ 减压放松情绪。紧张焦虑是排便困难的恶性循环主因，安静规律生活是放松情绪的良好环境，想得开是减压的一帖良药。压力小了，情绪好了，肠道通了，老便秘好了。

⑥ 常做运动，有益改善便秘。运动形式多样，一般多以增强腰部腹部力量为手段，达到促进肠蠕动、排便有力的目的。如跳跃运动，震动内脏、震动肚皮，促成排便；也有按摩腹部，借助外力运动结肠促便；也有每日练 60 下提肛运动促排便的。因人而异试试。

（详细排便知识参看六腑大肠排便）

（附）人体排毒知识介绍：

宿便与毒素，宿便下行到人体大肠后（进入结肠），一日无毒，二日轻毒，三日中毒，四日重毒。人体内排毒渠道及排毒量，75% 通过粪便排出；18% 通过尿液排出；3% 通过汗液排出；4% 通过五官、头发和指甲排出。人体排毒又可分为浅层排毒、中层排毒、深层排毒：通过肠道排便进行浅层排毒；通过肠道和肝胆进行中层排毒；通过五脏六腑、血液、淋巴进行深层排毒。人体在吸收进入体内营养的同时，也在千方百计地把毒素排出体外。毒素排出了，体液干净了，血液也就干净了，细胞就健康了；细胞健康了，身体自然好了。（医学研究发现：人体 90% 的疾病都与肠道垃圾毒素不能及时排出有关。）

第四节　运动——有益心脑血管健康

容易得心脑血管疾病的人，多为 40 岁以上的中老年男性和绝经以后的女性，所以此处的运动项目是专指这些男女性说的。

一、运动项目

1. 走路

是世界上最好的运动。走路是最经济，最有效，易做到，好适应的有氧运动。每天坚持 30~40 分钟，每分钟 100 步（有说每秒 2 步者），每日 1~2 次，就能帮助减轻体重和缓解心理压力，降血压、血脂、血糖，降低许多慢性病的风险。坚持走路是保持身体健康的最佳习惯之一。

走路的方法单一，略显枯燥乏味，于是人们锦上添花地想出了一些花样"走"法，列举几项，以抛砖引玉：

①10 点 10 分走，主要针对颈椎不好的人——举双臂指尖指向 10 点 10 分，走法：抬头挺胸，初始走 200 步，逐步增加，有助增强肩部肌肉、颈部肌肉、舒展颈动脉，预防颈部综合征，2 周见效。

②"三吸一呼"走，最养肺——走路心数数，每走 4 步，1、2、3 步吸气，第 4 步呼气，有助肺健康（挺身、不驼背），老年人不要过度用力吸与呼。最好在树多、水湿、负氧离子高的环境。

③一字步，防治便秘——左右脚踩在中线上（模特步），走 500 米。老年人走不要过度用力，以身体微汗而不疲乏为度。

④倒着走，缓解腰酸背痛——但不是所有人都适合，如腰椎间盘突出、老年人。

⑤边拍边走，呼吸通畅——左手拍胸，右手拍后腰，两手随步伐交替进行。

⑥甩手大步走，防驼背——甩臂高度与下巴平齐，一般以 80~90 步 / 分钟为宜。

⑦走跑交替，防治老寒腿。

⑧踮脚走，护肾——这样可以按摩足三阴，温补肾阳。

2. 慢跑

中老年体力稍好者可以进行。每日 30 分钟，坚持慢跑可使心脑血管致命风险降低 44%，比不跑者男性增寿 6.2 岁，女性增寿 5.6 岁；慢跑不仅可以练肺功能，还能让各脏腑不断进行规律运动，促进血液循环，提高胰岛素敏感性，有利脂质代谢。慢跑，毕竟是较激烈的运动，没有锻炼基础或老者少跑为好，以免引发心脑血管疾病。

3. 散步

是一种相对有限的放松运动。散步顾名思义就是松松散散无形式要求的走走停停。但美国心脏病协会对散步（运动）发布研究称，散步也有增强效果的方法，强调散步除了加快速度、加大步幅外，专家还建议多进行爬坡走，它能更好地锻炼到背部、大腿和臀部肌肉；还建议散步时每只手携带不超过1.4千克的重物，这样不仅能锻炼平衡能力，还能起到锻炼核心肌肉群的作用。散步过程中，可不断改变速度，也可小跑一段，上身做一些柔软体操动作，更好地起到锻炼全身肌肉的作用。

散步时应注意3点：① 注意走姿正确，头平视、收腹缩臀、双脚平行向前，步伐稳健，手臂适度摆动；② 掌握呼吸，吸气鼓腹、呼气收腹、均匀缓慢，呼气比吸气时间长；③ 掌握步调，一般散步60~90步/分钟，用于自我保健；100步以上/分钟，为快速散步，适宜健身锻炼，一般人不宜操之过急。

散步是减轻体重，燃烧热量的最佳锻炼方式，散步首先增强全身弹性，增强肌肉的力量，从而增强血管弹性，减少血管破裂的危险；散步促进气血通畅，促进血液循环，血凝不易形成，减少了心脑梗发病的危险；散步运动使心脏跳动慢而有力，心脏功能增强，促进了各脏器新陈代谢功能；散步等运动也能提高骨密度5%~20%。

4. 做家务

在快乐情绪中做家务，有益防治心脑血管疾病，也是一种不错的运动。

做家务是家庭难免的苦力活，美国哈佛大学某教授曾对家务劳动与健康关系做过专门研究，并列出家务能量消耗表，比如：扫地15分钟消耗60卡路里，手洗衣服一小时消耗190卡路里，擦玻璃30分钟消耗150卡路里等。可见，家庭主妇每天做30分钟中等强度的家务活，其运动量足以保持健康，使做家务达到了运动的一半目标——消耗热量。

毕竟家务劳动不是健身运动，不仅两者概念不同，健体效果也大不一样，家务劳动虽然也出汗也动，但动不出肌肉美、柔韧性，及强有力的心肺运动功能。因此，运动专家提出两全齐美建议：首先转变做家务的态度，把运动融入家务劳动中，可能会更好地边做家务边健美，更有益我们的健康。建议是在家务劳动形式上稍作变化或增加一些自己喜欢或擅长的体育动作，则家务便有了运动效果。

通过家务辛劳，产生运动美，成就感悠然而生，多巴胺骤升，喜悦的快感滋涌心田。

5. 微运动

可以在极小的活动范围进行，如头的转动，手指的屈伸，脚尖的跷起。极短时间，一两分钟或者几十秒、几秒便可以完成一组运动动作，这就叫微运动，从而达到某种健身需要的锻炼，特别对一些久坐办公室的人员，只要动不论时间长短都有益。

现摘录几组动作如下，供参考：

① 颈动脉运动（5分钟）——头前后活动，左右摆动，左右扭动，180度转动，最后加肩揉动，一日2次。

② 坐椅上护心运动——伸臂站起，坐下收臂，同时配合呼吸，重复15次，约5分钟。

③ 睡前抬腿促进静脉回流运动——平卧伸直小腿，脚尖绷直，左右交替抬起，各10次，可重复约5分钟。

④ 把全身气血津液抖动起来：站式抖：两脚分开，两手自然下垂，手心向内，两腿上下颤动，全身跟随颤动，早晚各一次，每次5分钟。平卧式：四肢上举，四肢轻抖，早晚各一次，约5分钟。

⑤ 睡前健身10个小动作，疏通血管、护心大作用——两手虎口平击36下，可治面部疾病、视力模糊、鼻炎、牙疼、预防感冒；掌侧面击36下，防骨质退化、骨刺、头疼、颈痛；手腕互击36下，防治心肺病、胸痛、胸闷；十指交叉互击36下，防治手足麻木，促末梢循环；虎口交叉互击36下，防治胃肠功能紊乱、恶心呕吐、腹泻、腹痛；双手互相拳击掌心36下防疲劳、提神；手背互击36下，调整内脏功能，防治糖尿病；搓双耳36下促头部血循环，防脑血栓；搓双手掌心发热捂双眼，治视力疲劳，近视，手机电脑眼病；双脚交替踮脚36下，畅通心脑血管。

二、运动三必知

1. 运动强度

运动者根据个人的身体状况、场地、器材和气候条件，选择适合的运动项目，使运动负荷不超过人体的承受能力。常以运动时心率作为标准，公式计算简单：60岁以下者运动时心率 =180– 年龄（ ±10）；60岁以上者运动时心率 =170– 年龄（ ±10），并且运动后15分钟心率恢复到安静状态为正常，如发现心率异常、超过110次或出现心律不齐应立刻停止锻炼。老年人一般多以自我感觉掌握适度：即出微汗、微喘、不心慌、不晕、不出大汗、休息下浑身舒坦、第二天精力旺盛，为运动适度。

2. 运动时间

运动时间的选择非常重要：一天中首先要避开第一魔鬼时间，即黎明 6~10 时，早晨 7~8 时为心肌缺血发作高峰期，早晨 6·10 时为心律失常易发生期，此段时间占全天死亡人数的 60%。另一魔鬼时间为傍晚 19 时左右，此时饮酒易醉、最伤肝，心脏病发作概率再度升高；一星期中星期一是心脑血管患者的危险时间，被称为黑色星期一，此时段发病率高出 40%；一月中对生命最有威胁的是圆月高照的农历十五，人体血管内外压力差、压强差特别大，极易引起心脑血管意外；一年中魔鬼时间是最热和最冷的几个月，夏日气温超过 35℃，对人体构成威胁。寒潮来临，特别是 12 月最危险，死亡率占全年之首；在人的一生中，中年是危险的年龄段。人到中年，生理状况开始变化，内分泌失调，免疫力降低，家庭负担加重，社会压力加大，心力交瘁，疲惫不堪，一着不慎，万劫不复。关注这些危险时段，有序安排适当锻炼、运动，健康自己身体。

3. 运动场所

时间长、活动量较大的运动，最好选择在大自然环境，既锻炼身体，又呼吸负氧离子，这种空气远胜家中的负氧离子机。况且在安静的山水花草间散步，对缓解抑郁的心情大为有益。在大马路的街头步行锻炼，一是不安全、二是呼吸污染空气，利害同在，锻炼的疗效几乎被"削弱了"。

如果有时间，户外晒太阳也是一项不错的运动：每日上午 9~10 时，下午 15~16 时晒 30 分钟，可获得一天足够的维生素 D，防癌佳品，维生素 D 也可帮助人体吸收钙，一举双得。

温馨提示

不论时间长的运动，时间短的运动；不论大运动，还是微运动，动起来都比久坐不动好。久坐不动（如打麻将、坐办公室工作，4 小时不动），人体会对心脏工作量需求减少，血流循环减慢，垃圾沉淀，久之心脏机能衰退、心肌萎缩、动脉硬化，心脑血管疾病突发就是顺风顺水。研究表明，坐着工作的脑力劳动者冠心病的发生率高达 12%，高出体力劳动者 4 倍。所以，不管用什么方式"动"起来，都可以促进血液循环，都有益心脑血管健康。什么运动方式并不重要，上面所举例子都是他山之石，可用可不用。我们可以根据自己的实际，健康状况，可使用的时间、场地，创造适合自身的一套健身运动或微运动，长期坚持，殊途同归，以达到康健自己的目的。

三、老人慎做以下动作，易损伤心脑血管

猛然回头——脖子虽细，颈椎中神经、血管密集，为重要的"生命线"，且脆弱。

弯腰够脚面——对老人脊椎、骨骼、肌肉、血压都会造成不良影响。

仰卧起坐——整条脊椎损伤，血压升高。

躯干扭转——脊椎扭伤。

爬楼梯——膝关节加重老化，或意外发生。

站着穿裤子——特别是洗完澡后，易跌伤。

猛起床——血压猛升、致心脑血管疾病发生，应该拨打"221"。早晨即醒时先躺2分钟、再坐2分钟、再等1分钟，再起床。

弯腰取重物——极易晕倒、猝死。

排便太用力——易发生脑梗、心源性猝死的概率非常大。

第五节　乐观——心态乐观身体健康少得病

一个人心态乐观、心胸豁达、心境平和，从生理上讲，就会使自身神经内分泌调节系统处于最佳水平，免疫功能处于正常状态，大脑就会分泌足量的多巴胺。这时，这个人就会对生活充满兴趣，对未来充满希望，就能朝气勃勃工作，当然，身体也是最棒的。即使原来有什么慢性病之类的，也会渐渐好起来，人处于低死状态。所以大咖胡先生对此强调说：乐观心态是防止心血管疾病的法宝。众多科学家研究数据进一步表明，许多威胁现代人健康的慢性病，诸如心脏病、脑溢血、胃病、高血压、糖尿病、哮喘、胃溃疡病等，都与心态悲观、孤苦有密切关系，如长期坐牢很少有人不患癌症的。所以中国另一大咖钟先生一针见血概括说：大部分人不是老死的，不是病死的，而是气死的！快乐情绪还有利激活免疫功能，对诸多大病（如癌症）产生意想不到的神奇效果。

世界众多诺贝尔奖得主也得出一致结论：人健康的金钥匙是：快乐＋生活目标。人要想健康不得病，少得病，活到100岁，心理平衡的作用超过50%，合理膳食占25%，其他占25%。

所以，是心态平和、积极、快乐、豁达，还是孤僻、悲观、消极、

仇恨，是人无病有病，寿命长短的第一位要素。

（附）多巴胺知识介绍：

多巴胺是一种神经传导物质（用来帮助细胞传送脉冲的化学物质），这种脑内分泌物和人的情欲、感觉有关，它传递兴奋及开心的信息。多巴胺也参与情爱过程，激发对异性情感产生，但只能维持 1~3 年（所以婚姻有 3 年之痒之说）。多巴胺也助提高记忆力，对治疗帕金森症、阿尔兹海默症有疗效。

多巴胺也与各种上瘾行为有关（进一步助人上瘾，如烟酒瘾、毒瘾、网络游戏瘾）。

我们如何让自己快乐起来？

① 通过饮食增加多巴胺分泌——多巴胺在人体内由酪氨酸合成，所以要多吃富含酪氨酸的食物，如杏仁、鳄梨（牛油果）、香蕉、芝麻、南瓜子、低脂奶制品；也要增加抗氧化成分食物摄入。因为多巴胺易被氧化，应多吃抗氧化食物，保护多巴胺，如 β 胡萝卜素、绿黄色蔬果：芦笋、绿花椰菜；富维生素 C 食物，如橙子、草莓、辣椒、甘蓝；富含维生素 E 食物，如：坚果、葵花籽、野菜等。

② 再老也要有生活目标——目标有大有小，有长有短，按照目标进行，活得充实有盼头；如果没有了生活目标，眼前便是茫然一片，天天熬日头，等死就成了生活目标。有目标的生活欣欣向荣，任何疾病都会避而远之；无目标则心散、无趣、混日子等于自杀。

③ 笑是营养素——笑能降血压，笑 1 分钟，效果顶划船 10 分钟；笑释放压力，减少沮丧感；笑刺激人体分泌多巴胺，产生快感。中老年人要多看喜剧、多听喜事、笑口常开。

④ 用好朋友圈——朋友是"不老丹"，朋友圈广的人平均延寿 7 岁；"话疗"是特效药，和左邻右舍、长幼家人聊天，等于话疗，每周 1 小时以上，见效（但要正能量人群）。

⑤ 常怀感恩心——感天感地感父母感他人，做个好人：容别人不足，也容别人成就；助人为乐，乐善好施，真正提高幸福感。幸福感产生最佳心态，最佳心态提高免疫力。

⑥ 淡泊名利——别攀比，金钱利禄，身外之物，生不带来，死不带去，知足常乐，宁静致远，淡泊名利，人生苦短，何必计较太多？

⑦ 家和万事兴——解决好家庭问题，一要敬老，二要爱小，三要处

理好婆媳关系，四要夫妻恩爱。人是情感动物，情绪不过度，过度了应很快调整过来。家庭天天吵，70%会引起疾病。人人宽容别人，小家团结大家和谐。

张学良在101岁时笑谈自己被囚禁数十年还能长寿的经验：大笑是营养素，"话疗"是特效药，朋友是"不老丹"，宽容是调节阀，淡泊是免疫剂。很有说服力。

（附）心脏知识（人人须知）：

心态好坏影响心脏健康，心脏健康也能影响心态好坏。

最新研究表明，心脏不仅是血液循环系统，压力泵器官，也是一种有智慧的"指挥器官"。现代学者认为，心脏也参与脑的部分工作，两者一起主宰着人的思维活动。美国生物化学家发现，心脏能够制造一些特殊的激素，借助它们与身体的其他器官取得联系，"指导"其他器官如何更好地为身体健康服务。甚至与脑沟通。各国科学家已相继证实心脏的这种新功能——内分泌"联系指导"功能。

心脏不仅是一部机械压力泵，更是一个有着自己特殊情绪的"智能器官"。瑞典和美国学者不久前对17433名成人调查，得出结论，心脏特别需要友谊，也特别容易被压力、抑郁、孤独、愤怒、悲伤等"坏情绪"感染：悲伤引发心脏病，愤怒导致房颤，孤独憋出冠心病，重压带来高血压、心脏病，受惊吓猝死，麻醉不当心脏失去知觉而停摆……因心情不佳而有一半人死于心脏疾病。

心脏对两种人体分泌物质（神经介质）特别敏感：一种是当人生气时、悲伤时，大脑在情绪压力下人体释放出的一种分泌物，叫"儿茶酚胺"，超量时会快速引起血管收缩，（主要是小动脉和小静脉收缩）使心跳加速、血压升高、心肌梗死、血糖上升，对心脑血管形成危险。所以人要避免坏情绪，以保身体安康；人体脑内还分泌另一种神经传导分泌物质，叫多巴胺，和人的情欲感觉有关。多巴胺传递使人兴奋、喜乐、开心的信息，也能影响每一个人对事物的欢愉感受。多巴胺充足时，人就有快乐之感；当多巴胺不足时，人就变得迟钝、消沉，对生活了无生趣，甚至产生自杀念头。

温馨提示

人在生气、悲伤、愤怒的状况下，坏情绪又促使大脑释放出过多的"儿茶酚胺"，更使情绪雪上加霜，形成恶性循环。要截断这种恶性循环链，倒不如痛快大哭一场，因为眼泪可以将儿茶酚胺毒素排出体外，减轻坏情绪；脑内分泌物"多巴胺"与人的情欲、感觉有关，它传递兴奋及开心的信息，产生欢愉感觉。多巴胺要充足，但并非多多益善，超量会使人激动、冲动、上瘾。诺贝尔委员会主席彼得松评奖时说，事业的狂热、爱情的亢奋、烟民酒鬼和吸毒的快感统统与多巴胺数量有关，受多巴胺控制，所以，我们如何兴利除弊，有待自己研究掌握。

第六节　睡眠——是补充运动能量和保障心态乐观不可缺少的重要一环

　　睡眠是高等脊椎动物周期出现的一种自发的和可逆的静息状态。睡眠是由脑功能活动而引起的主动的生理活动，睡眠是生命的需要，是恢复精力所必需的休息。睡眠时机体自觉意识消失，神经反射减弱，体肌放松，体温下降，呼吸变缓，心跳减慢，血压微降，新陈代谢速度减慢，胃肠蠕动明显减弱。看上去人是静止的，被动的。实际不然，脑电图证明，大脑并未完全休息，仍在微弱活动（但复杂的高级神经活动不能进行）。

　　人脑始终处在觉醒和睡眠交替状态，这种交替是生物节律现象之一。

一、睡眠的作用

　　睡眠是人体最好的休息，睡眠有利于人的体力和精神的恢复，是取得高度生产能力的保证。

　　人的生命约有 1/3 是在睡眠中度过的。睡眠看似无所事事，却是人必不可少的重要活动：经过睡眠，解除了人们繁忙一天的疲劳，恢复了第二天做事的勃勃精神。良好的一夜睡眠，重新调节了人体生理机能，维持了日复一日劳作的神经系统的平衡，是人体修复自身生命的重要一环。睡眠对人体各脏器都有重要作用：首先，睡眠是大脑的主动活动过程，脑内许多神经结构和递质都参与睡眠的发生和发展，从而使大脑重新获得健康和精力。如果睡眠不好，大脑疲劳难以消除，脑功能将会受到损伤；

睡眠和免疫力密切相关，睡眠不足，人免疫力下降。有专家研究显示，假如连续2周睡眠不足6小时，体内淋巴细胞——免疫力的主力军，就会减少30%，它杀灭入侵人体的细菌和病毒的功能就会减少30%，因此会有大量毒物进入人体；养肝重在睡眠时间，因为此时肝脏不像白天那样紧张，流经肝脏的血液最多，是肝脏功能修复和自我调整、护肝的好机会；良好的睡眠可以增强肝细胞的功能，以便更好地完成淘汰旧血液，产生新血液的本职工作；那些睡眠欠佳的人，更容易患上肾功能衰竭；此外，睡眠还对胆、肺、大肠、淋巴的排毒和脊椎的造血有明显的影响。

睡眠是生理规律活动，按照生物钟起居有常，身体事半功倍的健康，违背规律，起居无常，睡眠无序，长久会造成生理紊乱，百病相侵！常言道：药补不如食补，食补不如觉补。睡好觉一本万利。遗憾的是我国有四成成年人有睡眠障碍，享受不到良好的睡眠。

二、科学睡眠

① 卧室环境——熟悉安全安静，无外界声音干扰，光线柔和随意，墙面颜色不跳跃；

② 入睡时段——晚上11时上床，早上6时起床，起睡时间较固定，生物钟有序，各脏器可以在睡眠中得到休息、修复、恢复。24时后睡觉，会使免疫力下降，诱发各种慢性病，如高血压、糖尿病、心脑血管疾病，还会导致细胞突变，增加癌症风险。

③ 睡眠时间——一般以6~8小时为宜。睡眠超过8小时或更长，心脑血管病风险增加1倍，中风丧命的可能性高出3.5倍。美国有人研究，睡眠超长人死得快；睡眠少于5小时，体力脑力难恢复，也会得各种慢性疾病，而脑子会变笨，提前衰老。睡眠在7小时左右，充足而不超长，既能消除疲劳，还会让血液中的T淋巴细胞和B淋巴细胞数量增长，T、B淋巴细胞是体内免疫力的"主力军"。

④ 保证午睡——午睡是中国人的习惯，午睡以30分钟至1小时为宜。起床后喝一杯水，神清气爽，一日硬朗。西欧北美人没有午睡习惯，所以冠心病发病率高。

⑤ 补充小睡——如果一天紧张，无法达到睡眠充足，那么可以补充小睡。小睡见缝插针。某博士讲，小睡是指当日睡眠不足，可以睡20分钟，时间短，但效果好。

⑥ 如何提高睡眠质量——餐后不宜立即睡眠，餐后血液流向胃，大

脑会供血不足。宜 20 分钟后再睡；睡前别吃太饱，影响心脏正常收缩、舒张；睡前别吃油腻食物，会血稠，加重冠心病；睡前吃刺激性食物，如辛辣、咖啡、浓茶，刺激大脑难以平静，难以入眠；睡前也别喝酒，虽入睡，但心脏大脑不得安宁，而且易在梦中引发猝死，后果难防。

三、睡眠疾病和睡眠异常

如果非快速眼动相睡眠和快速眼动相睡眠排列规律发生紊乱，那就是得了睡眠疾病。睡眠疾病可分为三大类：睡得太少，睡得太多和睡眠中出现异常行动。

1. 睡得太少

失眠症：指持续相当长时间睡眠质和量都达不到睡眠所需。在失眠和忧虑心理的干扰下，形成恶性循环；剥夺睡眠数天不让睡眠，人会头昏脑涨、注意力不集中、情绪恶化，出现幻觉，精神失常，意志消退，产生自杀念头。一旦可睡，立刻进入快速眼动相睡眠。

2. 睡得太多

嗜睡症，白天睡眠过多或夜间过久。

3. 睡眠中行动异常

① 睡行症（夜游）。通常出现在睡眠的前 1/3 段的深睡期，自己从床上爬起来穿好衣服在室内或户外行动，一如白天的常规活动，一般没有语言活动，询问也不回答，多能自动再回到床上解衣继续睡觉，次日醒来不能回忆。多见于儿童青少年；② 夜惊。幼儿在睡眠中突然惊叫、哭喊，伴有惊恐表情和动作，心率增快，呼吸急促、出汗，瞳孔扩大等植物神经症状。通常在晚间睡眠后较短时间内发作，每次持续 1~10 分钟；③ 梦魇。睡眠中为噩梦突然惊醒，对梦境中恐怖景象记忆清晰，心有余悸。通常在晚间睡眠的后期发作；④ 遗尿症。多发生在睡眠的前 1/3 时期，唤醒后患者不诉梦境。

四、早晨起床五忌

① 忌醒后立即起床——人从抑制转入兴奋状态需要一个过程，睡醒

立刻爬起，血液不能及时运输到大脑，所以会有头晕眼花感觉，我们应该（尤其老年人）先活动一下四肢再起床；

②忌起床后立即小便——突然排空膀胱，会诱发低血压。大脑短暂缺血，易晕厥，寒冷凌晨是诱发突然心梗的"魔鬼时间"；

③忌醒后马上进食——早起是唾液胃液少的时候，马上进食不易消化。应喝水后进食。

④忌醒后赖床——醒后久卧不起，不利阴气宣发，精神难以振奋，四肢发沉，情绪萎靡。睡了一夜，反而更感疲劳；

⑤忌醒后剧烈运动——不做准备活动，立马开始剧烈运动，突然刺激交感神经过度兴奋，打乱自主神经节律，会使人整日焦虑不安。特别是老年人，更易突发心脏病。

温馨提示

应该知道的睡眠科学常识：

人在睡眠时，眼球有时不活动或者很慢浮动，这段时间比较长；但有时眼球很快来回活动，这段时间比较短，眼球慢动或快动的同时，脑电图出现不同的变化。由此，科学家把睡眠分成非快速眼动相睡眠（慢波相睡眠）和快速眼动相睡眠（异相睡眠）两部分。两者的基本规律是：正常成年人睡眠一开始先进入非快速眼动相睡眠，由浅入深，经过60~90分钟后，转成快速眼动相睡眠，持续10~15分钟，又转成非快速眼动睡眠，就这样周期性地交替出现非快速眼动相和快速眼动相睡眠，一夜出现4~6次，直到清醒为止。

随着睡眠由浅入深，意识逐步丧失，血压略降，心率和呼吸减慢，瞳孔缩小，体温和代谢率下降，尿量减少，胃液增多，唾液分泌减少，发汗功能增强等。

也有人将睡眠过程简化成：入睡，浅睡，深睡，延续深睡4个阶段。

（睡眠由大脑下的松果体调节，松果体分泌少了，对睡眠的调节力会减弱，人入睡质量变差）

（失眠入睡法：久不入睡者，可让手脚放松，张嘴，再张嘴，静心，则渐渐哈欠连连，睡意来袭，进入睡眠佳境。）

第七节 心脑血管疾病的控制与检测

战胜心脑血管疾病，首先要确立信心，心脑血管疾病虽然来势险恶，但它是完全可防、可控、可治的。前提是明白它是如何引起的，及早制订出针锋相对的控制办法。

一、导致心脑血管疾病发生的八大危险因素及控制措施

① 高血压——高血压直接损伤的是大血管（包括冠状动脉），小动脉血管也深受其害。高血压可使动脉血管壁增厚变硬，管腔变细，或者动脉内皮细胞受损，血小板等在伤处聚集，形成栓塞，影响心脑供血供氧，引发心脏病、心肌梗死、脑梗死、心力衰竭等。血压骤升，极易脑血管破裂，导致脑溢血。

高血压是发生心脑血管疾病直接的主要的危险之一。高血压患者的年龄越老，得冠心病的危险越大。血压越高，患心脑血管病的危险越大。

控制：长期服药、血压稳定不更药方。血压理想水平保持在 ≤ 140/90 毫米汞柱。有心脑血管疾病的人控制在 130/80 毫米汞柱为宜，心脑血管发病可下降 90%。严防骤升骤降危险。

② 高血糖（糖尿病）——损伤的是人体的微血管。糖尿病常常引起并发症，如糖尿病足、眼底病变，还会造成血稠，是引发心脏病或缺血性卒中的独立危险因素。随着糖尿病的加重，会逐渐出现各种心脑血管疾病，如冠心病，概率是正常人的 3 倍。而且病变范围会更大。女性较男性危险大。

控制：药物控制 + 管住嘴；食物均衡搭配，节制食物糖分 + 迈开腿，消耗食物热量，特别是四肢活动，促进毛细血管、微血管血液流通 = 几十年老糖尿病友不发生并发症。科学家提出新理论：糖尿病不是终生病，可以逆转，医治方法正在进行中。

③ 高血脂——主要为高胆固醇，胆固醇是形成斑块的主要原因，是"三高"产生的基础。高胆固醇可使血液黏稠度迅速升高，加速动脉粥样硬化，形成血栓，堵塞血管。如不及时预防、调理，将会引发冠心病、高血压、脑血栓等心脑血管病。血脂异常是心脑血管病的独立危险因素，

控制血脂是心脑血管病防治的重中之重。

控制：药物降脂，服用他汀类药物，食用低脂食物，将胆固醇降至4.7以下，甘油三酯降到1.70以下，低密度脂蛋白降至2.6以下。冠心病患者血脂不高也要服用他汀类药物降脂。（也可使用胆固醇抗原疫苗，国际公认的先进疗法）。

④ 肥胖——也叫超重，肥胖是产生"三高"疾病的平台，因肥胖引发心脑血管疾病是正常人的2~3倍。体重超过标准10%，患病率就会有明显增加。美国一研究报告称，超重人群更易患13种癌症，如胃癌、肝癌、胆癌等。

控制：能量要平衡，脂肪无堆积。肥胖者一是控制食物摄入量，控制热量，少食甜食、肥脂；二是多运动，消耗掉当日的热量。

⑤ 钠盐——中国人40%的高血压患者都是吃盐多（氢氧化钠）引起的，尤其是北方人，吃盐往往超量数倍，甚至十数倍。钠盐摄入太多，导致钠潴留，引发高血压，加速了动脉硬化、冠心病、猝死。

控制：日食盐6克以下，还包括酱油等食物中的盐分。

⑥ 抽烟——直接损害血管壁内膜。烟中含300多种有害物质（如尼古丁等），进入血液，损害血管内壁及各种脏器，从而使胆固醇、血小板在伤处沉积、堵塞。抽烟第一个三部曲：血管内膜损伤—血栓着床栓堵—猝死。抽烟第二个三部曲：气管炎—肺气肿（肺心病）—肺癌（吸烟者患肺癌是不抽烟者的17倍）。

控制：抽烟难戒，除上瘾外还有别的心理原因。但完全可戒，需有战胜自我的毅力。

⑦ 性别与年龄（寿命）——心脑血管疾病，与人们性别差异和年龄老少有密切的关系。男性40岁以后，冠心病的现患病率随着年龄增长而增加，每增加10岁，发病率递增一倍；女性由于有生殖能力极强的生殖激素维护，不易得心血管病，更年期后，患心血管病概率接近男性。男女年龄越大，患病风险越高，就像自来水管水垢一样，使用年限越长，水垢堆积越多一样。人在60岁前，发病率男性高于女性，但75岁以后，女性高于男性。

控制：自然规律，明白了道理就应该懂得如何应对了。

⑧ 多因素联合作用——多方面各种不起眼的疾病同时存在时，会产生联合作用，也会致病多发。甚至有人认为冠心病也有较肯定的家族聚集性遗传；但也有专家认为遗传比例很小，大部分心脑血管病与人的生存习惯和饮食习惯息息相关。

控制：虽然是各种小病，但也应重视，提高保健意识。小灾小难及时看病检查，听从医嘱，吃药控制。所以许多常见的病病殃殃的人，一天药不离身，却活的更长久，动不动就到医院看病的妇女，往往长命百岁。而那些体壮如牛者，以为有抗病本钱，拼命熬夜，却突然英年早逝。为什么？重视小病者长寿。

二、心脑血管病毙命的五大危险瞬间

①酗酒毙命——常见昨晚酒席桌上大醉而归者今早再没有醒来，死了。大量酒精进入血液，可使血液中的血小板猛增，进而导致血流调节不良。轻者引发心律失常，血压、血脂受到干扰，使心脑血管疾病更易发生；重者酒精麻醉刺激心脑神经，引发猝死，由于醉酒无反应而立马毙命。

②超量运动、过劳毙命——适量运动有益身体健康。超量运动，特别是中老年人，会导致肾上腺素分泌过多，心跳速度加快，心脏供血功能受到影响（血液供应不上、缺氧），严重者甚至会出现心跳骤停，引发猝死（运动场猝死屡见不鲜）。经常加班、熬夜者，也会引发心衰、肺衰、肾衰、心梗、脑梗、诸病叠加，猝死频发。

③动气毙命——大怒大恐、大喜大悲，一时情绪激动而血压骤升。硬化斑块，被血流冲击或痉挛所作用，导致破裂，血栓游走造成冠脉或脑动脉堵塞，引发急性心肌梗死或脑卒中。

④便秘毙命——长期便秘大便干结，排便用力过猛，而瞬间脑血管爆裂出血致死。

⑤气候寒暑骤变及桑拿毙命——气候骤寒酷暑，极易引发心脑血管猝死发生。严冬温度骤降，人体血管收缩、痉挛，极易引起供血不足或栓塞，保温不好，心脑血管病突发或猝死；酷暑烈日，血管喷张，极易心脏缺氧缺血，而引发心脏猝死；桑拿是高血压、心脏病患者的禁忌，桑拿房高温、氧低，因缺氧引发急性心肌梗死者屡见不鲜。外因刺激都会引起交感神经系列反应（图41）。

三、定期检测

要控制心脑血管疾病，就要通过检测明白自身健康状况。

①常规检测——以心脑血管疾病为目标，进行常规检测。项目有血

压（心脑血管病主要元凶）、心电图（监测心血管异常，但一次检测未见异常并不代表没有潜在疾病）、血常规（了解血细胞情况，排除炎症性疾病，血癌、贫血等）、尿常规（了解泌尿系统情况，排除肾脏、泌尿系统疾病、糖尿病）、血脂和血糖（排除甘油三酯、高胆固醇、高血压、冠心病、心肌梗死、动脉粥样硬化、糖尿病等）、血液流变学（如血管的流变性、血液的流动性、黏滞性、变形性及凝固性等）测定等。

② 老年人常规体检还应该有——a. 心电图——重点发现心律不齐，冠心病的心肌缺血改变；b. 心脏彩超——检查心脏结构、功能、血流动力学等，发现高血压性、动脉硬化性、风湿性、先天性等心脏病变及心肌病；c. 脑部检查——如有头晕头痛、注意力不集中、情绪不稳定等症状，应检查脑部；d. 重视测血压——即早发现高血压，预防血压骤升，有高血压家族遗传或肥胖者更要注意，以防冠心病等突发。

③ 常规体检代替不了心脏专项检查——体检全部指标在正常范围，并不代表心脑血管无潜在发病危险，比如冠心病、心肌病、瓣膜病、心力衰竭及心律失常等，对于部分存疑者，还应该做某项（或某几项）心脏检查：

首先是检查冠心病是否存在，最重要。冠心病的发生都由一系列危险因素导致，这些因素包括高血压、高脂血症和糖尿病等，控制住这些危险因素，避免心脏病发展。

其次，各种器质性心脏病多有心电图、心脏超声波的异常，要进行这两项诊断。

再次，对高度怀疑有心血管疾病者，还要补充心电图负荷试验，心脏 B 超。再做心脏 CT，可对血管狭窄，堵塞的状态来确定心肌梗死，心绞痛，冠心病，并对冠脉摄影；也可做头颅 CT，脑血管造影、颅部彩色多普勒超声，以发现脑血管病变的部位和性质。如果 CT 还不清楚，还可以做心脑 MRI（磁共振成像），作用和 CT 相似，成像效果更清晰。

冠脉造影（血管造影）被公认为是诊断冠心病的"金标准"，是将造影导管放入桡动脉（或肱、股动脉），逆行送入主动脉根部，进行冠状动脉造影，将血管腔清楚显示出来的一种常用有效的方法，冠脉造影术安全适用，而且诊病最准确。

第六章 >>>
人体不可不知的生命知识

第一节 人体"一二三四五六七八九十"，
你知多少？

一、一个进化数千万年的智能大脑

人脑（图23）——人脑由大脑、小脑、间脑、脑干四部分组成，重约3千克，男性大于女性。

大脑是人脑的主要部分，更是中枢神经系统的最高级部分。大脑被一条深深的纵裂从中间分成左右两大脑半球，二者由神经纤维构成的胼胝体相连，并互通信息。

大脑（图24）左右半球各包含4个部分，即额叶脑、顶叶脑、枕叶脑和颞叶脑。两个大脑半球表面都有许多弯弯曲曲的沟裂，称为脑沟；凸出部分称为脑面，凸凹部分展开有1/4平方米大。左右大脑半球由内到外的3部分组成：脑核、脑缘系统和大脑皮质。脑核功能是掌管人类日常活动的处理，包括呼吸、心跳、觉醒、睡眠、运动、平衡和早期感觉系统等；脑缘系统围绕脑核，负责行动、情绪、记忆处理等功能以及体温、血压、血糖、其他家居活动；大脑皮质是大脑两半球表面覆盖着的一层灰质。由各种神经纤维构成。大脑皮质是神经系统调节人体活动的最高中枢，包括较高级的认知和情绪功能，复杂的心理活动、逻辑思维等。

（不同的大脑皮质，分管特定部位的活动。大脑皮质一般分解为 4 个脑叶，即额叶、顶叶、枕叶、颞叶。德国神经学家布罗德曼根据细胞结构的相似性把大脑皮质划分为 52 个区，叫作布罗德曼分区。也有其他一些分区法）

大脑有 140 多亿个神经细胞，人类大脑的信息存储总量可达到 1000 万亿个信息单元，相当于 50 间藏书 1000 万册的图书馆。所以，人的大脑潜能是巨大的，只待开发。

大脑左右半球各有独立的功能：左半球大脑具有语言、阅读、书写及思维逻辑、推理、计算能力；右半球大脑具有图形、空间结构构思、音乐欣赏能力和形成非言语性概念能力。

（小脑是肌肉、运动、平衡的调节中枢，接受大脑信息，整合神经冲动。）

二、两套差异巨大而又配合无间的生殖器官，繁衍智能后代无穷无尽（略）

三、三大营养物质代谢

代谢名词解释——代谢全名叫新陈代谢，是生物体内维持生命所以发生的一系列化学反应。这些反应使得生物体（具体到组成生命的细胞）能够生长并繁殖。代谢也可以被认为是生物体不断进行物质补充和能量交换的过程，一旦停止，生命终结。

淀粉、脂肪、蛋白质三大营养物质进入体内在胃肠道，在胆汁、胰腺各类酶的作用下，经过不同的氧化、酵解、合成、分解等一系列化学反应，饮食发生了质的变化：淀粉变成葡萄糖，脂肪变成甘油和脂肪酸，蛋白质变成氨基酸，进入血液，有的氧化分解成为能量，供应机体组织（细胞）利用；有的补充修复细胞使用，成为新的细胞构成部分；还有的成为其他使用功能，而分解氧化产生的废物，修复细胞的陈旧物等，则通过血液，经肝、肾解毒、过滤，进入膀胱、大肠，排出体外。一轮新陈代谢过程完成。

1. 糖类代谢

糖类又称碳水化合物（碳、氧和氢组成）。糖的种类很多，但只有葡萄糖、果糖（单糖）能通过胃肠道吸收进入血液成为血糖（其他多糖只有转化成葡萄糖才能进入血液）；参与糖类代谢：糖分第一功能是为细胞提供热能，每克葡萄糖可氧化产生4大卡能量。人体所需能量的70%由糖提供，燃烧后的碳、水排出体外；其次，糖分也是构成机体的重要物质，新鲜有活力的进去，衰老的代谢出来排出体外；第三是多余的糖分以糖原储存在机体和肝脏内，以备缺糖时再分解利用，功能还是为细胞提供能量或补充修复机体细胞。

2. 脂肪代谢

脂肪主要来源是动物脂肪和植物脂肪。动物脂肪常温下呈固态，多含饱和脂肪酸（40%~60%），植物脂肪常温下呈液态，多含不饱和脂肪酸（80%~90%）。脂肪进入胃肠，大部分经胆汁乳化成小颗粒，在小肠被胰腺和脂肪酶将脂肪里的脂肪酸水解成游离脂肪酸和甘油，被小肠吸收进入血液。① 脂肪是构建细胞的组成成分，被替换的陈旧成分随血液经肝、肾过滤灭毒后排出体外；② 脂肪是很好的储能物资，多余的将被转化为糖原和脂肪储存下来，以备不时之用；③ 脂肪氧化后为细胞机体提供能量。但脂肪虽含能量很高（是糖的2.2倍），却是备用物资，只有在碳水化合物（糖）消耗尽后，才会通过转化变为碳水化合物燃烧供能使用。因为现代人营养丰富，糖分还用不完，所以储备的脂肪往往代谢不掉，所以满街都是胖子。

3. 蛋白质代谢

蛋白质是一切生命的物质基础，也是人体组织更新和修补的主要原材料，人体兆亿细胞处于永不停息地衰老、死亡、新生的新陈代谢过程中，所以蛋白质的摄入、利用也在不停进行。蛋白质要想被利用，食物中的蛋白质要先降解为氨基酸，体内蛋白质也要先分解为氨基酸才能继续氧化分解或转化，分布体内各处，参与代谢：除更新人体组织作用外，还能当供能物质。糖分和脂肪用完后，蛋白质可以转化为碳水化合物，为人体提供能量（约占10%）。

以上代谢废物进入体内，或被巨噬细胞吞食，或经肝肾解毒、过滤排出体外，完成一轮新陈代谢过程。

温馨提示（图44）

①人体三大营养物质糖类、脂肪、蛋白质是可以相互转化，相互补充的（只有脂肪只能转化为糖，不能转化为蛋白质）；②三大营养物质的转化是有条件的，即确实需要，通过不同途径；③三大营养物质之间的转化还是相互制约的，比如提供能量，首先由糖分提供（约70%）；如不足则由脂肪提供（约20%），最后，万不得已只好请蛋白质出来提供，因为蛋白质数量有限（人体不储存蛋白质），最多也只有10%了。

四、四大组织

人体由有机质（碳氢化合物）和无机质（所有碳氢化合物之外物质，包括各种矿物质、水、盐等）构成细胞，由细胞与细胞间质组成组织。

1. 上皮组织

也叫上皮。上皮组织是衬贴或覆盖在其他组织上的一种重要结构，由密集的细胞和少量细胞间质构成。结构特点是细胞结合紧密，没有血管，营养由结缔组织供给。上皮组织可分为被覆上皮和腺上皮两大类（有厚有薄）：被覆上皮由多层（人脸为7层）细胞组成，分布人体表面（表皮）、口腔、咽食道、肛门和阴道，具有耐摩擦和防止异物侵入等保护作用。腺上皮一般由单层细胞组成，常在物质容易通过的地方：如视网膜，鼻腔、气管、支气管、脏器内腔表面，有容易吸收、分泌、排泄等特点。

上皮组织保持动态平衡。上皮组织再生能力很强，表层上皮细胞不时脱落，深层细胞不断分裂增生，使上皮保持长久活力，对病理性创伤也有很好的修复功能。

2. 结缔组织

由细胞和大量细胞间质构成，结缔组织的细胞间质包括胶体状或固态的基质、细丝状的纤维和不断循环更新的组织液。细胞散居于细胞间质内，分布无极性。一般所说的结缔组织，仅指固有结缔组织而言，按结构和功能不同，固有组织分为：疏松结缔组织、致密结缔组织、脂肪组织和网状组织。

功能：结缔组织广泛分布于机体各器官中，具有支持、连接、充填、营养、保护、保温、修复和防御功能。

结缔组织大都隐蔽在上皮组织之下面（起营养、保温、防御等作用），臀部、大腿为集中地，肌肉部分都有结缔组织。胶原蛋白为网状组织主要成分，产生一定的机械强度，支持起人体美丽曲线，丰满的乳房所以挺拔，就是依靠结缔组织充填和承托。

3. 肌肉组织

肌肉组织由特殊分化的肌细胞构成，许多肌细胞聚集在一起，被结缔组织包围而成肌束，肌体间有丰富的毛细血管（供营养）和纤维（含神经）分布。肌肉组织可分为平滑肌、骨骼肌和心肌 3 种：平滑肌分布于内脏和血管壁，骨骼肌通过肌腱附于骨骼上（有例外，如脸肌），心肌分布于心脏，构成心房、心室壁上的心肌层及主动脉血管。

肌肉组织的主要功能是收缩和舒张：骨骼的收缩受意志支配（属随意肌），如躯体和四肢运动；心肌和平滑肌受自主性神经支配，如消化，吸收、循环、排泄等生理过程等。

4. 神经组织

神经组织是人和高等动物的基本组织之一，是神经系统的主要构成成分。神经组织是由神经细胞（神经元）和神经胶质细胞组成。神经细胞是神经组织的主要成分，是高度分化的细胞，数量庞大，形态多样，结构复杂，在生理功能上具有感受刺激和传导冲动（进行分析综合）产生反应的特点，它是神经组织的结构和功能单位，故神经细胞又称神经元。神经胶质细胞是神经组织的辅助成分，和神经细胞一样也有突起（轴突和树突），但胞体一般比神经细胞小，而数量却是神经细胞的 10 倍多，对神经细胞起支持、营养、绝缘、保护和修复等作用。

神经组织是高度分化的组织，构成人体神经系统，广泛分布于人体各组织器官内，具有联系、调节和支配各器官功能活动，使机体成为协调统一的整体。

五、五脏

（一）心脏（图1、图25、图26）

人的心脏外形像桃子，如本人的拳头大小，位于横膈之上，两肺间而偏左，是全身血液循环系统的动力。心脏主要由心肌构成的中空器官，有左心房、左心室、右心房、右心室4个腔。左心室与主动脉相连，右心室与肺动脉相连，左心房与肺静脉相连，右心房与上、下腔静脉相连。左右心房之间和左右心室之间均由间隔隔开，故互不相通，心房和心室之间有瓣膜，这些瓣膜使血液只能由心房流入心室，而不能倒流。心脏的作用是推动血液流动，向器官、组织提供充足的血流量，以供应氧和各种营养物质，并带走代谢的终产物（如二氧化碳、无机盐、尿素和尿酸等），使细胞维持正常的代谢和功能。

1. 心脏主要功能

心脏主要功能是泵（射）出血液，心跳就是泵血。心脏每分钟心跳（泵）约70次，每次泵血量约70毫升，约心室血积量的55%~70%。每分钟泵血量5000毫升，即5升，每小时泵5升×60分钟=300升，每日泵血300升×24小时=7200升。

心脏每年心跳约3600万次，泵出血液252000万毫升，即252万升。心脏所以能有规律、经久不衰地泵血，有两个结构正常活动是其重要保证。

2. 心脏传导系统（图3）

心脏是由特殊的心肌纤维所构成，能产生并传导冲动，使心房肌和心室肌协调规律地进行收缩。从而维持心收缩的正常节律。

心脏的传导系统包括窦房结、房室交界、左右房室束和浦肯野纤维。

窦房结位于右心房接近上腔静脉入口处的心外膜下，含起搏细胞（P细胞）和过渡细胞，为正常起搏点。P细胞发生兴奋通过过渡细胞传至心房肌，使心房肌收缩，同时兴奋可经结间束下传至房室结。房室结位于间隔下部，由房室结发出房室束进入心室。房室结将窦房结发出的冲动传至心室，引起心室收缩。房室束进入室间隔分成左、右束支，分别沿心室内膜下行，最后以细小分支即为浦肯野纤维分布于心室肌（房室交界是心房与心室之间唯一的电通路，最容易阻碍不通），见示意图。

3. 心脏自供血管（图1）

即冠状血管，心脏的营养是由冠状循环血管来供应的，有左右两支冠状动脉，分别起于主动脉起始部，右冠状动脉主要分布于右心房、右心室和室间隔后部，也分布于左心室后壁。左冠状动脉又分为两支，一支为降支，一支为旋支，它们分布于左心房、左心室和室间隔前部，也分布于右心室的前面。冠状动脉既细又重要。更容易堵塞发病。见示意图。

（二）肺

肺是人体的呼吸器官，也是人体重要的造血器官。位于胸腔，左右各一，覆盖于心之上。肺有分叶，左2右3，共5叶。肺经肺系（指气管、支气管）与喉、鼻相连，古称喉为肺之门户，鼻为肺之外窍。

肺是人体呼吸器官，是指全身的血液都要通过百脉流经于肺，经肺的呼吸，进行体内外清浊气体的交换，将富有清气（氧化）的血液通过百脉输送到全身，同时将带回的浊气（二氧化碳）排出体外。具体的清浊气体交换过程是：全身携带浊气的血液通过静脉流到右心房，后进入右心室，经过肺动脉（伴随支气管）入肺，随支气管反复分支，最后形成毛细血管网包绕在肺泡周围，肺泡放出浊气，吸收清气，再经毛细血管，分支小血管，汇入肺静脉，流入左心房。这一循环就叫肺循环。

1. 肺是如何进行呼吸（气体交换）的（图27）？

肺泡功不可没。肺泡是单层上皮细胞构成的半球状囊泡。肺中的支气管经多次反复分支成无数细支气管，它们的末端膨大成囊，囊的四周有很多突出的小囊泡，即为肺泡。肺泡的大小形状不一，平均直径0.2毫米。成人约有3~4亿个肺泡，总面积近100平方米。肺泡是肺部气体交换的主要部位，也是肺的功能单位。氧气从肺泡血液弥散，要依次经过肺泡内表面的液膜—肺泡上皮细胞膜—肺泡上皮与肺毛细血管内皮之间的间质—毛细血管的内皮细胞膜等4层膜，这4层膜合称为呼吸膜。呼吸膜平均厚度不到1微米，有很高的通透性，故气体交换十分迅速。吸入肺泡的气体进入血液后，静脉血就变为含氧丰富的动脉血（还含有新鲜的血细胞），并随着血液循环输送到全身各处。肺泡周围毛细血管里的二氧化碳则可透过毛细血管壁和肺泡壁进入肺泡，通过呼气排出体外。

肺泡呼吸（气体交换）依靠肺泡良好的弹性、扩张收缩能力。

2. 肺也是人体重要的造血器官，肺具有造血功能

2017年3月24日，美国加州大学的科学家们发现，肺有造血功能，

而且它生产血细胞的能力还不低，这一发现在《自然》在线刊登。分析表明，肺不仅能生产血小板，还能生成各种类型的血细胞，甚至多种免疫细胞。这些研究表明，肺部是大量血液祖细胞与干细胞的居住地。在有需要时，这些细胞有重塑受损骨髓的能力，制造血液的不同成分。

3. 小心可怕的肺栓塞（图 28）

肺栓塞发病率仅次于冠心病，而死亡率仅次于肿瘤及心梗，排在世界死亡率的第三位。

肺栓塞是由于内源性或外源性的栓子堵塞肺动脉主干或分支。栓子有 70%~95% 是由深静脉血栓（多为下肢即小腿处）或盆腔静脉血栓脱落后随血循环进入肺动脉或分支，堵塞而发病（这是内源性的）；另外形成肺栓子的还有脂肪栓、空气栓、羊水栓、骨髓栓、细胞栓、赘物栓等，也是栓堵肺部动脉血栓，但为数不多。

静脉血栓形成的主要原因有 3 点：静脉血液流动瘀滞；静脉血管壁损伤；静脉高凝状态。血栓的危害视血栓的大小和堵塞肺动脉的位置而不同：如果栓子比较小，不足以堵塞分支血管，堵到更小的肺动脉血管上，病情轻，会出现轻微的不适感，经肺组织自溶（溶栓）作用，会自愈，但复发率比较高，应引起足够注意；如果栓子较大，但还不足栓塞住肺动脉主干，可能流向肺动脉末梢，栓塞堵住小的肺动脉分支，并导致周围的肺组织坏死，引起较大面积的肺组织坏死，虽然不一定猝死，但胸部疼痛剧烈，抢救不及时，有可能一两天内死亡；如果血栓块大，会栓塞在肺动脉主干或动脉交叉部位，往往会引起室颤，同时呼吸骤停，3~5 秒内死亡。急诊心肺复苏无效。

4. 如何养好肺？

肺既是呼吸器官，肺也是重要的造血器官，所以保养好肺十分重要。具体注意以下几点：

多做有氧运动——清晨（但不要太早，清晨 5 时左右是肺最佳排毒的时段），到空气清新的树林、草地做深呼吸，有助增强肺功能，增加肺活量，清理肺部垃圾。如能配合适当运动（如太极、散步、唱歌等）效果更佳。

吸烟伤本人肺，二手烟伤家人肺——烟对肺影响非常大，不但有咽部不适，痰多咳嗽，还会形成肺部病变：支气管病、肺气肿、慢性气管堵塞，甚至引发癌症，戒烟势在必行。

减少有害气体和各种粉尘的吸入——肺每天要将8000升空气吸入肺中，空气中的细菌、粉尘等有害物也会随之进入肺中。所以空气污染的雾霾天要戴口罩，工作场所有各种粉尘要有必要的防预措施，以免进入肺中，黏附肺上。

防冷也要防热——肺是娇嫩脆弱器官，怕冷又怕热。热会让人上不来气；冷更严重，如热天多吃了冷饮食，西瓜等，会伤肺要人命。所以吃食要多温食少冷食。

少吃辛辣和火气食物——也就是要杜绝重口味，这类食物容易引起咳嗽，会使肺部细胞壁扩张破裂，使肺部感染发炎。

常吃清肺润肺养肺排毒食物——比如玉米、大豆、胡萝卜、木耳、冬瓜、番茄、藕、甘薯、苹果、梨、葡萄、猪皮、猪肉、海参、贝类、蜂蜜等。

5. 清理肺部垃圾较好的食物

多喝牛奶、胡萝卜、白菜、以补充因吸烟缺乏的维生素；

多喝茶，茶多酚能有效抑制癌症、减轻烟毒、促进肺毒排出体外；

多吃葡萄，能提高细胞新陈代谢，助肺排毒、化痰、消炎；

多吃猪血，血中血浆蛋白被人体内胃酸分解后，产生一种解毒清肠分解物，能将有害粉尘及金属微粒排出体外。

多吃木耳，木耳多胶质，有润肺清涤肠胃作用，可将残留消化道杂质、废物吸附并排出体外。

（三）肾脏（图29）

成对的扁豆状器官，红褐色，位于腹膜后脊柱两旁浅窝中。肾脏一侧有一凹陷，叫作肾门，是肾静脉、肾动脉出入肾脏以及输尿管与肾脏连接的部位。每个肾脏由100多万个肾单位组成，每个肾单位包括肾小球、肾小囊和肾小管3个部分，肾小球和肾小囊组成肾小体。

肾脏是人体的重要器官，它的基本功能是生成尿液，借以清除体内代谢产物（血液中的杂质）及某些废物毒物，同时经重吸收功能保留水分（99%）和收回大部分营养物质。

1. 肾脏的功能

① 排毒功能。通过尿的生成，把体内代谢废物及毒素排出体外，同

时维持水的平衡。人体每时每刻都在新陈代谢，会产生某些无用物质和毒素，除一部分由肠道排泄外，大部分随尿液排出。肾脏是"血筛子"，当血液流过肾小球时，由于压力关系，滤出原尿，原尿通过肾小管时又将其中绝大部分水（99%），全部营养物质，如葡萄糖、蛋白质、氨基酸、钠离子等重新吸收，送回血液，把剩下的过滤残余物质（废物和毒素）浓缩成液体尿（约占原尿的1%），从尿道排出体外。正常人每天排出尿1000~2000毫升，淡黄色。

所以人体需要每天补充1000~2000毫升的纯净水，以维持生命。

② 维持体内电解质和酸碱平衡。肾脏对体内各种离子（电解质）具有调节功能。像钠离子的调节特点是多吃多排，少吃少排，不吃不排；钾离子是多吃多排，少吃少排，不吃照排；另外肾脏还调节磷、钙、镁等离子的平衡。

这些电解质平衡对体液的渗透压稳定很重要。另外，肾对体内酸碱平衡也起调节作用。

③ 调节血压。肾脏分泌的肾素可使血压升高，同时肾分泌的前列腺素又具有使血压下降的功能，从而起到调节血压的作用。

④ 促进红细胞生长和促进维生素D的活化。肾脏分泌促进红细胞生长素，作用于骨髓造血系统，促进原始红细胞分化和成熟，促进骨髓对铁的摄取利用，加速血红蛋白、红细胞生成，促进骨髓网织红细胞释放到血中，保证人体生长、发育、生殖。

维生素D在体内必须经肾脏转变为1，25—二羟维生素D3才能发挥其生理作用（肾脏是维生素D活化必需的第二次加工的主要器官）。

2. 肾脏和血压的关系

人体的血液黏稠度高了，血流的速度自然会减慢，输送到每个器官和细胞中的营养就会减少，出现供血不足。这时，肾脏发现这个问题，肾脏就不得不把血压调高上来，加大压力促使血流加快速度流动。完成这一过程，即肾脏调高血压是要花费很大"气力"的，是要透过肾脏大量分泌肾上腺素来收缩肌肉组织而加大血压，以帮助血流恢复正常流速、流量。而我们人又吃药将肾脏调高的血压硬生生降下去，这样，肾脏每天费劲地把血压调高上来，而人每天花钱吃药把肾刚调高的血压再降下去。每日如此恶性循环，血压是保持正常了，肾脏也过早地被严重劳损了！所以保护肾脏就成为高血压患者的不可忽视的工作。

3. 肾脏病变的早期征兆

水肿（晨起眼睑或颜面水肿）、高血压（由肾病引起）、肾区酸痛不适、尿量过多或过少（特别是夜尿多）、尿化验异常（尿常规检查、发现有蛋白、隐血、红细胞、白细胞、管型、酮体、尿糖等）、尿路感染、乏力（蛋白质等营养物从肾脏漏出）、糖尿病（糖尿病引起肾病、严重者成尿毒症）、不想吃（厌食、恶心）、贫血（肾分泌造血激素受损）、尿有泡沫（如蛋白质漏到尿中）、痛风、高尿酸血症、尿中有蛋白或有潜血。

4. 肾功能受损忌食或少吃食物

柿子、生萝卜、生黄瓜、生地瓜、西瓜、甜瓜、洋葱、盐、酱、橘子、白酒；肾功能不全者少吃含植物蛋白高的蔬菜，如豆类（包括四季豆、豌豆、蚕豆、扁豆等）、花生、木耳等；血钾偏高者不宜吃含钾高的蔬菜，如菠菜、蘑菇、榨菜、辣椒、竹笋，最好吃绿色蔬菜。

宜吃肉类、鸡蛋、黑芝麻、樱桃、桑葚、山药、栗子、枸杞子、虾、荠菜、韭菜。

5. 护肾措施

多喝水，饮食要清淡不宜咸，多吃黑色食物（木耳、香菇），多吃植物蛋白，少吃高蛋白质、高脂肪食物，不乱服用药物，注意排尿的形态（泡沫是蛋白尿），夜尿症是肾功能不全的早期症状，预防可能引发肾病的常见疾病，如上呼吸道感染、高血压、糖尿病、肥胖。糖尿病患者有30%会发展成尿毒症，定期检查肾功能，早发现早治疗。

（注意尿色改变：无色或淡黄色正常，不缺水；深黄色，欠正常，或缺水多）

（四）肝脏（图31）

肝脏，人体五脏之一，呈不规则楔形。位于人体腹部位置，上部紧贴膈肌，与右肺和心脏相邻；右边肾脏的前方，胃的上方。肝重约1200~1600克，男性重于女性。

肝脏是人体内以代谢功能为主的一个器官，并在身体里充分扮演着去氧化，储存肝糖，分泌性蛋白质的合成等。肝脏也制造消化系统中的胆汁，有约75%胆汁由肝脏细胞生成（25%由胆管细胞生成，胆汁有乳化脂肪的作用），所以肝也是人体消化系统中最大的消化腺。肝脏也是尿

素合成的主要器官。（肝脏可执行 500 多种不同的功能）

　　肝脏是人体中少数的能够天然更新失去组织的器官，如有 25% 的剩余肝脏，便会再生出一个完整的肝脏来。

1. 肝脏的功能

　　（1）肝脏的代谢功能

　　① 对蛋白质、脂肪、糖的代谢（三大代谢主要在肝脏进行）：

　　a. 肝与蛋白质代谢——由消化道吸收的氨基酸在肝脏内进行蛋白质合成、脱氨、转氨等作用，合成的蛋白质进入血循环供全身器官组织需要。肝脏将氨基酸代谢产生的氨合成尿素，经肾脏排出体外。

　　b. 肝与脂肪代谢——肝细胞不断分泌胆汁（约 1 升每日），胆汁在消化过程中促进脂肪在小肠内消化和吸收，吸收后一部分进入肝脏，转变为体脂而贮存。肝脏还是体内脂肪酸、胆固醇、磷脂合成的主要器官之一，多余的胆固醇随胆汁排出，人体内血脂各种成分是相对恒定的。

　　c. 肝与糖代谢——肝是人体糖代谢中心，在肠道，淀粉被消化成葡萄糖（单糖），被小肠黏膜吸收后一部分进入肝脏（另一部分进入肌肉），在肝内转变为肝糖原而贮存。从而调节血糖浓度维持血糖稳定。当劳动、饥饿、发热等大量消耗血糖时，肝细胞又将肝糖原分解为葡萄糖进入血液循环。更多的糖燃烧产生热量供细胞利用。

　　② 对维生素、激素的代谢：

　　a. 肝与维生素代谢——肝脏可以贮存脂溶性维生素，人体 95% 的维生素 A 都贮存在肝内，肝也是维生素（C、D、E、K、B1、B6、B12）、烟酸、叶酸等多种维生素贮存和代谢场所。肝脏是维生素 D 活化（变为维生素 D3）的唯一的第一道加工器官（第二道以肾脏为主），维生素 D3 可以促进钙进入血液，促进新骨形成。

　　b. 肝与激素代谢——正常情况下血液中各种激素保持一定含量，多余的经肝脏处理失去活性。（肝受损性激素会失调，男女性欲及第二性征则减退）

　　（2）肝脏的解毒功能

　　肝脏对来自体内（包括门静脉）和体外的许多非营养性物质，如各种药物、毒素以及体内某些代谢产物，具有"生物转化"（化学反应）作用，即通过新陈代谢将他们彻底分解或以原形排出体外，这种作用也被称作"解毒功能"，也叫肝排毒。

　　肝脏的生物转化方式很多；一般水溶性物质，常以原形以尿和胆汁排出；脂肪性物质则容易在体内积聚，并影响细胞代谢，必须通过肝脏一系列酶系统作用将其灭活或转化为水溶性物质，再予排出。这类生物化学反应有氧化作用、还原作用、水解作用和结合作用。

肝脏解毒是在血液边流动边解毒的，解毒的同时其他部位在血液运转中还会继续产生代谢产物和毒素，所以我们的身体血液中代谢是不停地产生废物，又在不停地解毒的过程。

（附）肝门静脉及门静脉系（图32）：

肝门静脉，又称门静脉，是由胃、肠、胰、胆、脾等的毛细血管逐级汇集，从肝门处入肝的一条粗约1厘米，长约7厘米的血管。

门静脉系是门静脉两端都与毛细血管相连接的一组静脉网络，门静脉下端通过脾静脉（肠系膜下静脉注入脾静脉）、肠系膜上静脉，与来自消化道（胃、肠、胰、胆）及脾的毛细血管连接，回收来自这些腹腔的静脉血液（既含毒素废物又含营养）；门静脉的上端进入肝脏，再反复分支，终于肝小叶内的血窦，对从这些腹腔输入的血液（约占肝血液75%）中的物质进行分解、合成、存储、解毒，然后经肝静脉注入下腔静脉。

2. 肝脏常见病变

脂肪肝——由于各种原因引起肝功能减弱，肝脏转变脂肪为磷脂功能随之减弱，脂肪在肝细胞内堆积过多的病变，是一种常见肝病理改变，而非一种独立疾病。正常人肝组织中含少量脂肪，如甘油三酯、磷脂、糖脂和胆固醇，重量约为肝重量的3%~5%，如肝内脂肪蓄积太多，超过5%或在组织学上肝细胞50%以上有脂肪变性时，称为"脂肪肝"。脂肪肝其实不算病，不会引起其他肝病（如肝硬化、肝损伤、肝癌）。肝囊肿——肝部一种良性病变，囊肿一般都是先天存在的，大都可呈单独或多个状态存在，其囊肿边界比较清晰，不易发现，会在体检时偶然发现。囊内液体成分随囊肿类型、大小及有无并发症而改变肝癌等。

3. 如何养好肝脏

因为肝脏负担着以三大代谢和解毒为主的近500种的不同功能，所以肝脏也是脆弱的器官，保护不好，肝病逐级发生：从脂肪肝、肝炎、肝硬化最后到肝癌……

养肝最需要好心情——心情不好，肝气不舒，生气发怒易使肝脏气血淤滞不畅而成疾。所以人们首先制怒平气，乐观开朗，肝火熄灭，肝气顺畅，肝脏健康。

多喝水——血液是养肝护肝的基础，血液黏稠，血流缓慢，血流量减少，肝内血液循环功能下降，代谢、解毒能力减弱，还会在毛细血管形成"死血"。多喝水可补充体液，增强血液循环，有利消化吸收和排除废物，减少代谢物和毒素对肝脏的损害。

多吃绿色食物养肝——中医说，五色食物养五脏，黑色食物养肾，白色食物养肺，红色食物养心，黄色食物养脾，绿色食物养肝。绿色食物最多，蔬菜，水果绿色者都随手拈来，绿色粮食也不少，经常喝绿茶。

肝脏喜欢蛋白质——蛋白质是肝脏"维修工"，可修复肝细胞；高蛋白，低热量食物是肝脏的最爱：有鸡蛋，牛奶、豆腐、鸡肉、鱼、芝麻、松子等，每日食90克优质蛋白（肝吸收蛋白质过程：蛋白质经肠道变成氨基酸进入血液，在肝内再合成蛋白质，供应组织需要，代谢出氨，合成尿，排出体外）。

少吃或不吃如下食物——世卫组织宣传，火腿、培根、香肠这三大西式肉制品，为"第一等级"（最高）致癌物；加工新鲜牛羊红肉为"第二等级"潜在致癌物，加工红肉含胆固醇、饱和脂肪酸、血红素铁、亚硝酸等，均与癌有密切关系。加工肉中添加防腐剂、保藏剂或通过烟、腌、渍、煎、烤处理，亚硝胺高，另外烟熏肉制作中，还会产生一种"苯并芘"，也是强致癌物。

少喝酒——酒精损伤肝神经细胞，（酒精必须在肝内解毒）酒醉一次死一批肝神经细胞，而且不会再生。特别是吃药同时喝酒，因酒精有些药物会引起猝死。

（五）脾脏（图30）

脾脏是人体重要的淋巴器官，位于腹腔的左上方，呈扁椭圆形，大致有巴掌大，重约200克，脾色暗红，质软而脆，易破碎，被覆膜包裹，覆膜韧带对脾形成保护。脾是机体最大的免疫器官，占全身淋巴组织总量的25%，含有大量的淋巴细胞和巨噬细胞，是机体细胞免疫和体液免疫的中心，通过多种机制发挥抗肿瘤作用。

脾脏切除会导致细胞免疫和体液免疫功能紊乱，易严重感染。脾不是唯一免疫器官，切除术后通过一段调整，机体免疫能得到一定恢复，部分免疫功能会被其他免疫器官替代。

脾脏的主要功能

① 滤血——脾有"过滤器"美称。脾索和边缘区，含大量巨噬细胞，可吞噬清除血液中的衰老血细胞及病菌，抗原、异物、原虫等。从而保护血液干净。

② 藏血——脾是人体的"血库"，当人体休息时，脾吸收贮存血液，一次可储存 40~200 毫升血液，脾变大；当人体运动、失血、缺氧等应激状态时，机体需要血，脾内平滑肌收缩将血排入血循环，补充血不足，脾随即缩小。

③ 造血——胚胎早期脾有造血功能，但自骨髓开始造血，脾渐变为一种淋巴器官，大量产生淋巴细胞和浆细胞。但在人体出现严重造血障碍时（如病态及大出血后），脾仍可恢复造血功能，造出各种血细胞。

④ 免疫——脾脏是机体最大的免疫器官。含有大量的淋巴细胞，淋巴细胞是白细胞的一种，是一类具有免疫识别功能的细胞系，分为 T 细胞、β 细胞和自然杀伤细胞（NK），分别参与细胞免疫、体液免疫和杀伤靶细胞。

（中医讲，脾也是人体重要的消化器官，与胃相互协调，不准确。与相邻的胰岛混淆）

（附）五脏食补排行榜

心（循环系统中的动力）——养心食物排行榜：

桂圆，滋养心脾（泡茶、煮粥），特别适合缺心血、心悸者食用；大枣，养血造血（煎水服、粥、嚼食），富含铁、磷（造血营养）；金橘，解郁理气（泡茶、煎汤喝），心悸、血管硬化、高血压、冠心病、心率失常者宜食。

肝（解毒之源）——养肝食物排行榜：

韭菜，护肝养阳（不宜与中药合吃）；蘑菇，滋养肝脏，菌类植物之皇后，秋季食更有助养肝；绿豆，防治肝火旺，富含赖氨酸，加冰糖，防肝火。

脾（人体免疫器官、统血）——养脾食物排行榜：

糯米，益气通便；番薯，补脾补血，益气通便；粳米，益气养脾，补脾益五脏，壮气力，止泻痢。

肺（器官中，肺的自我保护能力最差）——养肺食物排行榜：

银耳，滋阴润肺（可炖食，加百合、樱桃、冰糖、做汤）；萝卜，止渴生津，化痰清热，消食健胃。和甘蔗、藕、梨一起榨汁更好；柿子，止咳润肺，生柿治痰多咳嗽，熟柿子治热症烦渴，嘴烂咽干，五心烦热。

肾（肾主排泄）——养肾食物排行榜：

干贝，滋阴补肾；鲈鱼，补肝肾，强筋骨；栗子，养胃健脾，壮腰强肾。

（药补不如食补，养好五脏，等于养好全身）

五脏与五色：

肝不好吃绿豆，心不好吃红豆，脾不好吃黄豆，肺不好吃白萝卜，肾不好吃黑豆。

五脏与五味：

酸养肝，过酸伤肝；苦养心，过苦伤心；甜养脾，过甜伤脾；辣养肺，过辣伤肺；咸养肾，过咸伤肾。

五脏与劳损：

心劳则血损，肝劳则神损，脾劳则食损，肺劳则气损，肾劳则精损。

《黄帝内经》曰：怒伤肝，喜伤心，悲伤肺，忧伤脾，惊伤肾，百病皆生于气。

六、六腑

（一）胃（图33）

胃是食道的扩大部分，位于膈下，上接食道，下通小肠。人体胃，通过蠕动搅磨食物，使食物与胃液充分混合。

胃的形状呈袋状弯曲，横卧于腹腔内。胃前端与食管连接的部位叫贲门，是胃上端入口，食管中的食物通过贲门进入胃内。胃后端与十二指肠连接部位是幽门，两门中间部位叫作胃体。

人体胃的形态、大小、位置不仅因人而异，而且随人体位和胃的充盈程度而变化。卧位时较高，站立时较低，在胃过度饱满时，可达脐平面以下。

1. 胃的功能

胃主要是将大块食物研磨成小块，并将食物中的大分子降解成较小的分子，以便于进一步被吸收。胃只能吸收少量水和大部分酒精，并送酒精到肝解毒，所以喝酒伤胃又伤肝。

胃腺的泌酸细胞会在消化过程中分泌出胃酸，而主细胞（胃酶细胞），会分泌蛋白酶（胃蛋白酶）、凝乳酶等酶。胃壁会分泌黏液层，而防止由胃腺所分泌的蛋白酶及胃酸的损伤。胃酸用于杀死附在食物表面的细菌，蛋白酶用于将蛋白质转化为肽。

在中医学中，胃是六腑的一员，和五脏中的脾为表里。

2. 胃的疾病

胃病是常见病，是许多与胃相关疾病的统称。他们有相似的症状，如上腹胃脘部不适、疼痛、饭后饱胀、嗳气、返酸，甚至恶心、呕吐等。临床上常见的胃病有急性胃炎、慢性胃炎、胃溃疡、十二指肠溃疡、复合溃疡、胃息肉、胃结石、胃的良恶性肿瘤，还有胃黏膜脱垂症、急性胃扩张、幽门梗阻等。

（治疗原则——慢性病，急不得。病源入手，靶位定准，对症下药）

① 胃病的检查手段：

钡餐检查——患者服用造影剂，蠕动后充满整个消化道，利用 X 线检查，可详细了解器官体征。

胃镜检查——胃镜纤状管由口腔直接伸入胃体，拍摄胃内表面，了解详情。最准确，稍有不适。

胶囊内镜检查——只需服用一粒药丸，能清晰观察胃内各种病变，正在投入临床使用。

无痛胃镜检查——采用速溶胃肠超声助显剂，利用超声原理诊断和检测消化系统疾病。无痛胃镜短时间内就能清晰检查各种胃病，无痛胃镜能取病变组织做病理细胞检查，准确。

② 预防幽门螺杆菌（图 34）

大多数人胃不好，都是幽门螺杆菌惹的祸。比如说常见的肠胃炎、胃溃疡、十二指肠溃疡，甚至胃癌。要想胃好，避免幽门螺杆菌感染很重要。避免措施有：

众人聚餐要用公筷，避免互相传染。

每天保持口腔干净，正确刷牙，定期做牙齿口腔深度清洁。

餐具、厨具定期消毒、更换。

蔬菜洗净淖过再吃。

幽门螺杆菌生命力很强，可以在自来水中存活一个多月，因此喝水要经过煮沸。人是幽门螺杆菌的唯一宿主，一旦被感染，就不可能自愈，必须借助药物杀灭。要消除螺杆菌需服用两种抗生素药和质子泵抑制剂，大约 90% 的溃疡第一疗程康复，第二疗程治愈。

3. 胃脏是自己弄坏的

剖析胃病患者，分析胃病原因，结论是：多数胃病是自己弄出来的，主要原因是：

不良饮食习惯：高糖高脂、暴饮暴食、饥饱不定、软硬均食、冷热不避、生熟不忌、辛辣刺激、晨夜随意、喜好挑食、狼吞虎咽；生活不规律：不吃早饭、经常熬夜、抽烟酗酒、起睡不定时、运动不坚持；工作压力大、家庭不和谐、朋友圈不能转化不良情绪；随意吃药，患者往往急于求成立竿见病好，而胃病是慢性病、服用对症病情的药病治好也要一定时间过程，于是患者就今天听张三说西药好就吃西药，明天听李四说中药好就改吃中药，后天又去吃小偏方，结果把自己吃成药篓子，病情反而加重了。

4. 养胃经验介绍

胃脏工作负担重，又经受着强酸的折磨，所以胃病需要三分治七分养，综合治理才见效。有专家金治疗法十字诀，推荐如下："红、黄、绿、白、黑" + "一、二、三、四、五"，红为西红柿、花生米，常吃；黄为老嫩玉米、胡萝卜，有益；绿为绿色蔬菜、绿茶，常食；白为燕麦片，熬粥常喝；黑为黑木耳，清胃排毒。一是一袋牛奶，补钙；二是200~300克粗粮、主食；三是3份高蛋白（鸡蛋、豆腐或鱼虾），副食；四是四句话：有粗有细，细嚼慢咽，不甜不咸，饮食清淡；五是三四五顿饭，少食多餐；七八分饱，胃病好了。

5. 10 种食物是养胃"高手"

西蓝花——常食西蓝花，幽门螺杆菌抗原水平会大大下降。西兰花含一种叫莱菔硫烷的物质，具有抗击幽门螺杆菌的作用，新鲜西兰花中富含（不可过度烹饪，凉拌佳）。

卷心菜——肠胃不好，喝卷心菜汁，一个月，胃溃疡、十二指肠溃疡减轻，溃疡表面愈合。卷心菜含"甘珀酸"，可促使肠胃分泌黏液，覆盖胃黏膜，起到护胃效果。卷心菜还含花青素，可清除自由基，具有预防、抵抗胃癌的作用。

山药——养胃，健脾益胃，帮助身体祛湿排毒。

蒲公英——有"草药王后"美誉。蒲公英泡水喝，清热解毒，有辅助治疗胃炎的作用。

红薯——富含膳食纤维，肠道无法吸收，但刺激肠道，增强肠胃蠕动，通便排毒。

蜂蜜——经常食用对十二指肠溃疡、便秘、胃炎等都有辅助作用。天然食品，益胃佳。

小米——富含脂肪、维生素、蛋白质。可常食，也可做药进补，有清热、解渴、调理肠胃之功能。

红茶——性温、有养胃功效。常饮消除水肿，增强免疫力，止泻（红茶有解药作用，服药者不宜）。

面条——有益养胃，面条易消化、好吸收；汤面暖胃；面汤也是养胃佳品。

木耳——胶质吸附残留在消化道的灰尘、杂质及放射性物质，将之排出体外。还有清胃、涤肠、防辐射作用。

（二）小肠（图35）

小肠位于腹中，上端接幽门与胃相通，下端通过贲门与大肠相连，是食物消化吸收的主要场所。小肠盘曲于腹腔内，上连胃下接大肠，全长约6米，可分为十二指肠、空肠和回肠。食物由胃进入小肠，经过小肠内胰液、胆汁和小肠液的化学性消化及小肠运动的机械性消化后，基本上完成了消化过程，同时营养物质被小肠黏膜吸收。

小肠管壁由黏膜等构成，管壁上布满了环状皱襞，黏膜有许多绒毛、微绒毛，经过这些皱襞绒毛，使小肠的吸收面积达到200平方米，为食物在小肠内吸收创造了条件。小肠黏膜吸收的营养物质，经小肠绒毛内毛细血管进入血液循环。

食物经过胃肠消化，大分子物质变成小分子物质，其中蛋白质变成氨基酸，多糖分解为单糖，脂肪分解为脂肪酸、甘油，维生素和矿物质在消化过程中从食物细胞中释放出来。这些营养素通过消化道壁进入血液循环的过程称为"吸收"。

营养素是怎样被"吸收"入血液循环的？

① 蛋白质的吸收（三类供能物质之一）

蛋白质在消化道内被分解为氨基酸（或肽，略大于氨基酸的分子）后，通过小肠黏膜被吸收，经过小肠绒毛内毛细血管进入血液循环。天然蛋白被蛋白酶水解后，其水解产物大约1/3为游离氨基酸，2/3为多肽。这些产物在肠壁的吸收远比单纯混合氨基酸快，而且吸收后大部分以氨基酸形式进入血液门静脉（图 32）。

② 脂类的吸收（三类供能物质之一）

脂类在消化道被分解为甘油和脂肪酸，甘油可被血液直接吸收；脂肪酸在消化道与胆盐结合成水溶性复合物，才被吸收。脂肪酸被吸收后，一小部分进入小肠绒毛的毛细血管，由门静脉进入肝；大部分进入毛细淋巴管，经大淋巴管进入血液循环。脂肪性维生素也随脂肪酸一起被吸收。

③ 糖分的吸收（三类供能物质之一）

糖类是自然界广泛分布的一类重要的有机物，有植物蔗糖、淀粉、植物纤维等，是人体所需能量的主要来源。淀粉在消化道经消化液和各种酶的作用，将比较复杂的糖分子变成单糖（葡萄糖）后才能被小肠吸收，通过毛细血管进入血液循环。不能消化的二糖、寡糖、多糖由肠细胞分解，或排出或参加代谢。

④ 无机盐和维生素的吸收

无机盐（旧称矿物质），在人体含量不多，占人体重的 4%。其中有大量元素（宏量元素）如钙、磷、钾、硫、钠、氯、镁等；微量元素如锌、铁、硒、钼、氟、铬、钴、碘等。无机盐参与各种代谢活动，是人体生长发育等生命活动的重要保证。

维生素（旧称维他命），维持生命的物质，人体必须从食物中获得。

无机盐和维生素在小肠消化过程中从食物的细胞中被释放出来，便顺利通过消化道壁的毛细血管进入血液循环，发挥其重要作用。

水分也大都在小肠吸收，进入血液循环（图 32）。

温馨提示

据德国研究机构讲，如果把能治疗疾病的物质叫"药"的话，人体自身是可以产生一万多种药的！而这一万多种药有 70% 以上在小肠中，一般疾病靠这些"药"完全可以治愈。所以小肠很少生病。当然小肠少生病的原因还有：碱性环境（适应人体正常细胞生长）、每时每刻都在运动等。十二指肠是小肠最易发病的危险地段。

（三）大肠（图 35）——六腑之一

大肠居于腹中，其上口在贲门处接小肠的回肠，下端连接肛门。大肠分为盲肠（下缀一小段阑尾）、结肠（含升结肠、横结肠、降结肠、乙状结肠）、直肠、肛门。全程形似方框，围绕在回肠、空肠（小肠）的周围。大肠口径粗于小肠，肠壁较薄，曲折如辫形，长约 1.5 米。

大肠的主要功能是从食物残渣中吸收小肠没有完全吸收的水分、无机盐和部分维生素，大肠同时排出一定的胰液，润滑大肠，把大肠中残渣转变成粪便，通过肛门顺利排出体外。

（附）不得不说的便秘，它使人体众多脏器健康受到严重损伤

（1）什么是便秘

便秘是指排便频率减少，一周大便次数少于 2~3 次，或 2~3 天以上才大便 1 次，粪便量少且干结、排便费力费时，称为便秘。如此情况超过半年，即为慢性便秘。

据调查显示，我国人口每天排便一次者，占 60%；每天排便几次者占 30%；几天排便一次者，占 10%。也就是说，我国有 1.3 亿人口是几天排便 1 次的便秘者。

便秘不是一种疾病，但造成的危害却是既麻烦又可怕的，列举如下：

（2）便秘的危害

大肠是人体"藏污纳垢"的脏器，更是人体最大的排毒器官。担负着人体大部分排毒任务，还兼顾着抵御疾病的工作。肠道（大肠及小肠）是人类的"第二个大脑"，肠道有一千亿个神经细胞，负责人们下意识的活动，控制人类情感的激素（多巴胺、五羟色胺等），有 95% 是在肠道合成。所以，日久宿便会使部分肠道神经受到影响。大肠长期宿便阻塞，诱发了许多脏器的疾病衍生，对人体造成不同程度的危害：

① 对肠道本身的危害——宿便久存肠道，积存的腐败食物形成有味气体、产生毒素会被二次吸入血液中，或经肠返回胃，引起打嗝，同时诱发结肠炎、结肠溃疡、结肠癌、直肠癌等肠道疾病。

② 对皮肤的危害——宿便毒素滞留体内，随血流到颈部、面部，有些毒素难溶于水，无法通过皮肤汗液排出体外，便集聚在皮肤毛孔中，致毛囊、皮脂腺感染，致使皮肤粗糙、雀斑、黄褐斑、痤疮、晦暗无光等，坏人美容。

③ 对肝脏的危害——宿便滞留越久，毒素越多，它经大肠吸收通过门静脉进入肝脏，加大肝解毒负担，久之，加速肝细胞凋亡和变性，易发展成肝硬化，后转为肝癌。

④ 对肾脏的危害——宿便中的氨与水合成大量尿素、肌酐，加大了肾脏负担，肾功能受到破坏，对人体泌尿、内分泌和造血 3 个系统形成

严重危害。

⑤ 对心脑血管的危害——宿便难排时人会加大腹压、导致血压升高、心率加快、回心血量和脑血流量突然增多，极易引发心脑猝死。另外，宿便中的硫化氢进入大脑，直接使多巴胺利用率下降，脑神经元传递受阻，而出现大脑萎缩，变成老年痴呆。

⑥ 对免疫系统的危害——宿便中的众多毒素影响各脏器的功能，也明显降低了人体各项免疫力，削弱了对疾病的抵抗力。

（3）便秘形成的原因

原因众多，各类人由各不相同的原因形成便秘，但综合起来有：神经系统指挥紊乱、器质性病变（身体疾病，特别是肠道疾病影响）、饮食过精或进食过少或饮水过少、不吃早饭、肠道缺少纤维素促进、工作压力大或情绪持续紧张、滥用泻药、没有良好的排便习惯（定时习惯）或忽视便意、长期不活动等。

（4）如何自我更正或治疗棘手的便秘？

手段一：按摩、激活排便神经灵敏性——排便是一种神经反射活动：当粪便进入直肠时，刺激直肠壁感受器，引起排便冲动，冲动通过盆神经传入纤维传导至脊髓，同时传入冲动还上传至大脑皮层，引起便意。大脑认为可以排便时，冲动再通过盆神经传出纤维（副交感纤维）传出，引起降结肠、乙状结肠和直肠收缩，肛门内括约肌舒张，肛门外括约肌舒张，粪便排出。此外，支配腹肌和膈肌的神经兴奋、两肌收缩，腹压增加，促进排便。如大脑认为不可排便，大脑皮层发出冲动，抑制冲动沿脊髓下引，沿腹下神经传出纤维（交感纤维）传出，使肛门括约肌紧张收缩，乙状结肠舒张，排便反射则被抑制，排便停止。

如果排便反射经常被抑制，直肠会对排便刺激失去敏感性，形成便秘，这是产生便秘的最普遍的原因之一。所以要想正常排便，必须逐步恢复被抑制的直肠敏感性。

经常立坐卧顺逆时针按摩大肠（小肚方框为大肠所在），非常有助激活直肠敏感性。

手段二：多吃膳食纤维——该纤维有"绿色清道夫"美誉。

膳食纤维既不能被胃肠道消化吸收，也不能产生热量，曾被认为是"无营养物质"而不被重视。现在人们发现膳食纤维对人体具有相当重要的生理作用，被营养学界补充认定为第七大营养素，与蛋白质、脂肪、碳水化合物、维生素、矿物质、水并列。

膳食纤维按化学结构可分为：纤维素、半纤维素、木质素和果胶四大类。

果胶为可溶性（可溶于水）纤维，在肠道可与多余的淀粉、油脂交积在一起，延缓吸收，并随同肠道老旧沉积物一同排出体外。含果胶多的物质有苹果、柑橘、胡萝卜、甜菜、豌豆、秋葵等蔬菜。

纤维素、半纤维素和木质素为不可溶性纤维，促肠蠕动，软化大便。含不可溶性纤维的食物有：全麦面、糙米、燕麦、豆类、洋白菜、甜菜、苜蓿、苹果、柑橘、柠檬等。

无论哪类膳食纤维，都是人体健康卫士。在大肠经细菌发酵，有助大肠吸收水分，促进大肠蠕动，减少粪便在肠道停留时间，从而有效防治便秘，助减肥，也减少了糖尿病、癌症的发生。

手段三：培养大肠益生菌——益生菌是一类对宿主（大肠）有益的活性微生物，是定植于人体肠道内，能产生确切的健康功效，从而改善宿主微生态平衡，发挥有益作用的活性有益微生物的总称。人体内益生菌（细菌真菌）主要有：酪酸梭菌、乳杆菌、双歧杆菌、放线菌、酵母菌等。

大肠益生菌，数量以亿计，对肠道健康至关重要。研究发现，在益生菌占绝对优势情况下，人体患便秘、腹泻概率下降，也少患其他肠道疾病。

人体大肠内细菌构成一个巨大而复杂的生态系统。大肠除了益生菌外，还有有害菌和中性菌。一般情况下，人体肠道内维持着环境稳定，如果饮食失误，会打破三种细菌的平衡，从而引起肠道功能紊乱，引起便秘等。

（常吃四种食物，促进益生菌生长：新鲜蔬菜和水果；酸奶（每晚睡前喝一袋）；蜂蜜（营养丰富、益生菌喜欢）；大蒜（杀灭有害细菌、促进益生菌生长）。

手段四：强制性排便——这是自我更正便秘的重要手段，即在数周实行手段一、按摩、激活排便神经灵敏性；手段二、多吃膳食纤维；手段三、培养大肠益生菌的前提下，大肠从神经到蠕动、润滑小环境基本形成，在此基础上，实行手段四，强制性排便！

具体做法是：

确定适合自己的排便时段，比如早餐后：清晨猛喝（大口）温开水，量要足（300毫升左右），水3分钟便可抵达大肠，既滋润又对大肠形成一定压力；喝水后半小时吃饭，要饱（有脂肪、粗纤维、蔬菜），也能加大腹压。早餐后半小时实行强制排便：要有充足时间（20分钟左右），不管有无便意，关紧卫生间门，灯光昏暗或不开灯（更不能看手机、书籍），创造一个绝对幽静无干扰的空间，坐在便器上，宁神静气，隔绝一切其他杂念，进入排便状态。在此过程中，一边轻轻抚揉腹部，右手顺时针左手逆时针反复进行，同时念想排便过程、走向，同时配合深呼吸，不焦不躁不着急（也可同时掐十指根部），以开朗的心态完成这一平凡的工作。

前几次也可以在咨询医生后大肠塞入开塞露，借助药物外力软化大便，刺激肠壁，引起反射性排便反应，再加其润滑作用，上催下滑，促使大便顺利排出。并逐渐成为习惯。

一次排便不成功不要紧，明日重来，相信排便神经敏感会日有所增。坚持一段时间，按时按点地畅快排便习惯准会到来。

（四）三焦（图36）——六腑之一

三焦是中医藏象学说中一个特有的名词。三焦位于躯体和脏腑之间的空腔，包括胸腔和腹腔，人体其他脏腑器官均在其中。三焦是上焦、中焦和下焦的合称：上焦在人体横膈以上，包括心与肺；中焦在横膈以下到脐以上，包括脾与胃；下焦在脐以下到二阴，包括肝、肾、大小肠、膀胱、女子胞等（因肝与肾关系密切，划归下焦）。

三焦之说，中医并非认为三焦就是一个独立的脏腑器官，而是用以划分身体部位及内脏的特殊概念。根据上、中、下三焦之别，把人体划分成上、中、下3个生理病理区域，将人体重要内脏器官分别辖于这3个区域之中，便于统筹诊断治疗。

三焦功能为：胸中上焦，包括心肺，主气血；上腹中焦，包括脾胃肝胆，主腐熟，主运化；下腹下焦，包括肾、膀胱及大小肠，传导糟粕，排泄二便。以上三焦功能，实际上就是五脏六腑全部功能的总体。

（五）膀胱（图37）——六腑之一

膀胱为储尿器官，囊形，位于骨盆内，其后端开口与尿道相通。膀胱壁由三层组织组成，由内向外为黏膜层、肌层和外膜。肌层由平滑肌纤维构成，称为逼尿肌，逼尿肌收缩，可使膀胱内压升高，压迫尿液由尿道排出。在膀胱与尿道交界处有较厚的环形肌，形成尿道内括约肌。括约肌收缩能关闭尿道内口，防止尿液自膀胱漏出。

膀胱的排尿痛觉和排尿完美过程由膀胱的感觉传入神经（包括交感

神经和副交感神经）来完成。

正常排尿是一种受意识控制的神经性反射活动，当膀胱接收到由肾脏送来的尿量达到 300~400 毫升时，膀胱内压升至 60~70 厘米汞柱时，逼尿肌受到膨胀刺激，发生阵发性收缩。膨胀刺激的排尿冲动由副交感神经感觉纤维，反映到脊髓反射弧，再到大脑中枢。随后高级排尿中心，将运动冲动传出，经盆神经、副交感神经输入纤维，到达膀胱，膀胱接到指令，逼尿肌收缩，排尿。但此时膀胱颈仍然关闭着，所以有排尿感觉（指令），排尿仍需等待着膀胱颈的开启。

排尿活动在很大程度上受到人意识的影响，在人精神紧张时，尿量不足也会排尿，通常为尿频。每次排完尿后，正常人也并非完全排空膀胱，仍有残留尿，约 10~15 毫升。老年人残留尿通常有所增加，有病者也如此，残留尿过多是导致下尿路感染的原因之一。

最常见的膀胱病有：膀胱炎、膀胱结石、膀胱肿瘤等，不可小觑。

（六）胆（图 38）——居六腑之首

胆囊在右上腹，肝脏的下缘，附着在肝脏的胆囊窝里，借助胆囊管与胆总管相通（胆总管上通肝脏，下通小肠），胆外形呈囊形，长约 7~9 厘米，宽约 2.2~3.5 厘米，其容积为 30~50 毫升（胆囊借助自己的浓缩功能，通过吸收胆汁中 90% 的水分，胆囊每次可储存 50 毫升胆汁。胆汁大多由胆固醇转化而来。

胆的上方有管道（胆总管）与肝相通，肝的余气化生胆汁，然后通过此管道不间断的流到胆内，暂时储存起来；胆的下方有管道（胆总管）与小肠相通过，根据小肠消化需要，胆汁经此管道间断性的排泄到小肠中，以帮助肠道对饮食的消化。以上过程可以看出，肝不间断地把胆汁注入胆囊，而胆则根据小肠消化需要间断性地向小肠排泄出胆汁，所以胆就有了重要的储存胆汁的功能。胆也会排一些有用物，如激素、抗体、免疫球蛋白来保护肠道，帮助肠道消化吸收。

如果胆腑阻塞不通（如湿热、瘀血、砂石、寄生虫），将影响饮食消化吸收，出现厌食、腹胀、疼痛、呕吐，如胆汁外溢，则会发生黄疸（目黄、身黄、尿黄）。

胆的常见病：

胆囊炎——细菌性感染或化学性刺激引起的胆囊炎性病变，常见病。多见于中年人。

胆结石——是胆道系统常见病，有胆囊结石和胆管结石，发病后应及时治疗。

胆切除——胆切除后胆的浓缩、贮存和排胆功能消失，肝脏分泌的胆汁持续不断地直接流入小肠，则出现小肠消化需要时胆汁不够用，不需要时胆汁无用。长久，胆总管会代偿性增粗，部分代替胆囊的功能。

> **温馨提示**
>
> 有关"胆主决断"说，有人说胆有判断事物并作出决定措施的功能，为精神活动范畴。胆气强壮之人，对突然刺激影响程度轻，恢复快；胆气虚弱之人，则相反，也往往因惊吓成疾。我们常说此人大胆，此人胆小如鼠，皆指胆精神功能；有人说"胆主决断"专指胆囊判断该给小肠排放多少胆汁之功能；有人对此不与认同。此处仅是指出诸多看法而已。

七、七窍

中医对七窍的解释有两种说法，多数认为七窍为：目、鼻、舌、口、耳、尿道、肛门。

1. 目

面上部左右各一只，视觉器官，包括眼球和眼副器，且与肝相互影响。如肝不好（肝火旺）则眼发干、发涩、发赤，所以眼目是肝胆病变的反应部位，目为肝之苗。

2. 鼻

鼻居面正中央，分外鼻、鼻腔、鼻旁窦三部分，鼻为嗅觉器官；又是呼吸的门户。对吸入的空气起净化、湿润和加温作用（寒带人鼻长，热带人鼻短之故）；也发辅音（鼻腔）。鼻与肺有病互为影响。鼻为肺之苗。

3. 舌

舌在口腔内底部，是味觉器官；还协助咀嚼、吞咽和辅助发音。舌是心得表现，心火上炎，则口舌红、舌糜烂；热积伤心，舌质鲜红热甚；心血瘀阻，舌紫暗或有瘀斑。从舌质可看出心病。舌为心之苗。

4. 口

口是消化管道的开口，有咀嚼吞咽之功能，口唇内含丰富的微细血管，一般红色，机体缺氧口唇发紫，脾虚口唇发白，唇焦而干为脾有热积。口为脾之苗。

5. 耳

耳在头颅两侧，耳是听觉器官，主听。脑病反映在耳上，谓之脑开窍于耳。脑萎缩可见耳背、耳聋。头火盛则耳鸣。耳为头脑之苗。

6. 尿道

尿道是尿液的最后一段排出管道，肾、膀胱有热可引起尿道有灼烧感。尿道是肾之苗。

7. 肛门

肛是胃肠消化道的排泄口，主要功能是排便，胰热可出现肛门刺痒，大便干燥；胰虚则会脱肛。所以胰开窍于肛门，肛是胰之苗。

七窍有另一种说法，说人体七窍，皆指头部七个孔窍，即两目、两耳、鼻、舌、口。五脏（心、肺、肝、脾、肾）的精气分别通达于七窍：肺气通于鼻，肺和则能知臭香；心气通于舌，心和则能知五味；肝气通于目，肝和则能辨五色；脾气通于口，脾和则口能知五谷；肾气通于耳，肾和则耳能闻五音。五脏不和、七窍不通。

八、八大腺体（八大内分泌腺体）（图 39）

八大腺体分泌激素，人的精气神甚至身体的强健、免疫力的强弱，都与之有直接的关系，时时刻刻受到它的影响。八大腺体包括：脑垂体、甲状腺、甲状旁腺、肾上腺、松果体、胰腺、胸腺和生殖腺。

1. 脑垂体（垂体）

脑下方，如豌豆状。分泌生长激素（荷尔蒙）。垂体是身体内最复杂的内分泌腺，所产生的激素促进骨骼和软组织生长，如生长激素分泌过高（或肿瘤，功能失控），就会出现巨人症；分泌过低就会出现侏儒症。也调控其他内分泌器官（所有的内分泌腺体都受脑垂体控制），垂体出现问题，其他内分泌腺就不会正常工作，其他某项内分泌出了问题，也会导致所有内分泌失调。脑垂体也受下丘脑控制，下丘脑感到需要时，就会分泌释放因子或抑制因子，或刺激垂体释放激素或抑制脑垂体释放激素，从而控制身体的生长和发育。垂体也分泌催产素，促进子宫收缩、人乳分泌。催产素男性也存在，也称"恋爱荷尔蒙"，促进社交免疫力。

2. 甲状腺

在人体颈部，形似蝴蝶，犹如盾甲，得名。是机体代谢的总监督，产生甲状腺素。身体新陈代谢的快慢是由甲状腺决定（调节）的，并影响机体的生长发育。人体的斑点、脂肪、毒素的代谢都和甲状腺有关，所以减肥、祛斑、排毒一定要调甲状腺，月经不调也要调甲状腺。甲状腺极易受悲怒情绪影响而结节、危险！

3. 甲状旁腺（副甲状腺）

在人体颈部，甲状腺背面左右两叶的中下部，共4个棕黄色似大豆物。其功能是调剂钙磷代谢，维持血钙平衡。血钙不平衡会出现骨质疏松，牙齿松动，腰酸背痛、四肢无力、厌倦行动。也常会出现骨痛、骨折、呼吸肌痉挛，甚至导致窒息死亡。

4. 肾上腺

在两侧肾脏上方，得名。分泌肾上腺素。肾上腺可分泌糖皮质激素，当人受到某些刺激即会分泌，能使人呼吸加快（增加供氧），心跳与血流加速（为身体提供更多能量），使人体反应更加快速。只要调节肾上腺素就能调节糖皮质激素；肾上腺被称为压力阀，人体的压力靠它来调节，分泌异常会出现月经不调、抑郁、焦虑、烦躁易怒、性欲下降、脸部肥大；调控水盐代谢，水盐失衡会出现水肿及压力过大，手脚冰凉、性欲下降等。都需要调节肾上腺。

5. 松果体

脑后下方，是人体"生物钟"调控中心，分泌褪黑激素。褪黑激素能够影响干预人类的许多神经活动，如睡眠和觉醒（松果体分泌减少，对睡眠调节力减弱，人则易失眠）、情绪、智力，且有美白祛斑作用。松果体在神经信号与激素信号之间扮演着"中介人"的角色，因此松果体在人体内执行着一个神经与激素转换器的功能，从而控制性征的协调平衡，如松果体受到破坏，则会出现心理早熟和性器官过度发育；松果体过强，则会出现生理迟熟和性器官发育不良，这也是松果体的第三功能。

6. 胰腺（胰岛）

胰腺在上腹部深处胃的正后方，它是人体中重要的器官之一，分泌胰岛素。胰腺的内分泌腺（外分泌腺不讲了）由大小不同的细胞团——胰岛组成，胰腺中胰岛总数有 100~200 万个。胰岛主要由 4 种细胞组成：A 细胞、B 细胞、D 细胞、PP 细胞。①A 细胞分泌胰高血糖素，升高血糖；②B 细胞分泌胰岛素，降低血糖；③D 细胞分泌生长抑素，以旁分泌的方式抑制 A、B 细胞的分泌；④PP 细胞分泌胰多肽，抑制胃肠运动，胰液分泌和胆囊收缩。胰岛对糖代谢、脂肪代谢、蛋白质代谢都有调节作用。特别是胰岛素分泌异常会导致糖尿病或血糖低。降血糖的激素只有一个——胰岛素，当它与细胞膜上的胰岛素受体结合后，就启动了细胞内部一系列的变化，使细胞膜的葡萄糖通道打开，将细胞外的葡萄糖转运到细胞内，再把葡萄糖变成"糖原"的形式（多分支小淀粉）储存起来，这样血糖就降低了。胰岛素还有许多其他功能，如促进脂肪和蛋白质的合成，阻止糖异生（由脂肪和蛋白质变成葡萄糖）等。胰岛素是促进合成代谢，调节血糖稳定的主要激素。

7. 胸腺

在胸部心脏前上方，中枢免疫器官之一，分泌胸腺素。胸腺更分泌淋巴细胞，淋巴细胞是一种免疫细胞，如果分泌下降，就会免疫力低下，而 99% 的慢性病都是免疫力低下引起的。胸腺随着年龄的增加而衰退，胸腺激素活性减弱。

8. 生殖腺（性腺）

男性睾丸是分泌性腺组织，分泌以睾丸酮为主，包括雄性激素和雌性激素，是性爱的源泉。其作用是激发男性的第二性征出现，并维持正常的性欲及生殖功能（肾上腺皮质也分泌少量雄激素）。女性卵巢内卵泡细胞和黄体产生女性激素。卵泡细胞产生的激素刺激子宫、阴道和乳腺生长出现第二性征，黄体的激素能使子宫内膜增厚，准备受精卵的着床，同时乳腺逐渐发育，以备授乳。原始性腺又称为原始生育腺，由原始生殖细胞迁移分化而来，最终发育成雌性和雄性生殖腺。雌性激素主要掌控人的皮肤（滋润、弹性）、胸部饱满度（丰）、性生活和谐和胶原蛋白的含量。雌激素过低则皮肤干燥、皱纹，胸痹萎缩、松弛，过高会肥胖、致癌。

女性性腺分泌雌激素、雄激素和孕激素，男性性腺分泌雄激素、雌激素，所以，比例失常，女性雄激素过多，则女性男性化；男性雌激素过多，则男性女性化。

九、九大系统

人体是由有机质和无机质形成的细胞构成的，细胞是构成人体形态结构和功能的基本单位。形态相似和功能相关的细胞借助细胞间质结合起来构成为组织。几种组织结合起来共同执行某一特定功能，具有一定形态，就构成了器官。若干个功能相关的器官联合起来，共同完成某一特定的连续性生理功能，即形成系统。

人体由九大系统组成：即运动系统、消化系统、呼吸系统、泌尿系统、生殖系统、内分泌系统、循环系统、神经系统和免疫系统。

1. 运动系统

由骨和关节组成，约占体重的60%，各骨借关节相连形成骨骼，支持体重、保护内脏、维持体形。骨骼肌附着于骨，随行神经系统支配伸缩活动。

运动系统常见病有：肩周炎、生长痛、骨质增生、佝偻病、软骨病、骨质疏松、骨折、股骨头坏死等。

2. 消化系统

包括消化道和消化腺两大部分。消化道分为口、咽、食道、胃、小肠、大肠和肛门。消化腺分为大消化腺和小消化腺。大消化腺位于消化管外，如肝和胰。小消化腺位于消化管内黏膜下层，如胃腺、肠腺。

消化系统常见病有：胆结石、脂肪肝、肝硬化、胃肠痉挛、胃溃疡、胃酸过多、腹泻、痔疮等。

3. 呼吸系统

由呼吸道、肺血管、肺和呼吸肌组成。通常称鼻、咽、喉为上呼吸道。气管和各级支气管为下呼吸道，主体为肺。呼吸系统主要功能是进行气体交换。

呼吸系统常见病有：肺心病、肺结核、支气管痉挛、呼吸衰竭等。

4. 循环系统

是生物体的细胞外液（包括血浆、淋巴和组织液）及其借以循环流动的管道组成的系统。人体分心脏和血管两大部分，叫作心血管系统。循环系统是人体内的运输系统，它将消化道吸收的营养物质和肺吸进的氧输送到各组织器官，并将各组织器官的代谢产物通过同样的途径输入血液，经肺、肾等排出。它同时还输送热量到身体各部，以保持体温，输送激素到靶器官以调节其功能。（详细内容前五章已讲）

5. 内分泌系统

是人体一个重要的整合性调节系统（通过分泌特殊的化学物质来实现对机体的控制与调节），包括弥散内分泌系统和固有内分泌系统，其功能是传递信息，与神经系统相辅相成，共同调节机体新陈代谢、生长发育和生殖活动，维持内环境的稳定。

内分泌系统常见病有：肥胖症、糖尿病、甲状腺（或旁腺）疾病等。

6. 神经系统

是机体内对生理功能活动的调节起主导作用的系统。该系统由脑、脊髓以及附于脑脊髓的周围神经组织组成。神经系统是人体结构和功能最复杂的系统，由神经细胞和神经元组成，它是心理活动的物质基础。

神经系统分为中枢神经系统和周围神经系统，中枢神经系统包括脑和脊髓，周围神经系统包括脑神经、脊神经和内脏神经。神经系统控制和调节其他系统的活动，维持机体与外环境的统一。

神经系统常见病有：智商低下、神经衰退、癫痫病、多动症、老年痴呆等。

7. 泌尿系统

泌尿系统由肾、输尿管、膀胱和尿道组成。其功能是排出机体新陈代谢中产生的废物和多余的液体，保持机体内环境的平衡和稳定。具体流程为：肾产生尿液，通过两条输尿管将尿液输送至膀胱，当膀胱储存尿液到 300~400 毫升时，尿道排出体外。常见病有：各种肾病、各种泌尿系统结石。

8. 生殖系统

生殖系统的功能是繁殖后代和形成并保持第二性特征。男性生殖系统和女性生殖系统包括内生殖器和外生殖器两部分。内生殖器由生殖腺、生殖管道和附属腺组成，外生殖器以两性交接的器官为主。常见病有更年期综合征、不孕症、痛经、阳痿等。

9. 免疫系统

免疫系统具有免疫监视、防御、调控的作用，是人体抵御病原菌侵犯最重要的保卫系统。这个系统由免疫器官（骨髓、胸腺、脾脏、淋巴结、扁桃体、小肠结合淋巴结、阑尾）、免疫细胞（淋巴细胞、单核吞噬细胞、中性粒细胞、嗜碱粒细胞、嗜酸粒细胞、肥大细胞、血小板等），以及免疫活性物质（免疫分子，抗体、免疫球蛋白、干扰素、白细胞介素、肿瘤坏死因子等）组成。免疫系统分为固有免疫（又称非特异性免疫）和适应免疫（又称特异性免疫），其中适应性免疫又分为体液免疫和细胞免疫。

（附）免疫功能

免疫功能——是人体自身的防御机制，是人体识别和消灭外来侵入的任何异物（病毒、细菌等），处理衰老、损伤、死亡、变性的自身细胞，以及识别和处理体内突变细胞和病毒感染细胞的能力，是人体识别和排除"异己"的生理反应。免疫力威力巨大，可将突变的细胞统统吞噬和消灭，以保体内环境的稳定。但免疫功能很难辨别伪装成同类的癌症细胞。

免疫功能，从 30 岁起就开始悄然、缓慢、持续进行减退。

（1）如何使自己长久保持较强的免疫力

虽然免疫力大多取决于人的遗传基因，但环境的影响也很重要，如饮食（食物中有些成分能够协助刺激免疫系统，增强免疫力）、睡眠（良好的睡眠会促使白细胞增多，巨噬细胞活跃，免疫力增强）、运动（运动专家研究指出，每日运动 30~45 分钟，12 周后免疫细胞会有明显增加）、乐观情绪（乐观可维持人体最佳状态，免疫系统兴奋，免疫力增强）。

当然，免疫力过高也不好，免疫力是双刃剑，过强免疫力会使人体出现异常情况，如自身免疫病。

（2）人体免疫功能系统有三道（大）防线：

第一道防线——皮肤免疫。由皮肤和黏膜（黏液）构成，阻挡很多体外病毒或细菌通过进入体内。

第二道防线——体液免疫。由体液中杀菌物质和吞噬细胞构成。人生来就有，对多种病毒、病菌都有防御作用，因此也叫非特异性免疫。

第三道防线——细胞免疫。主要由免疫器官和免疫细胞构成的免疫系统，人体最重要的防御措施。这道防线是人体出生后建立起来的后天防御功能，只针对某一特定病原体的侵袭（叫特异免疫），一种后天性免疫。

温馨提示

淋巴系统知识：

淋巴系统是人体免疫系统的主要功能系统（图 6），淋巴系统有四大免疫功能：即杀灭细菌、吞噬病毒、排泄机体的废物、防御疾病。

人体设有两套循环管道（系统），一套是运行血液的管道（血液循环系统），另一套则是环流着淋巴液的淋巴管道，它和血液循环并行，维持着人体健康，但人们知之甚少。

淋巴系统是一条血液循环系统的辅助管道（它沿全身大血管运行遍布全身），由毛细淋巴管、小淋巴管、中淋巴管、大淋巴管入腔静脉（左右锁骨下静脉）的网状系统。它将淋巴液及淋巴细胞、抗体、干扰素等导入血液循环中，发挥重要的免疫作用。（淋巴循环还有回收蛋白质、运输脂肪和其他营养物质的功能）。

沿着淋巴管有数百个各种类型的淋巴结或淋巴腺（颈部、腹股沟和腋窝特别密集）。淋巴结是分泌淋巴液的器官，也像过滤器一样滤出微生物、毒素，集中并消灭之，以阻止感染；淋巴腺主要功能是滤过淋巴液，并产生淋巴细胞（也叫淋巴球，一种白细胞）和浆细胞，参与机体免疫反应，即当淋巴细胞发现入侵的细菌时，就会产生淋巴因子和抗体，去有效杀灭细菌。

人体免疫系统的器官还有：脾脏、胸腺、骨髓、盲肠（阑尾）、胆，以及肺脏等。

十、十全十美（图40）

人体十全十美的结构和功能达到了尽善尽美，美就美在达到了哲学和谐之美，即矛盾对立统一之美。人体自身充斥着矛盾，在矛盾对立斗争中变化发展，并且达到协调平衡，使人体成为一个和谐统一的尽善尽美机体。

人体自身矛盾对立统一随处可见，试列举几项：

① 生长与制约生长矛盾对立并存——脑垂体分泌生长激素，促进骨骼和软组织生长；而下丘脑又抑制脑垂体释放激素，从而避免了激素过多患巨人症，过少患侏儒症；② 紧与松的矛盾对立并存——人体上皮组织细胞结构极紧密（连毛细血管都排除在外），并紧裹机体；而结缔组织细胞却尽量松散，拉开距离（填满外液），填充身体空间，从而形成既结实耐用又曲线优美的人体；③ 虚与实的矛盾对立并存——人体神经组织专门传导神经冲动（务虚）；骨骼肌肉组织实体支撑机体结构（务实），虚实结合，相辅相成，人体灵活，动作刚劲；④ 抗原和抗体的矛盾对立并存——人体自身存在抗原（也有外来抗原），就一定有与之一对一相抵抗的抗体（一种能与抗原特异性结合的免疫球蛋白），针锋相对矛盾斗争，保证了机体的稳定；⑤ 凝血系统（肝合成凝血因子）与抗凝血系统的矛盾对立并存——人体同时存在这一对矛盾系统，保持了血液流动动态平衡，既不会凝聚沉淀，也不会溢出血管；⑥ 胰岛内 A、B 细胞功能矛盾对立并存——胰岛内 A 细胞分泌胰高血糖素，升高血糖；而 B 细胞则分泌胰岛素降低血糖，二者矛盾无法调和，则由一母同胞的 D 细胞分泌生长抑素来协调 A、B 细胞的分泌；⑦ 升高血压功能与降低血压功能矛盾对立并存——肾脏分泌肾素可使血压升高；同时肾又分泌前列腺素，具有降低血压的功能，进而起到调节血压作用；⑧ 促癌变因子和抑癌变因子（或原癌基因和抗原癌基因）的矛盾对立并存——人体一边产生癌变因子；一边又分泌抑制细胞癌变因子，即癌变细胞和自身抗体（免疫力）是一对天生的矛盾体，两者平衡，癌病不生；⑨ 结栓与溶栓的矛盾对立并存——机体内不溶性纤维蛋白（为主）可以形成血栓，同时机体又含有能将该蛋白溶解的物质，从而溶解血栓。使人处在不断长栓，不断溶栓的平衡机制，终身不被栓堵（打破平衡则会结栓猝死）；⑩ 益生菌和有害菌的矛盾对立并存——两种细菌在肠道生活在一起，矛盾对立，相互制约，肠道稳定。平衡一旦被打破，百病丛生；⑪ 快乐和悲伤分泌物的矛盾对立并存——脑内多巴胺、五羟色胺分泌物使人快乐愉悦，脑

垂体分泌情绪激素使人紧张不安。矛盾对立的精神物质让人变成情感动物；⑫雄雌性激素在男女体内矛盾对立并存——男性体内不仅含有雄性激素，还含有雌性激素；女性体内不仅含有雌性激素，还含有雄性激素。看似矛盾，其实是协调平衡关照了双方情感；⑬荷尔蒙性催熟和松果体抑制性早熟的矛盾对立并存——荷尔蒙催男女性早熟，第二性征发育；而脑内松果体则有效抑制性早熟和性征发育（例如松果体受到破坏，男根过度生长；松果体过强，则男根萎缩）；⑭生病与自愈的矛盾对立并存——人体经常会生病，而人体又有针对病因的自愈功能，因此60%病可自愈；⑮自由基与平衡自由基功能的矛盾对立并存——人体自由基与生俱来；但身体本身具有平衡自由基、消除多余自由基的功能（另一种提法：氧化与抗氧化矛盾对立并存——人体在不可避免地产生自由基的同时，也在自然地产生着抵抗自由基的抗氧化物质）；⑯动脉硬化因子与抗动脉硬化因子的矛盾对立并存——"坏"胆固醇（低密度脂蛋白）是动脉粥样硬化的危险因素，是动脉粥样硬化的因子。"好"胆固醇（高密度脂蛋白），能将胆固醇转运到肝脏进行分解代谢，是抗动脉粥样硬化的因子；⑰血管堵塞与侧枝再循环的矛盾对立并存——中小动脉（如冠状动脉、脑动脉等）被血栓堵塞，则被堵上下部位侧枝血管就会通过血管吻合功能相互联结起来，形成侧枝再循环，即绕过堵塞部位，使机体重新血流通畅；⑱（图41）交感神经与副交感神经的矛盾对立并存——两者功能相反，在正常情况下，交感神经与副交感神经处于平衡制约中，机体相安无事。当机体受到外界环境变化和心态紧张状态影响时，交感神经会异常活跃，对机体器官造成不同程度的刺激，甚至猝死等等。

以上众多事例足以证明，人体是一个既充满矛盾对立，又相互制约依存的生命整体。

随着现代科技的发展，人们会发现人体自身更多的矛盾对立并存机制。而我们人类的使命应该是注重研究如何利用这些矛盾对立机制中的一方或双方，通过调节自身平衡解决矛盾等手段（而不是一味使用副作用大的药物治疗），发挥最大自身潜力，和谐达到更好地维持人体健康，并不断战胜人类不断出现的众多疾病。这应该是生物医学等科学领域一条不可或视的新途径。

第二节 人体所需的七大营养物质

目前公认，有 7 类营养物质是维持人体健康以及提供生长、发育和活动所需要的营养素。他们是蛋白质、脂类、糖类、维生素、矿物质、水和膳食纤维，现分别介绍如下：

一、蛋白质

蛋白质——是生命的物质基础，是组成人体一切细胞、组织的重要成分，是生命活动的主要承担者。蛋白质占人体重量的 16%~20%。氨基酸是蛋白质的基本组成单位，人体蛋白质的种类很多，性质、功能各异，但都是由 20 多种氨基酸按不同比例组合而成的，并在体内不断进行代谢和更新。比如，胰岛素是由 51 个氨基酸分子合成，生长激素是由 191 个氨基酸分子合成。

食物中的蛋白质必须经过胃肠道消化，分解成氨基酸，才能被人体吸收利用，人体对蛋白质的需要实际是对氨基酸的需要。

氨基酸分为人体必须的和非必需的两类，共 20 种：

① 人体必需的氨基酸，是指人体不能合成，或合成不能满足需要的氨基酸，必须从食物中摄取，这类氨基酸有 8 种：赖氨酸、蛋氨酸、亮氨酸、异亮氨酸、苏氨酸、缬氨酸、色氨酸、苯丙氨酸；

② 人体非必需的氨基酸，并不是说人体不需要，而是人体可以自身合成或由其他氨基酸转化而得到，不一定非从食物中摄取不可。这类氨基酸 12 种，包括：甘氨酸、丙氨酸、丝氨酸、天冬氨酸、谷氨酸、脯氨酸、精氨酸、组氨酸、酪氨酸、半胱氨酸、谷氨酰胺、天冬酰胺。

把几种营养价值低的蛋白质食物配合食用，其中氨基酸互补，可以显著提高营养价值。比如谷类蛋白质含赖氨酸较少，而含蛋氨酸较多；豆类蛋白质含赖氨酸较多，而含蛋氨酸较少，两类混合食用，氨基酸得到互补，接近人体所需，营养价值大大提高。

人体没有为蛋白质设立储存仓库，每天必须按量摄入。多则浪费、加重肾脏负担；不足则身体健康受损。

人体每天需要多少蛋白质呢？营养学家推荐摄入量（RNL）是一般

人 1.8 克 / 千克体重。即男性 108 克 /60α，60 千克体重者日食 108 克蛋白质；女性 90 克 /50α，50 千克体重者日食 90 克蛋白质。蛋白质来源最好是素荤搭配，素 2/3，荤 1/3。素从蔬菜、水果、粮食中来，荤从肉、蛋、奶中来（见下表）。

8 种必需氨基酸功能和来源食物

编号	名称	功能	主要食物来源	其他食物来源
1	亮氨酸	促睡眠、减疼痛，稳情绪，有助控制，酒精中毒等	牛奶、鱼类、花生、香蕉及所有富含蛋白质的食物	蛋、麦、玉米、大豆、梨、椰、橄榄及各种核仁中
2	赖氨酸	防止疱疹感染，集中注意力，正常利用制造能量的脂肪酸，消除某些不孕症	脱脂牛奶、鱼类、花生、杏仁、南瓜子、芝麻、豆制品	小麦、米、黄豆芽、胡萝卜、黄瓜、芹菜、菠菜、甜菜、苹果、梨、杏、葡萄、番木瓜
3	苯丙氨酸	降低饥饿感，提性欲，增记忆，敏捷思维，消除抑郁情绪	脱脂牛奶、豆制品、花生、杏仁、南瓜子、芝麻、面包	大豆、米、麻仁、燕麦、胡萝卜、菠菜、番茄、甜菜、苹果、菠萝
4	异亮氨酸	参与胸腺，脾脏及脑下腺的调节及代谢，脑下腺属总司令部，作用于甲状腺、性腺	牛奶、蛋类、肉类	麦、玉米、大豆、梨、椰、橄榄、番木瓜、各种核仁
5	缬氨酸	形成血红蛋白，调节糖和能量水平，提高体能，修复肌肉，愈合创伤；治疗肝功能衰竭，提高血糖水平，增加生长激素	鸡蛋、鱼类、奶、大豆、麦、糙米	芝麻、胡萝卜、蒿苣、南瓜、芹菜、番茄、欧芹、苹果、石榴、杏仁
6	苏氨酸	助人体吸收蛋白质，利用各种氨基酸，防脂肪在肝脏积累，促进抗体产生，增强免疫力	肉类	奶、蛋、花生、米、胡萝卜、番木瓜、叶菜类、苜蓿
7	蛋氨酸	助脂肪分解，预防脂肪肝，心血管，肾疾病发生，去除铅毒，强身，治疗风湿热和毒血症，抗氧化	豆类、鱼类、肉类、酸奶、大蒜、洋葱	麦、米、花生、甘蓝、香葱、水芹、苹果、菠菜、花椰菜
8	色氨酸	镇静、促眠、控酒精中毒	糙米、肉类、花生、大豆	奶、蛋、小麦、米、胡萝卜、芹菜、茴香、甘蓝、香葱、菠菜、苜蓿、甜菜

12 种人体自身可以合成的氨基酸

编号	名称	功能	食物来源
1	组氨酸	维护生长和消化，制造红、白细胞都需要，免疫功能，有助治疗过敏、风湿、贫血	萝卜、胡萝卜、黄瓜、芹菜、大蒜、洋葱、甜菜、菠萝、苹果、石榴、木瓜
2	精氨酸	维持脑下垂体正常功能，与其他氨基酸合成及分泌脑下垂体生长激素，恢复体能，增加精子数量，修复男性元气，有助代谢，增肌肉，防癌	胡萝卜、苜蓿、绿叶蔬菜、甜菜、黄瓜、芹菜、萝卜、土豆、莴苣
3	丙氨酸	作用体内蛋白质合成	苜蓿、胡萝卜、萝卜、芹菜、生菜、黄瓜、菠菜、青椒、苹果、李子、菠萝、葡萄、橘子、草莓、杏仁
4	天冬氨酸	补充体内微量元素，降低血氨，利尿、护心脏，是制成高能太空食品的主要成分	胡萝卜、萝卜、芹菜、黄瓜、番茄、薄荷、柠檬、苹果、李子、菠萝、甜瓜、柚子、杏仁
5	谷氨酸	参与脑蛋白和碳水化合物的代谢，改善、维持脑机能，是极好的治疗眼疾药物	胡萝卜、萝卜、芹菜、菠菜、白菜、甜菜、薄荷、木瓜
6	脯氨酸	是治疗心血管药物的重要原料，衍生物可制成治疗关节炎药物，有助产妇恢复增加体内胶原蛋白	胡萝卜、萝卜、黄瓜、莴苣、甜菜、李子、樱桃、无花果、葡萄、橄榄、柑橘、菠萝、椰子和杏仁
7	酪氨酸	是治疗忧郁症的良药，有助记忆、学习，控制肥胖症，作用中枢神经，调节心情，减轻疼痛，有助防癌	苜蓿、胡萝卜、黄瓜、生菜、甜菜、菠菜、青椒、薄荷、李子、草莓、樱桃、苹果、甜瓜、无花果和杏仁
8	甘氨酸	中和胃酸，护胃，治疗前列腺肥大并发症、排尿障碍、频尿等症	胡萝卜、萝卜、芹菜、菠菜、苜蓿、大蒜、土豆、无花果、橘子、石榴、甜瓜、杏仁
9	丝氨酸	对美容、美肤、美发有重要作用，还是合成嘌呤，胸腺嘧啶，胆碱的前体	胡萝卜、萝卜、大蒜、洋葱、芹菜、黄瓜、甜菜、薄荷、菠菜、白菜、苜蓿、苹果、木瓜
10	半胱氨酸	对广泛的毒物，如甲醛、汞、河豚毒等有明显的解毒作用。防放射伤害，维护皮肤健康、美白、抗老化。且促进脂肪消化吸收。	肉类、蛋类、乳制品、红椒、大蒜、洋葱、芹菜、菠菜、花椰菜
11	谷氨酰胺	人体肌肉中最丰富的游离氨基酸。胃肠管腔细胞基本能量来源。改善脑机能，增肌强力，增强抗氧化和免疫力。压力超大者，少儿脑发育、老人防痴呆、病后康复者才需补充。	肉类（瘦）、海鲜、乳制品、蛋类、豆类、白菜、卷心菜
12	天冬酰胺	滋养神经系统，维护适当情绪，预防对声音和触觉的过度敏感。抗疲劳，是运动员的营养补充剂。人体自身合成充足，不足会出现头痛、易怒、健忘，甚至抑郁。（功效至今仍有争议）	海鲜、家禽、牛肉、鸡蛋、芦笋、土豆、全谷物、豆类、坚果、大量动植物食品

（附）酶

人体内存在着一类能推动新陈代谢、促使一切与生命有关的化学反应顺利进行的物质，这种物质就是酶（酶是一种特殊的蛋白质、属生物大分子）。人体内有 5000 多种酶，由于组成不同，功能各异，每一种酶只能参与一种生化反应（人体细胞里每分钟要进行一百多次生化反应）。可以说，相应的酶充足，反应就会顺利、快捷，人就会精力充沛，不易生病；酶不充足，健康受损，疾病丛生；没有酶，生命则终结。

常见食物蛋白质含量表

品名	蛋白质含量（%）	品名	蛋白质含量（%）	品名	蛋白质含量（%）
籼米	8.2	猪腿肉	17.7	马铃薯	2.6
粳米（标一）	7.3	猪大排	17.4	甘薯（红皮）	2.0
糯米（标二）	6.6	猪肝	20.6	山药	1.8
面粉（标准）	11.9	猪蹄	21.0	香菇（干）	14.4
面粉（富强）	11.1	猪肥肉	1.6	紫菜	22.4
玉米（干）	8.3	牛肉（瘦）	20.3	黑木耳	9.4
黄豆	32.4	羊肉	18.2	花生	24.4
绿豆	24.3	鸡肉（全）	16.6	鱼类	15~22
赤豆	20.1	鸡爪	23.9	虾蟹类	15~18
蚕豆	13.9	鸡蛋（白壳）	12.1	蔬菜水果	0.1~2
豌豆	11.2	牛乳	2.9		
豆腐皮	44.6	奶粉	24.1		
毛豆	12.6	酸乳	2.6		

（附）脂蛋白

血液中脂肪与蛋白的结合即脂蛋白，脂肪在血液中有赖于蛋白的携带与结合。血清脂蛋白经过超高速离心，根据密度不同将脂蛋白分为：乳糜微粒、极低密度脂蛋白、低密度脂蛋白、高密度脂蛋白、极高密度脂蛋白 5 类。

（脂蛋白是血脂在血液中存在、转运代谢的形成。）

（1）乳糜微粒——是最大的脂蛋白，主要功能是运输外源性甘油三酯。

（2）高密度脂蛋白（HDL）——俗称"血管清道夫"，是血清中颗粒密度最大的一组脂蛋白，它不沉积在血管壁上，还能促进已沉积在血管壁上的极低密度脂蛋白溶解，也将肝脏以外组织中的胆固醇转运到肝胆进行分解代谢。实际上是对胆固醇的清除，从而限制动脉粥样硬化的发生发展。

（3）低密度脂蛋白（LDL）——是富含胆固醇的脂蛋白，主要作用是将胆固醇运送到外周血液，是动脉粥样硬化的危险因素之一。被认为是致动脉粥样硬化的因子。

（脂蛋白＋胆固醇，根据情况才能确定其好坏定义）

二、脂肪

脂肪（由C、H、O 3种元素组成）——脂肪是油、脂肪、类脂的总称。主要是食物中的油和脂肪：一般把常温下呈液体的称作油（如胡麻油、大豆油）；而把常温下呈固体的称作脂肪（如羊油、猪肥膘）；类脂是胆固醇、脑磷脂、卵磷脂等。

脂肪是由甘油三酯和脂肪酸组成。甘油三酯的分子比较简单；脂肪酸的种类（400余种）和长短（分子链）却不同，但可分三大类：饱和脂肪酸，单不饱和脂肪酸，多不饱和脂肪酸。受其影响，我们日常食用的脂肪的性质也分为饱和脂肪和不饱和脂。脂肪可溶于多数有机溶剂，而不溶于水。

（一）脂肪的功能

脂肪是细胞内良好的储能物质，主要提供热能；保护内脏，维持体温；协助脂溶性维生素的吸收［如维生素（A、D、E、K）］；参与机体各方面的代谢活动。

（二）脂肪的来源

① 各种食用植物油（大豆、葵花子、花生、芝麻油等）；② 各种动物油（油脂、内脏）、肥肉、乳类等。

（建议人们食用饱和脂肪、不饱和脂肪和多不饱和脂肪的合理比例为1:1:1。）

（三）脂肪酸

① 不饱和脂肪酸——除饱和脂肪酸以外的脂肪酸（所有动物油的主要脂肪酸都是饱和脂肪酸，鱼油除外）。人体不可缺少的脂肪酸。（根据双键个数的不同，分为单不饱和脂肪酸和多不饱和脂肪酸两种。食物脂肪

中，单不饱和脂肪酸有油脂酸等，多不饱和脂肪酸有亚油酸，亚麻酸、花生四烯酸等。人体不能合成亚油酸和亚麻酸，必须从膳食中补充）。植物油是不饱和脂肪酸，有保证细胞正常生理功能；降低血中胆固醇和甘油三酯，从而降低血液黏稠度，改善血液微循环，防止心血管疾病的发生。

②饱和脂肪酸——不含双键的脂肪酸。是构成脂质的基本成分之一。此类脂肪酸多含于牛、羊、猪等动物的脂肪中，少数植物如椰子油，可可油，棕榈油中也含此类脂肪酸，饱和脂肪酸摄入过多是导致血胆固醇、三酰甘油、低密度脂蛋白胆固醇升高的主要原因，继发引起动脉管腔狭窄，形成动脉粥样硬化，增加冠心病风险，故进食饱和脂肪酸较多也必然进食较多的胆固醇。

③反式脂肪酸——又名反式脂肪，将其比作"餐桌上的定时炸弹"，主要来源是植物油加工过程中产生的一种不饱和脂肪酸（加工高温油炸后，锅底那厚厚的油层），250℃油炸鸡腿、薯条、油条，烘烤的黄脆焦皮油（面包、糕点中多见，牛羊肉也少量含有）。

反式脂肪酸有害健康：反复高温煎炸使用的植物油会产生反式脂肪酸，在体内很难代谢掉，不饱和脂肪酸一周代谢完，饱和脂肪酸两周代谢完，而反式脂肪酸四五周才能代谢完。其危害有：增加心脏病的危险，增加坏胆固醇，减少好胆固醇；降低人体抵抗癌症的酶系统活性，增加多种癌症的危险；促进肥胖的力度比其他脂肪更大；干扰胰岛素受体的功能，增加糖尿病的危险；降低免疫反应能力；降低产生性激素必需的酶系统的活性。

各类油含脂肪酸成分表（%）

油类名称	单不饱和脂肪酸	多不饱和脂肪酸	饱和脂肪酸
豆油	23	58	14
花生油	46	32	17
橄榄油	74	8	18
玉米油	24	59	13
棉籽油	18	50	26
葵花子油	24	59	13
红花油	12	75	9
改良菜籽油	55	33	7
椰子油	6	2	86
棕榈油（核）	11	2	81
棕榈油	37	9	49

油类名称	单不饱和脂肪酸	多不饱和脂肪酸	饱和脂肪酸
葡萄籽油	16	68	11
核桃油	16	70	9
奶油	29	4	62
牛脂	42	4	50
羊油	42	4	47
猪油	45	11	40
鸡油	45	21	30

含脂肪较高食物表（每100克含脂肪）

食品名	含脂肪量（％）	食品名	含脂肪量（％）	食品名	含脂肪量（％）
辣椒油	100	猪肉（肥）	88.6	葵花子（生）	49.9
胡麻油	100	羊油	88	腊肉（生）	48.8
橄榄油	99.9	松子油（仁）	70.6	炸薯片	48.4
花生油	99.9	猪肋条肉（五花肉）	59	腊肠	48.3
大豆油	99.9	核桃	58.8	南瓜子仁	48.1
菜籽油	99.9	松子（炒）	58.5	黑芝麻	46.1
麦芽油	99.9	榧子	57	西瓜子仁	45.9
香油	99.7	鸡蛋黄粉	55.1	杏仁	45.4
色拉油	99.7	葵花子仁	53.4	甜杏仁	45.7
猪油炼制	99.6	开心果	53	西瓜子（炒）	45.4
黄油	98	花生酱	53	榛子（干）	44.8
奶油	97	榛子仁（炒）	52.9	花生仁（炒）	44.4
酥油	94.4	葵花子（炒）	52.8	花生仁（生）	44.3
牛油	92	南瓜子（炒）	52.8	北京填鸭	41.3
猪网油	88.7	芝麻酱	52.7	一般蔬菜	0.1~0.6
猪板油	88.7	杏仁（炒）	51	一般水果	很少或没有
肥膘肉	88.6	鸭皮	50.2	榴莲、椰子、牛油果	4~20

（四）甘油三酯和胆固醇——不得不介绍的脂类

甘油三酯和胆固醇是脂肪的主要组成物质，也是造成国人冠心病、脑梗死发生的主要原因，所以是人们非常关心的问题。

1. 甘油三酯

脂肪的主要成分，是由三分子脂肪酸与一分子甘油结合而成，因此得名。甘油三酯是人体内含量最多的脂类，大部分组织均可利用甘油三酯分解食物供给能量，是生命活动的热量来源之一。

甘油三酯主要来自食物中脂肪的分解，肝脏也能将血液中的某些糖类转化为甘油三酯（少量）。用不完的脂肪（主要是甘油三酯）就被储存在皮下（像猪的肥膘），越积越多，身体会肥胖；囤积在血管壁则造成动脉粥样硬化；囤积在心脏就会导致心脏肥大；囤积在肝脏则形成脂肪肝。

甘油三酯高的危害：增高会促进糖尿病、肾病的发生发展，也与糖尿病微血管并发症相关，诸如视网膜病变。据统计，甘油三酯每增高 1 毫摩尔 / 升，男性和女性患冠心病风险就升高 12% 和 37%。所以甘油三酯会导致一系列心梗和脑梗风险。

预防："一、二、三、四、五" + "红、黄、绿、白、黑"的科学饮食结构（参看如何预防心脑血管病的"怎样吃才科学"）。

2. 胆固醇

又名胆甾醇，一种环戊烷多氢菲的衍生物（一种脂类性质的物质），胆固醇广泛存在于动物体内，大脑和神经最丰富，肾、脾、皮肤、肝、胆汁中含量也很高。

胆固醇是人体不可缺少的营养物质，它不仅是身体结构成分之一，还是合成许多重要物质的原料。过分忌食胆固醇食物，会造成贫血，降低人体的抵抗力；但长期大量摄入胆固醇，也不利于身体健康，会使血清中的胆固醇含量升高，增加患心血管疾病的风险。所以科学饮食提倡适量摄入胆固醇。

胆固醇 90% 是人体自身合成的，10% 是从饮食中获得的。

含胆固醇多的食物有：蛋黄、动物内脏、蟹黄等。每百克蟹黄含胆固醇 460 毫克。

如何控制胆固醇（低密度脂蛋白胆固醇）：多吃鱼；多吃富含纤维的食物。如芹菜、玉米、燕麦；多吃豆制品（异黄酮可排除胆固醇）；足量维生素 C，通血管，富含维生素 C 食物有橘类、土豆、深绿色多叶蔬菜。

（附 1）胆固醇的不同说法

美国一生理学家提出"脂质假说"，即饱和脂肪升高胆固醇，高胆固醇导致心脏病。但到目前为止，大量研究结果正好与之相反。教授本人也不得不承认，食品中的胆固醇与血液中的胆固醇水平的高低没有关系。但由于主流医学对这一理论的普遍接受和宣传，使得人们对胆固醇产生了恐慌，不敢吃含胆固醇的食品。

直到最近，经历了 40 年的验证，证明胆固醇与心脏病无关，美国官方才解除了对胆固醇饮食的限制。（但美国最新研究又说：高胆固醇有害心脑血管。孰是孰非拭目以待。）

胆固醇具有多项生命功能，除了组成大脑和神经组织以外，身体的每一个细胞组成都需要胆固醇，它制造胆汁来帮助消化脂肪、制造性激素、制造维生素 D 等。另外，研究还发现，胆固醇是一种非常强的抗氧化剂，保护大脑不受自由基的破坏。从这一点看，年龄大的人体内胆固醇水平升高是一件非常好的事情。

LDL 不是胆固醇，是胆固醇的运输工具（胆固醇是脂溶性的，不能独自在血液中运行，需要 LDL 的运载），它负责把胆固醇运送到身体所需要的地方去，包括大脑，缺乏 LDL，大脑将会缺乏胆固醇，直接损伤大脑。

说 LDL "坏"，是它非常容易被氧化，而氧化的 LDL，它已经不是原有的 LDL 了，不能行使 LDL 的功能了。导致 LDL 被氧化的因素：糖。血液中过多的糖与蛋白质结合产生糖化蛋白，可增加 50 倍的自由基形成的速度。被糖化的 LDL 就失去了运送胆固醇的作用。

研究得出：胆固醇水平越低，患帕金森综合征和老年痴呆的风险就越高。

（附 2）蛋黄吃多了胆固醇会升高吗？

鸡蛋含胆固醇很高，特别是蛋黄。蛋黄真的可怕吗？请先看蛋白蛋黄营养价值表：

蛋白蛋黄营养价值表

营养成分 / 鸡蛋部位	鸡蛋蛋白	鸡蛋蛋黄
蛋白质（克 /100 克）	11.6	15.2
胆固醇（毫克 /100 克）	0	200
维生素 A（微克 /100 克）	0	438
维生素 B2（毫克 /100 克）	0.31	0.29
维生素 E（毫克 /100 克）	0.01	5.06
钙（毫克 /100 克）	0.01	112

营养成分 / 鸡蛋部位	鸡蛋蛋白	鸡蛋蛋黄
铁（毫克 /100 克）	1.6	6.5
锌（毫克 /100 克）	0.02	2.79

从表可以看出，蛋白和蛋黄含优质蛋白都很高，且易于吸收；蛋白和蛋黄都富含维生素 B2（核黄素），还含叶黄素和玉米黄素，防上火、抗氧化、防治眼病；维生素 A 预防干眼病；维生素 E 抗氧化；维生素 K 为凝固因子，这些都是"脂溶性维生素"。蛋黄中含有丰富的矿物质钙、铁、锌、硒等，对身体很有益。

蛋黄是含胆固醇特高，人体每日摄入胆固醇少于 300 毫克，而一个鸡蛋黄就含胆固醇 200 毫克左右，从数字上看，再多吃含胆固醇食物就是超量了。

首先要明白，胆固醇是人体的重要营养物质，是众多生理功能的原料，人体细胞的合成也需要胆固醇，所以人不能缺少胆固醇。

人体所需的胆固醇 90% 是由肝脏合成的，只有 10% 是来自体外食物摄入，所以摄入胆固醇再多，身体也不会全盘吸收，所以吃蛋黄不会引起血清胆固醇升高，即使少部分人升高，其低密度脂蛋白也不会升高，对增加心血管疾病风险不大。更可贵的是蛋黄中含丰富的卵磷脂，它能乳化胆固醇和脂肪颗粒，使其变得极细，顺利通过血管壁而被细胞充分利用，从而起到减少血液中的胆固醇，保护心血管健康。

对于高脂血症患者，每天摄入胆固醇控制在 300 毫克以内，而一个鸡蛋黄只有胆固醇 200 毫克，所以每周吃 4 个鸡蛋应该是安全放心的。

特殊的高胆固醇血症患者，请遵医嘱。

三、糖

糖 = 碳水化合物 = 淀粉，糖和碳水化合物，名称不同物质相同，淀粉是葡萄糖的高聚体，是碳水化合物在细胞中最普遍的储藏形成。从营养角度说，一般理解为三者相同就可以了。

糖（碳水化合物）与蛋白质、脂肪同为生物界三大基础物质，为生物的生长、运动、繁殖提供主要能源（热能）。是人类生存、发展必不可少的重要物质之一。

碳水化合物（糖）是由碳、氢、氧 3 种元素组成（由于氢氧比例为 2:1，和水一样而得名）。

糖（碳水化合物）分为：单糖、双糖（二糖）、多糖、低聚糖四类。单糖，生物体内的单糖有好多种，如核糖、脱氧核糖、葡萄糖、果糖和丰乳糖；双糖（也叫二糖），包括麦芽糖、蔗糖、乳糖、红糖、白糖、冰糖等都是由蔗糖加工而成的，乳糖存在于动物母乳中，麦芽糖与纤维糖相似；多糖、复合糖，是糖类还原端和蛋白质或脂肪结合的产物，如血液中的糖蛋白、蛋白聚糖等；低聚糖，一种新型功能性糖源，广泛应用于食品、保健品、饮料、医药、饲料添加剂领域，集营养、促健、食疗与一体。

碳水化合物（糖）来源，主要存在于谷物、水果、蔬菜的种子和根茎中，奶和奶制品是唯一动物来源。

身体吸收碳水化合物的通式是，先水解到二糖阶段，为麦芽糖（$C_{12}H_{22}O_{11}$）（不被吸收），再完全水解后得到单糖（葡萄糖 $-C_6H_{12}O_6$），被小肠壁吸收。

葡萄糖进入血液，称作血糖，在血管到处乱跑，转到细胞中被燃烧掉（变为热能），燃烧不掉的被发酵掉，没有立即被使用的葡萄糖或被储存，更多的则会转到脂肪细胞中，被转化为脂肪。

（一）常见糖介绍

① 葡萄糖——单糖，又称为玉米葡糖，简称为葡糖。是自然界分布最广且最为重要的一种单糖。纯净的葡萄糖为无色晶体，甜味不如蔗糖（一般人无法尝到甜味），易溶于水。葡糖在生物学领域具有重要地位，是活细胞的能量来源和新陈代谢的中间产物，口服后迅速吸收，进入人体后被组织利用，发生氧化反应放出热量，维持体温。（植物通过光合作用产生葡萄糖）在糖果制造业和医药领域广泛应用。

代谢功能：能快速补充能量，太多会提高胰岛素的浓度，导致肥胖和糖尿病；太少会造成低血糖症或者更糟，忧郁、躁郁、厌食或贪食。更少会造成中风或其他血管疾病。

② 蔗糖——（二糖、双糖）是碳水化合物的一种，易溶于水。一般分为：白、黄、赤砂糖，绵白糖、单晶体冰糖、多晶体冰糖、红糖、黑糖、方糖、冰片糖、糖霜、液体糖浆等。最纯的是单晶体冰糖，使用最广的是白砂糖。

蔗糖是光合作用的产物，广泛存在于甘蔗、甜菜、水果中。

蔗糖在人体消化系统内经过消化液分解成为果糖和葡萄糖，才能经过小肠吸收，为人体所利用。

日常食物血糖生成指数表（GL 等级）

食物名称	血糖生成指数	GL 等级
葡萄糖	100	标准
麦芽糖	105	高
绵白糖	83.8	高
胶软糖	80	高
果冻豆	78	高
蜂蜜	73	高
蔗糖	65	中
巧克力	49	低
乳糖	46	低
白巧克力	44	低
果糖	23	低

日常食物含糖量及血糖生成指数一览表
（含糖量每 100 克含糖量 1 克）

食物品种	含糖量	血糖生成指数GL	GL等级	食物品种	含糖量	血糖生成指数GL	GL等级
小麦	64	41	低	荞麦	67	53~66	中低
面条	61	81	高	黄豆	27	14	低
挂面	70			青豆	27		
糙米饭	70		中	赤小豆	10	23.4	低
馒头	46	88（富强粉）	高	绿豆	59	27.2	低
烙饼	55	79.6	高	蚕豆	60	17	低
油饼	48	74.9	高	豌豆	57	32~48	低
油条	50	74.9	高	扁豆	55	26~30	低
稻米	77			豆腐	3.8	31.8	低
黑米	68.3	42.3（粥）	低	豆浆	0		
香大米	78			豆奶	1.8		
糯米	77	87（饭）	高	豆腐干	11	23.7	低
大米饭	26	83	高	腐竹	15		
玉米	70	55（煮）	低	弧豆		20	低
玉米粥	20	50	低	土豆	16	60~85	中高
窝头	33	68		甘薯（白）	24	34~80	低高
小米粥	8.4	61.5	中	甘薯（红）	23	34~80	低高

防控猝死——心脑血管疾病科普手册

食物品种	含糖量	血糖生成指数GL	GL等级	食物品种	含糖量	血糖生成指数GL	GL等级
小米面	77	82	高	粉丝	83		
小米	75	71	高	粉条	84	14（土豆）	低
糯小米		103.4（饭）	高	山药	15		
高粱	77			大麦粉		66	中
黄糯米		105	高	木瓜		59	中
蜜枣	80			猕猴桃	12	52	低
栗子	80			樱桃	10	22	低
葡萄干	83	64	中	葡萄（鲜）	10	43	
红枣干	81	56~103	高	柚子	10	25	低
柿饼	70			李子	9	24	低
杏干	55	31	低	芒果	8.3	55	低
芭蕉	29			哈密瓜	7.9		
甘蔗	23			草莓	7.1	40	低
红果	20-			香瓜	6.2	7	低
香蕉	23	52	低	西瓜	5.8	72	高
石榴	19			青椒	5	15	低1
荔枝	16			黄豆芽	7.1		
鲜柿子	15			绿豆芽	3.7		
核桃	10-			冬笋	8		
苹果	13	36	低	红萝卜	8	47	低
梨子	13	36	低	胡萝卜	8	47	低
菠萝	13	66	中	洋葱	8		
杏干	13	31	低	蒜菌	8		
桃子	12.2	28	低	榨菜	8		
柑橘	12	43	低	菠菜	3	< 15	低
橙子	11	43	低	西红柿	3		低
冬瓜	1~5			芹菜	3	< 15	低
莴笋	1~5	< 15	低	茭白	3		
圆白菜	1~5			南瓜	1	75	高
大白菜	1~5			茄子	3	< 15	低
小白菜	1~5			芦笋菜花	4	< 15	低
油菜	1~5			牛奶巧克力		40~80	
黄瓜青椒		≤ 15	低	冰淇淋	24		

（二）血糖生成指数及应用

血糖生成指数（GL）是表示某种食物升高血糖效应与标准食物（葡萄糖）升高血糖效应之比。即人体食用一定食物后会引起多大的血糖反应，反映出某一种食物能够引起人体血糖升高多少的能力。被用来衡量食物中碳水化合物对血糖浓度的影响。食物血糖生成指数是一种生理学参数。

GL 数值分为 3 个等级：55% 以下为低血糖生成指数食物；55%~70% 为中血糖生成指数食物；70% 以上为高血糖生成指数食物。由于食物的生成环境不同，加工处理过程、手段不同，同一食物血糖生成指数也会有一定的差异。

高 GL 食物，进入胃肠后消化快，吸收率高，葡萄糖释放快，葡萄糖进入血液后峰值高，也就是血糖升的高，低 GL 食物，在胃肠中停留时间长，吸收率低，葡萄糖释放慢，葡萄糖进入血液后的峰值低，下降速度也慢，简单说就是血糖比较低。因此，用食物血糖生成指数，合理安排膳食，对于调节和控制人体血糖大有好处。一般来说，只要一半的食物从高血糖生成指数替换成低血糖生成指数，就能获得显著改善血糖的效果。

这是一种新概念，利用进入胃肠葡萄糖吸收的快慢（食物血糖生成指数的高低），就能起到糖尿病饮食防治的作用。

（蛋白质、脂肪、糖三者在体内的功能和转化关系，查看第六章第一节第三大代谢）

常见食物热量表（大卡/100克）

食物名称	热量	食物名称	热量	食物名称	热量
脂肪	900	粳米粥	47	燕麦	388
糖类（淀粉）	400	糯米、黑糯米	344~360	燕麦片	377
蛋白质	400	香大米	346	燕麦面	368
小麦粉	350	江米	348	高粱	339
标准粉	335~344	糙米饭	111	高粱米	351
馒头	225	玉米面	365	荞麦	343
面条	285	玉米粥	390	荞麦面	363
油饼、油条	320~399	窝头	190	黄豆	410
白面包	262	鲜玉米棒	140（每根）	绿豆	335
甜面包	400	小米	358	红小豆	309

食物名称	热量	食物名称	热量	食物名称	热量
咸面包	300	小米粥	46	黑豆	381
麻花	524	大黄米	349	豌豆蚕豆	313（干）
黑麦	335	黄米	349	四季豆	30
全麦面	246~305	大麦	354	羊肉（肥瘦肉）	203
大米	353	青稞	342	牛肉（肥瘦）	125
蒸米饭	114	酥糖	436	鸡肉／鸡腿	110/181
花生	600	菜籽油	899	驴肉	116~230
瓜子	600	豆油	899	兔肉	100
腰果	500	花生油	899	鸭肉	135
葵花子	616	葵花籽油	899	带鱼	120
核桃	520~620	香油	898	鲜鱼	115
杏仁	530~600	玉米油	895	豆腐	50~81
人奶	65	胡麻油	450	土豆	77
全脂牛奶	150~290	色拉油	898	炸土豆片	612
脱脂牛奶	90~200	棉籽油	899	红薯	120
酸奶	132	橄榄油	823	一个蛋黄	60
羊奶	60	猪肉	400~800	一个蛋白	15
白糖（绵）	396	红糖	389	冰糖	397

四、维生素

维生素顾名思义，是一种维持生命的元素。维生素是人和动物为维持正常的生理功能而必须从食物中获得的一类微量有机物质，在人体生长、代谢、发育过程中发挥着重要作用。这类物质在体内既不是构成身体组织的原料（不参与构成人体细胞），也不是能量来源，而是一类调节物质，只起重要的代谢作用。

（一）维生素种类

1. 维生素 C

是一种高效抗氧化剂，保护身体免于自由基的威胁，提高免疫功能，维持正常生理机能；促进胶原蛋白产生（保护细胞、促进骨骼生长）；抗坏血病，是心血管的保护神；维生素 C 刺激胆固醇转化为胆酸，降低甘油三酯，促进胰岛素分泌，缓解糖尿病并发症的进程。还有护肤、养颜、防感冒的功效。

维生素 C 不能自身合成，必须通过食物、蔬菜、药物等摄取。

富含维生素 C 食物：鲜枣、山楂、猕猴桃、各种蔬菜、水果、牛奶等。

2. 维生素 E

一种脂溶性维生素，其水解产物为生育酚，是最主要的抗氧化剂之一。有保护细胞，抗自由基氧化，抑制血小板聚集，从而防止血管堵塞，降低心肌梗死和脑梗死的风险，也有助预防冠心病。维生素 E 还有促进性激素分泌，增强性功能及生殖功能，延缓老化。改善末梢血液循环，保护视网膜，防治近视眼。同时防治牙龈萎缩等。

摄入维生素 E，新鲜芦笋最佳，其次坚果（杏仁、榛子）众多水果，蔬菜表皮，如菠萝、梨（多吃也有害）。

3. 维生素 P

又称芦丁、芸香甙等，属于水溶性维生素，它能防止维生素 C 被氧化而受到破坏。也能减少血管细胞脆性、增加毛细血管弹性，改善微循环，预防脑溢血、视网膜出血、紫癜等疾病。

食物来源：茄子、枣、杏、樱桃、柑橘类、蔬果、荞麦、茶等。

4. 维生素 A

又称视黄醇或抗干眼病因子，是一种具有脂环的不饱和一元醇。有助于免疫系统功能正常及病体早日康复。也有促进生长和生殖功能，也有抗癌作用。

食物来源：动物食物，如鱼肝油、鸡蛋、牛奶等；植物食物，如深绿色或红黄色的蔬菜水果，胡萝卜、红心红薯、西蓝花、西红柿、南瓜、辣椒和柿子、哈密瓜、芒果、杏干等；药食同源食物，如车前子，防风、紫苏、藿香、枸杞子等。

5. 维生素 D

是一种固醇类衍生物。维生素 D 是一种脂溶性维生素，食物中一般只含少量维生素 D（经肝脏合成）。大多维生素 D 的产生过程是：人体皮肤受阳光照射后，人体内的胆固醇就能转化为维生素 D，这部分维生素 D 占身体的 90%。维生素 D 的制造过程需要阳光中的紫外线（具体说是紫外线中的一段波长 UVB 段），而不是可见光，也不是阳光中的其他光。这种"阳光维生素"维生素 D，对人体极其重要，据认为，增强骨质是它的首个作用，有人患心脏病、肺病、糖尿病、高血压、精神分裂、多种硬化等疾病，都与缺乏维生素 D 密切相关。有越来越多的证据表明，维生素 D 防治癌症作用明显，包括乳腺癌、结肠癌、卵巢癌、前列腺癌、白血症，维生素 D 对调节细胞繁殖都能起到关键作用，而癌患者体内则缺乏这种调控机制。维生素 D 增强免疫力，减少一系列慢性病风险。

隔着玻璃晒太阳不易产生维生素 D，因为玻璃阻挡了大部分 UVB 段紫外线的通过，人体难以制造出维生素 D 来。

6. 维生素 K

又称凝血维生素，是脂溶性维生素。是具有叶绿醌生物活性的一类物质。是促进血液正常凝固及骨骼生长的重要维生素，新生儿极易缺乏，成人需要量少。经常流鼻血者、生理期大量出血者，可以从天然食物中摄取。

食物来源：绿叶蔬菜含量高，其次是奶及肉类：如牛猪肝、鱼肝油、蛋黄、乳酪、鸡蛋、鱼、黄油、肉类、奶、绿色蔬菜富含，如菜花、菠菜、甘蓝、香菜、豌豆等。

7. 维生素 PP

又称烟酸、维生素 B3。烟酸又名烟酸、抗癞皮病因子。它是人体必需的 13 种维生素之一，是一种水溶性维生素，属于维生素 B 族。参与体内脂质代谢，参与呼吸的氧化过程和糖类无氧分解的过程。维生素 PP 有较强的扩张周围血管作用，特别是末梢血管，防止血栓形成。治疗高脂血症，也用于防治脑动脉血栓形成、脑栓塞、视网膜炎等。

食物来源：植物性食物中存在的主要是烟酸，动物性食物中以烟酰胺为主。动物肝肾、瘦畜肉、鱼、坚果等，奶蛋中的色氨酸也可转化成维生素 PP。

8. 维生素 M

又称叶酸，维生素 B9，一种水溶性维生素。是细胞生长和繁殖所必需的物质。从菠菜中提取，故名叶酸。叶酸可改善血管内皮功能，预防心血管疾病。补充叶酸可降低脑卒中风险。我国每 5 人就有 1 人缺叶酸，所以多发心脑中风猝死。叶酸能有效降低喝酒女性乳腺癌的发生率。叶酸誉为"胎儿的守护神"，中老年人是缺叶酸的重点人群。

维生素 M 性质不稳定，遇光、遇热或紫外线容易失去活性。

富含维生素 M 的食物有：菠菜、青菜、油菜、白菜，西红柿、胡萝卜、莴苣、猕猴桃、山楂、苹果、草莓、香蕉、梨，以及全谷物、豆制品、禽、蛋、肉、动物内脏。

9. 维生素 H

又称生物素、辅酶 R，水溶性维生素，属于维生素 B 族（B7）。它是合成维生素 C 的必要物质，是脂肪和蛋白质正常代谢不可或缺的物质。是一种维持人体自然生长、发育和人体机能健康必要的营养素。可用于治疗动脉硬化、中风、脂类代谢失常、高血压、冠心病和血液循环障碍性的疾病。维持上皮组织健康，是秃头、白发、眼病者救星。

食物来源：牛奶、蛋黄、动物肾脏、瘦肉、草莓、柚子、葡萄、糙米、小麦、啤酒，还有：芥末、西蓝花、菠菜、南瓜、胡萝卜、木瓜、柠檬、杏、猕猴桃、芒果等。

10. 维生素 B 与 B 族维生素

1910 年化学家从米糠中提取出一种白色易溶于水的物质，发现它有增进食欲、维持神经正常活动功能，取名为维生素 B。后来发现以前命名的维生素 B 其实是一族物质（它们在结构上没有同一性，但却有许多共同特征），因此将这类物质统称之为 B 族维生素，将最先发现并已取名维生素 B 的物质改称为维生素 B1，其他类似物质按照发现的先后顺序依次排名，称之为维生素（B2、B3、B4……）共已有 10 多个。但是随着科技的进步，发现有些物质不再符合维生素 B 族的定义了，便把它们从 B 族维生素的队伍中剔除出去。现在世界公认的维生素 B 有 8 种，其中只有维生素（B1、B2、B6、B12）维持着原来的名称，另 4 种物质一般只称它们的化学名：烟酸（维生素 B3）、泛酸（维生素 B5）、生物素（维生素 B7）、叶酸（维生素 B9）。

B 族维生素也叫乙族维生素、维生素 B 等杂名，现在族群有伙伴 10 多名，世界公认有 8 名。

B 族维生素的共同特征是：全是水溶性维生素，它们在人体内既不是构成身体组织的原料（不参与构成人体细胞），也不是能量来源。但它们是调节机体新陈代谢活动不可或缺的物质，增进免疫系统和神经系统的功能，促进细胞生长和分裂（包括促进红细胞产生），预防贫血发生，它们可以维持人体正常机能，帮助心脏正常活动、增强体力，同时缓解压力，改善皮肤、发质及视力，提高生殖能力。或可预防老年痴呆症。

B族维生素还有族群联合"作战"的习惯，叫B族共融现象，即大家伙儿共同出力去对付人体某种现象的习惯。所以单独增加B族维生素中的某类含量或族中某类缺乏，都会影响全族能力。

B族维生素人体不会合成，体内也不会贮存。不被吸收利用时，数小时后就会被排出体外，所以B族维生素必须当天补充当天使用。

B族维生素怕水、怕光、怕热、怕氧化，食用方法不对，几乎摄取不到，饮食习惯不良，又会造成流失。

B族维生素广泛存在于米糠、麦米皮、酵母、动物肝脏、粗粮、绿叶蔬菜等食物中。

① 维生素B1——又叫硫胺素、抗神经炎素，白色结晶，微弱特臭，味苦。

维生素B1为精神性维生素，能增强神经细胞膜的传递功能，对神经组织和精神状态有良好的影响；帮助碳水化合物的消化（能增加胃液分泌），调节糖代谢，转化为能量，有利促进人体生长发育。

② 维生素B2——又名核黄素。橙黄色针状晶体、味微苦。微溶于水，易溶于中性酸液。

维生素B2主要生理功用是促进代谢（与碳水化合物、蛋白质、核酸、脂肪的代谢），增加营养素，促进生长发育与细胞的修复和再生，特别对维护心脑血管有益。增进视力和眼健康。人体缺乏维生素B2，易患口腔炎症，皮炎、微血管增生、外生殖器官炎症、眼炎、视力减弱、儿童生长缓慢等。

成人每天应摄入2~4毫克。维生素B2易摄取，如成人每日吃50克猪肝或100克黄豆或3棵生菜或4只香菇足够量。

③ 维生素B3——现名烟酸、维生素PP、烟酸、抗癞皮病因子。是B族维生素中人体需要量最多者。它不但是维持消化系统健康的维生素，也是性荷尔蒙合成不可缺少的物质，对于压力大的现代人，维生素B3维系神经系统健康和心脑机能正常运作有不可忽视的作用。也有降低胆固醇的作用。缺少维生素B3易引起癞皮病。引起精神烦躁不安加重糖尿病等。

成人每日摄取量13~19毫克。

④ 维生素B5——现名泛酸、抗压维生素。大脑和神经必需的营养物质。参加体内能量制造，新陈代谢，维持正常发育。有抗应激、抗寒冷、

抗感染、防治某些抗生素的毒性，消除术后腹胀。有助于肾上腺素（帮助人体应对紧急情况的激素）的产生，从而有效缓解压力和疲劳。还可以缓解心绞痛，并能降低血压。

缺乏 B5，血液及皮肤会发生异常，食欲不振，疲劳忧郁，传染病易发生。

⑤ 维生素 B6——又称吡哆素。无色结晶，易溶于水，在酸液中稳定，在碱液中易破坏。维生素 B6 是体内许多重要酶系统的辅酶，参与多种代谢生理过程，是动物正常发育、细菌和酵母繁殖所必需的营养成分。维生素 B6 是人体脂肪代谢、糖代谢必需物质。也是女性雌激素代谢所必需的物质，对女性多种病症有缓解作用。缺乏维生素 B6 会有食欲不振、失重、贫血、忧郁、发炎、虚弱等症。

⑥ 维生素 B7——现名生物素，也称维生素 H、辅酶 R。主要作用是帮人体细胞把碳水化合物、脂肪、蛋白质转换成人们可以使用的能量。是一种维持人体自然生长、发育和正常人体机能健康必要的营养素。

B7 是秃头一族的救星，防止落发颇见功效，对少年白发也有防治作用，护肤作用也受到重视。同时 B7 增强机体的免疫反应和感染的抵抗力，对治疗动脉硬化、中风、脂类代谢失常、高血压、冠心病和血液循环障碍性的疾病均有一定功效。

⑦ 维生素 B9——现名叶酸。叶酸参与细胞增生、生殖、血红素合成等作用，掌管血液系统，保护心脏血管，促进细胞发育，协助制造红细胞、白细胞，增强免疫能力，维持头发健康，减缓老年痴呆症的发生。（详情见叶酸）

⑧ 维生素 B12——又称钴胺素，含有金属元素钴，是维生素中唯一含有金属元素者，自然界的维生素 B12 都是微生物合成的，经肠道分泌物帮助才能被吸收。是一种抗恶性贫血维生素，含有钴的有机化合物。它化学性质稳定，是人体造血不可缺少的物质，缺少它会产生恶性贫血，大脑神经受到破坏。还有抗脂肪肝、促进维生素 A 在肝中的贮存，促进细胞发育成熟和机体代谢。

人体对 B12 的需要量极少，人体每天约需 1‰ 毫克。一般情况下人不会缺少，老人、素食且不吃蛋奶制品的人、孕妇需要补充。

（虽推断说钴能令动物换上癌症，主要原因在于钴能在人体内释放离子，这些离子损害 DNA 并导致癌症。维生素 B12 中也含钴，但不释放离子，所以不会致癌）

B 族维生素食物来源大致相同，又各有所需：

维生素 B1——来源广泛存在，尤其种子外皮、豆薯类、动物内脏、瘦肉。

维生素 B2——动物内脏、鱼、奶类、蛋类、豆类和绿叶蔬菜、谷物。

维生素 B3——广泛存在，尤其动物肝脏、奶类、蛋类、蔬菜、酵母、蘑菇、花茎甘蓝，全谷及一些水果。

维生素 B5——广泛存在，尤其动物肝脏、奶类、蛋类、蔬菜及所有含蛋白质食物。

维生素 B6——广泛存在，尤其动物肝脏、奶类、蛋类、蔬菜、鱼类、全谷、豆类、香蕉、花生。

维生素 B7——广泛存在，尤其动物肝脏、奶类、蛋类、蔬菜、酵母、水果、糙米。

维生素 B9——动物肝肾、鸡蛋、豆类、酵母、坚果类、绿叶蔬菜和水果。

维生素 B12——动物性食品、肝脏、蛋黄、肉类、贝壳类，乳及乳制品中含少量。植物极少。

现代人饮食精细化，从食物中摄取 B 族维生素越来越难、越少。

天然维生素 B 族之源——酵母、动物肝脏、米糠、麦芽 4 种食物中含有完整的维生素 B 族。其中以酵母含量最为丰富，比例更为合理，更容易被人体吸收利用。

五、矿物质

矿物质是地壳中自然存在的天然元素，又称无机盐，是构成人体组织和维持正常生理功能必需的各种元素的总称，是人体必需的七大营养素之一。

矿物质的功能：一是细胞的结构成分；二是参与并维持生物体的新陈代谢；三是维持细胞的渗透压；四是维持酸碱平衡。

矿物质在人体内的总重量不及人体重的 5%。也不能提供能量。不能在体内自行合成。在人体新陈代谢过程中，一定数量的矿物质会通过粪便、尿液、汗液、头发等途径排出体外，因此必需每天通过饮食补充进来。

对人体有益的矿物质有 29 种，它们又分为两类，即宏量元素和微量元素：

宏量元素（即宏量矿物质，也叫大量元素、常量元素），宏量元素是指含量占生物体总重量的万分之一（0.01%）以上的元素，有11种：碳、氧、氮、氢、氯、磷、硫、钠、钾、钙、镁；

微量元素（即微量矿物质），微量元素是指含量占生物体总重量的万分之一（0.01%）以下的元素，有18种：铁、锌、铜、锰、铬、硒、钼、钴、氟、碘、镍、钒、锡、硅、锶、硼、铷、砷。注意，有些微量元素有潜在毒性，适量有益，过量会造成病变或损伤，这些元素有：氟、铅、汞、铝、砷、锡、钾、镉等。

（一）现将11种宏量矿物质中最常见的钠、钾、钙、镁、磷介绍如下：

① 钠——一种金属元素，是碱金属元素的代表，钠是细胞外液中带正电的主要离子。钠能与水反应生成氢氧化钠（盐），所以钠元素以盐的形成广泛分布于陆地和海洋中。钠是人体肌肉组织和神经组织中的重要成分之一，与心血管功能、能量代谢有关。钠存在于细胞外液与骨骼中。人体内的钠在一般情况下不易缺乏，日常调味品足够了，但在某些情况下会缺钠，如禁食、高温、重体力出汗、腹泻及某些疾病。缺钠会引起倦怠、呕吐、血压下降、昏倒……在正常情况下，身体不蓄积钠。过量在某情况下会发生急性中毒、水肿、血压上升、胆固醇升高、脂肪增多、清除率降低、胃黏膜受损等。钠盐的摄入量和血压、肿瘤、糖尿病、骨质疏松以及心脑血管疾病之间有明显的相互关系——吃盐越多，患上述疾病的风险越大。

② 钾——一种银白色蜡状软质金属，属于碱金属，极度活泼。钾在自然界没有单质形态存在，钾元素以盐的形成，如硝酸钾、硝石、硫酸铝钾（即明矾）、碳酸钾、草木灰等，广泛分布于陆地和海洋中。

钾是人体肌肉组织和神经组织中的重要成分之一，人体除含钙、磷最多外，钾居第三位，约150克左右，98%在细胞内液，为内液中的主要阳离子。钾阳离子维持细胞内外液的渗透压平衡；钾离子和钠离子一起激活钠，维持细胞内外液中钠、钾的正常生理浓度；没有钾，葡萄糖和氨基酸不能在细胞内合成糖原和蛋白质；钾、钠离子使细胞膜有电信号能力，并使神经脉冲进行传递；钾对心血管的作用与钠相反，它有缓冲钠升高血压的作用，并抑制血管平滑肌增生，扩张血管，对脑血管有独立的保护作用。钾不足会导致高血压，心律不齐，乏力易怒、呕吐等。体健者会自动将多余的钾排出体外，但肾病者避免钾过量。

富含钾食品有：水果、蔬菜、瘦肉、动物内脏等。

③钙——一种金属元素，溶于酸，有"生命元素"之称。钙是人体中含量最多的无机盐元素。人体无论肌肉、神经、体液、骨骼中都普遍存在，是人类骨、齿的主要无机成分，也是神经传递、肌肉收缩、血液凝结、激素释放和乳汁分泌的必需元素。钙约占人体质量（重量）的1.5%，参与人体新陈代谢，所以每天必须补充钙。（生长期日需1000毫克）

钙在人体中99%储存在骨骼中。主要功能有两点：一是构成骨骼的核心部分；二是充当"钙库"，当血液中钙浓度下降时，骨骼中的钙就会释放到体液中以维持平衡。因而骨骼中的钙离子并不是一成不变的，而是处在一种不断沉积，又不断溶解的动态平衡中。钙离子经常往返于骨骼、血液和组织之间，随着年龄增长，游走的越来越多（通过尿排出体外），钙储备量日益减少，所以骨骼发脆不结实了，骨骼收缩人也变小了。

富含钙的食品有：苜蓿最高，酸奶和牛奶、芹菜、油菜、羊肉、鸡肉、各种鱼虾和大部分干果，豆制品、海带含量也较多。

（注：钙离子——带电的钙原子）

④镁——一种银白色的轻质碱土金属，化学性质活泼。镁元素在自然界广泛分布，是地壳中第八丰富元素。镁不溶于水、碱液，溶于无机酸。镁是人体的必需元素之一，人体含量25克左右，仅次于钙、钠、钾，居第四位。镁60%~70%存在于骨骼和牙齿中。

镁参与生物体正常生命活动及新陈代谢过程，镁对心脏活动具有重要的调节作用，能很好地保护心血管系统，减少血管中钙沉淀和胆固醇凝栓，起到预防动脉硬化、心肌梗死的作用。镁是高血糖、高血压、高血脂的克星。镁也有助提高男士生育能力。

镁缺乏可致血清钙下降、神经肌肉兴奋亢进；引发期前收缩、房颤、室颤、室速等。过量口服镁可能引起镁中毒。

食物来源：未碾磨的谷类、种子，深色绿叶蔬菜、豆类、水果香蕉、坚果等。

⑤磷——磷在自然界是一种较为繁杂多变的矿物质元素，在地壳含量丰富，位列前10名，在海洋中浓度居第二类，磷广泛存在于动植物组织中，磷在生物圈内分布也很广泛。磷是人体含量较多的元素，排名第六位，磷占人体总量的1%，约600克左右，85.7%集中于骨和牙中。

磷是机体极为重要的元素之一，是构成人体成分，参与人体新陈代谢过程，人体 DNA 的重要组成元素，磷是细胞的必需元素；磷能刺激神经肌肉，使心脏和肌肉有规律地收缩，有助正常供血；维持肾脏正常机能等。

因为所有食物都含磷，磷缺乏极为少见。如果缺乏，则现小儿佝偻病、骨质疏松、牙齿发育不正常、肌肉虚弱等。磷过度易患高磷血症。

磷的来源很广，几乎所有食物都含磷。

（二）现将 18 种微量元素中的铁、锌、铜、硼、锰、硒、铬、钴、钼介绍如下：

① 铁——一种金属元素，铁是人体必需的微量元素（成人体内约有 4~5 克铁，72% 以血红蛋白、3% 以肌红蛋白形式存在，还有许多是酶和免疫系统化合物的成分及铁储备）。

铁对人体的功能是多方面的：铁参与氧的运输和储存，供人体每一部位吸收氧气，以提供能量；铁在代谢过程中反复被利用；是红细胞合成血红蛋白必不可少的原料；心、肝、肾的细胞线粒体内，储铁特多，是细胞的"能量工厂"。

服用消炎药和阿司匹林损失铁，经常喝红茶和咖啡阻碍铁吸收，应补充铁。

人体从食物中摄取所需的大部分铁，并小心地控制着铁含量；缺铁会造成缺铁性贫血，而且会全身性营养不足（表现为发育迟缓、精神萎靡、注意力不集中、学习成绩差等）；铁过量可能导致中毒，急性铁中毒多发于儿童；慢性铁中毒多发于中老年人。

食物来源：动物肝脏、牛羊肉、豆类、麦糠、干果、蛋黄、海带等。铁锅炒菜吸收铁。

② 锌——锌是第四"常见"的金属，仅次于铁、铝及铜。锌也是人体必需的微量元素之一，锌促进人体生长发育，严重缺锌会导致"侏儒症"和智力发育不良，维持正常食欲；缺锌会出现厌食、偏食甚至异食（吃炭等）；增强人体免疫力，因为锌元素是免疫器官胸腺的发育营养素。此外，锌还有抗氧化、延缓衰老、提高胰岛素合成效率、维持血糖正常功能。

锌元素被誉为"生命之花"，"婚姻和谐"的美称，对生殖遗传起着重要的作用。因为锌元素大量存在于男性睾丸中，参与精子的整个生长、成熟和获能的过程。一旦缺锌，精子数量和活力下降，会导致不育、第二性征缺失。

富含锌食物：海产品、动物内脏、瘦肉、蛋黄，牛奶、牡蛎（含锌量最高，誉为"男人食品"），植物豆类、花生、小米、萝卜、白菜、土豆。

③ 铜——一种金属元素（过渡元素），铜和铁、锌并称为人体必需的三大微量元素。

铜是人体健康不可缺少的微量营养素，对于血液、中枢神经和免疫系统，头发、皮肤和骨骼组织以及脑、肝、心等内脏的发育和功能有重要影响；铜对血红蛋白的形成起活化作用，在传递电子、弹性蛋白的合成、结缔组织的代谢、嘌呤代谢、磷脂及神经组织形成方面有重要意义。铜也有辅佐造血功能，缺铜会导致贫血，以至脑障碍。铜元素有很强的杀菌作用和极强的抗癌功能。

铜在人体内不能储存，必需每日补充。世卫组织建议，成人每日摄入 8 毫克铜元素。过剩不利健康。

茶叶富含铜，正常饮茶足够。坚果（核桃、榛子、葵花籽也富含铜）、牛肉、可可等。

铜锅不能补铜，铜绿有毒；铜锅炒菜破坏维生素 C。

④ 硼——一种非金属元素（类金属）。在自然界含量相当丰富。对地球生命起源可能很重要，因为它可以使核酸稳定。核酸是核糖核酸的重要成分。

硼元素是核糖核酸形成的必需品，而核糖核酸是生命的重要构件。硼是维持人体骨骼健康和钙、磷、镁正常代谢所需要的微量元素之一。硼能强化肌肉，是运动员不可缺少的营养素。硼也有助于提高男性睾丸甾酮分泌量。硼还有改善脑功能，提高反应能力的作用。对停经后妇女防止钙质流失、预防骨质疏松具有功效。

硼大部分人都不缺少，但老年人可适量摄取。硼容易吸收，并大部分由尿排出。

硼普遍存在于蔬菜中。

⑤ 锰——一种灰白色有光泽的过渡金属，广泛存在于自然界中。

锰在体内含量很少（每日 4~6 毫克），但起着非常重要的作用：锰是机体必需的微量元素之一，它构成体内若干种有重要生理作用的酶；它影响骨骼的正常生长和发育；维持脑功能正常，与智能发展、思维、情感、行为均有关系，癫痫病、精神分裂者血清中均缺锰；锰也有维持糖代谢、脂代谢以及造血功能；缺锰很难长寿；缺锰与癌症也有一定的关系。缺锰影响性功能和第二性征的发育。

锰广泛存在于自然界，糙米、米糠、核桃、麦芽中富含，花生、土豆、茶叶、坚果次之，水果蔬菜，鱼、肉、蛋、奶中也有。

⑥ 硒——一种化学元素，非金属。硒在自然界的存在方式有两种：无机硒和植物活性硒。无机硒有毒，不适合生物使用；植物活性硒一般以硒蛋氨酸形式存在，是人体使用的硒源。

硒有抗氧化作用，是最好的抗衰老物质；硒能增强人体免疫力；硒能调节维生素（A、C、E、K）的吸收和利用；男性更需要补硒，供给人体的硒大多集中在生殖器官中，增强生殖功能，同时也随精液排出体外，引起缺硒。据统计，威胁生命的40多种疾病都与缺硒有关，如各种癌症、克山病、心血管病、肝病、胰脏病、糖尿病（恢复胰岛功能）、各类眼病、生殖系统疾病以及脱发、白斑、皮损、神经系统异常早衰等。

硒是世界卫生组织唯一认定的防抗癌元素，有"抗癌之王"美称，硒与维生素 E 联用，更有抗衰老、抑癌变，延年益寿功效。硒对糖尿病和并发症有较好功效。

硒不能储存人体器官中，需要每天从饮食中补充！中国是严重缺硒大国（半数人缺硒）。

富硒食物有：南瓜子、豆类、动物肝脏、蛋类、水产鱼、大米、小米、面食、胡萝卜、大蒜、桑葚、梨、芒果等。

⑦ 铬——银白色金属，极硬耐腐。铬是对人体十分有益的微量元素。在维持人体健康方面起着关键作用。铬在人体内的含量约为 7 毫克，主要分布于骨骼、皮肤、肾上腺、大脑和肌肉中。

铬是正常生长发育和调节血糖的重要元素；铬能帮助胰岛素促进葡萄糖进入细胞内的效率，是血糖调节剂；缺乏铬，就很容易出现糖代谢失调，引发糖尿病、冠状动脉硬化等心血管病及其并发症。铬有助生长发育、促进蛋白质的合成和贮存，对青年健康成长发育十分有益；铬的生理功能是与其他控制代谢物质一起配合起作用，如激素、胰岛素、各种酶类、细胞的基因物质等，有对人体内脂肪、胆固醇、蛋白质、糖类的代谢功能。缺乏铬会造成眼睛近视。

含铬高的食物：粗粮、花生、蘑菇及胡椒、动物肝脏、牛肉、鸡蛋、红糖、乳制品等。

⑧ 钴——银白色铁磁性金属，质硬而脆。

钴元素能刺激人体骨骼的造血系统，促进血红蛋白的合成及促进脾脏释放红细胞，增加红细胞的数目；钴元素可以促进肠黏膜对铁的吸收，加速贮存铁进入骨髓；钴大多以维生素 B12 的形式参加体内的生理作用；钴也是胰岛细胞合成胰岛素必不可少的微量元素。钴放射性同位素，可治疗癌症。

含钴食物：甜菜、卷心菜、洋葱、萝卜、菠菜、西红柿、蘑菇、无花果、荞麦、谷类。

（注：2016 年 11 月 3 日，美国 NIH 公布了第十四份致癌报告，将致癌物质数量提升到 248 个，这份报告增加了 5 种病毒和 2 种物质，其中就有钴元素）。

⑨ 钼——一种过渡元素，白色金属，为人体及动植物必需的微量元素。人体各组织中都含钼，在人体内总量为 9 毫克，肝、肾中含量最高。

钼虽为过渡元素，但毒性极低，甚至可认为无毒。钼是七种重要微量元素之一（锌、硒、铜、钼、铬、钴、铁）钼是动物体内肝、肠中黄嘌呤氧化酶、醛类氧化酶的基本成分之一；对防尿结石的形成有强烈的抑制作用。

土壤含钼过高的地区，癌症发病率低但痛风病多。

六、水是人生命之源

水在人体组织中所占比重最大：约占婴幼儿身体比重的 90%，少年身体比重的 80%，青年身体比重的 70%，中年人身体比重的 60%，老年人身体比重的 50%，少于 50% 人的生命危矣。水在人身体各部分的所占比重也各不相同：在血液中占 90%，脑组织中占 85%，肌肉中占 75%，骨骼中占 50%。而肌肉最容易缺水，所以人越老肌肉越少越干，人越老个头越矮。

（一）水的九大功能

① 水作为生物大分子结构，直接参与人体的三大代谢（物质代谢、能量代谢、信息代谢）。

② 完成血液顺利循环，输送养分——血液中 90% 的水使血流通畅，把身体所需的营养物质、氧气输送到各脏器各细胞。如果缺了水，血会变稠、结栓、血管加厚、变脆，引起心脑血管萎缩、梗死、心衰。

③ 水能防治肌肉萎缩——肌肉富含水，缺水立马萎缩，老年人尤甚。

④ 水能坚实骨质——所有骨骼都需要水分滋养（包括指甲、牙齿），缺水骨骼疏松。

⑤ 水能促进食物消化——肠胃蠕动、消化液产生都靠水，缺水产生便秘、肠梗阻、结石。

⑥ 水能防治容颜早衰——脸手等外露皮肤，风吹日晒，易缺水、发皱、脱发、早衰。水能满足细胞需求，细胞内外含水量为 1:1 时，人体健康，降为 0.8:1 时，细胞活力受损，早衰。

⑦ 水能调节体温——水有导热功能，通过血液、汗水把热量传出体表。

⑧ 水能消毒防癌——体内废物毒素，通过肾脏过滤，经尿液排出，缺少水分难排毒，容易引发前列腺炎及癌症。

⑨ 水能保持呼吸功能——肺呼吸靠水润滑运行，缺了水则哮喘、肺气肿。

所以水是生命之源，水中富含无机盐等营养物质。经验证明，如果不吃饭，只要有足够的水，人体可以依靠体内贮存的营养，存活 30 天；如缺水，7 天必死。

（二）水分硬水和软水

水中钙、镁离子总量少于 30 毫克/升为软水，大于 450 毫克/升为硬水，在 80~200 毫克/升最为理想。或者可用 TDS（水中可溶解固体物质总含量）衡量，TDS 值小于 60 为偏软水，TDS 值大于 300 为偏硬水。

1. 硬水好还是软水好？

水太硬和太软都不好。一定硬度的水能补充人体所需的钙、镁离子营养，不易得心血管疾病，但常饮硬水易患结石病；常饮软水，则需要通过其他途径补充营养。

① 自来水——是通过自来水厂净化，消毒后生产出来符合相应标准的供人们生活使用的水（水中含有钙、锌、锰、磷、氟、镁、铁、钠等多种矿物质）。水源汲取自江河湖泊及地下水、地表水。专家指出，在水质较好的城市，"如果当地的自来水能达到卫生标准，喝烧开的自来水（属于硬水）"可以放心长期饮用。

问题是，我国江河湖泊、地表、地下水污染较严重。水污染包括生物污染、物理污染、化学污染。我国目前 90% 的水厂只能对物理和微生物污染进行处理，而无法对化学污染进行深化处理。

现在自来水消毒大都采用氯气消毒灭菌，但氯化消毒后也会在水中留有致癌物质。要想全面达标 106 项还有很大难度。

② 纯净水——是将天然水经过多道工序处理、提纯和净化的水，干净、无菌、无毒，无杂质，可以直接饮用。无科学依据不能长期饮用。市场上品牌有超过 30 家之多，但半数以上卫生标准不达标，纯净水的缺点是把水中对人体有益的微量元素也过滤掉了，所以需要补充，特别是纯净水中没有了钙，会导致铅量超标（钙与铅处于竞争关系，此消彼长）。

纯净水非自然水，世卫组织也不建议大家喝纯净水。

③ 矿泉水——取自地下深处的未受污染的地下水，含有溶解的矿物质锂、锶、锌、硒、镍化物、碘化物、偏硅酸、游离二氧化碳和溶解性总固体（九项界限指标）。有益人体健康。

矿泉水分为天然矿泉水和非天然矿泉水，天然矿泉水的分类繁多，讲究多，婴儿不宜饮用。矿泉水品牌琳琅满目，好差不等。一般较干净、并含有益人体微量元素，但矿物质以大分子状态存在，人体不易吸收。且价格昂贵（特别是外国进口水），不能作为日常用水。

④ 矿物质水——是在纯净水基础上人工添加矿物质、杀菌处理后灌装而成的水。

2. 喝哪一种水好？

人们日常饮用的水有好多种，如自来水、纯净水、矿泉水、矿物质水、蒸馏水、阴阳水、白开水、千沸水、国外进口水等，就一般群众说，水各有所长所短，但只要符合国家规定的饮水标准，都可以放心饮用。关键是安全第一（无菌、无毒、无污染），然后在常温下饮足量就好。因为喝水的目的是完成水在人体中输送营养等九项功能，以上各种水都能完成。当然，喝健康水最好，益处多多，副作用少。

3. 何为健康水？

古今专家指出：药补不如食补，食补不如水补。水是百药之王，水的最高标准就是健康水，健康水的递进要求有 3 点：一要无毒、无害、无污染、无异味，可称为干净水，如纯净水；二要符合人体生理需求，即含有一定的有益矿物质，pH 值呈中性或微碱性（1 项 +2 项）为安全水，如矿泉水；三要水具有生命活力，如渗透力、溶解力、代谢力较强。满足以上 3 项者可称为健康水，这是全世界提高饮水质量的努力方向。

（附）以下 3 类不是水——碳酸饮料、咖啡、浓茶

虽然人们非常喜欢把它们当水喝，但它们起不到水的功效，有些甚至相反，所以它们不是水，也不能代替水。

① 碳酸饮料（包括功能性饮料）：如可乐、雪碧、健力宝等，它们含大量的色素、添加剂、防腐剂等物质，这些成分在体内代谢时反而需要大量水分，所以碳酸饮料越喝越渴，形成脱水。过量饮用还会引起钙流失。

② 咖啡：各种品牌的咖啡，都有很强的排尿效果，频繁促使水分排出，会引起体内缺水，也会造成钙质流失。

③ 浓茶：饮浓茶副作用大，刺激胃肠神经，出现尿频尿急，影响人体水平衡，引起细胞脱水。

4. 水的疗效

心脏病和中风——水可以稀释血液，有效防止心脑血管阻塞。

骨质疏松症——水可以让成长过程中的骨骼更加坚固。

白血病和淋巴癌——水可以提供氧的输送，而多数癌细胞是厌氧的。

高血压——水是最好的天然利尿剂。

糖尿病——水可以增加身体内色氨酸的含量。

失眠——水能够产生天然的睡眠调节物质——褪黑激素。

抑郁症——水能使身体以天然的方式增加血清素的供应。

温馨提示

人体内还有一个干旱管理机制：人体缺水时暂时应对方法——严格分配体内储备水，并让最重要的器官先得到足量的水以及由水输送的养分！水在分配中，大脑处于绝对优先地位。大脑占人体重的 1/50，却接受了全部血液的 1/5，水的比例也与之相同。于是别的器官水分就会不足，出现问题。

人进入成年，渴的感觉逐渐衰退，身体的水分越来越少；进入老年后，每 10 年体内丧失水分 3 升以上。

---

5. 水是身体排毒的重要保障

身体毒素多数是通过肾脏排出体外的，而肾脏排毒也是需要水分的清洁和滋润。根据英国肾脏研究中心研究，如果每天至少喝 2000 毫升水，患肾脏病的概率就会降低 80%。

七、膳食纤维

膳食纤维是一种多糖，它既不能被人体胃肠消化吸收（食草动物可以），也不能产生能量，因此，曾一度被认为是"无营养的物质"，长期得不到重视。随着相关科学的发展，人们逐渐发现了它的重要的生理作用。在人们饮食越来越精的今天，膳食纤维被世界营养学界补充认定为人体第七类营养素，和传统的六类营养素——蛋白质、脂肪、碳水化合物、维生素、矿物质、水，并列为第七类营养素。

对膳食纤维，在日常生活中，人们往往容易将膳食纤维和木质素、粗纤维、纤维素混为一谈。其实，粗纤维、木质素，只是膳食纤维植物组织经胃肠消化液处理后所剩下的残留物，其主要成分就是粗纤维和木质素，纤维素是粗纤维的一部分，是一种单化合物。由此可见，膳食纤维包括了木质素、粗纤维和纤维素；木质素、粗纤维和纤维素是膳食纤维的组成部分。

膳食纤维根据是是否溶于水，而分为可溶性膳食纤维和不可溶性膳食纤维两大类：可溶性膳食纤维能量很低、吸水性强，在胃肠与淀粉等碳水化合物交织在一起，可延缓后者的吸收，故而起到降低餐后血糖的作用，也易通便。主要食物来源于果胶、魔芋、藻胶等；不可溶性膳食纤维在肠胃促进蠕动，减少吸收、软化大便、防便秘。主要食物来源，全谷类、麦麸、麦片、糙米、燕麦、豆类及蔬菜水果。

膳食纤维在自然界中有百千种，来源不同，化学组成差异很大，生理效应也很不同。膳食纤维共同特点是小肠酶不能分解利用，在肠道促进益生菌发挥广泛的保健作用，促肠蠕动；治便秘治腹泻、预防肠癌的发生；充足的膳食纤维对防治"现代文明病"益处多多，可降低血液胆固醇和甘油三酯、降血糖，对糖尿病、高脂血症、肥胖均有一定功效。

成人每日应该食用膳食纤维 40 克左右。

可溶性膳食纤维——果胶

有人把膳食纤维分为两个基本类型，即非水溶性纤维和水溶性纤维。非水溶性纤维包括纤维素、半纤维素和木质素 3 种常见物质；水溶性纤维来源主要有果胶、藻胶、魔芋等胶，主要成分为葡甘聚糖，吸水性强、能量很低。

果胶全称苹果胶原，水溶性纤维，（存在于自然界的非纤维性物质中）

易被人体充分摄取，有润肠、预防消化系统疾病、防便秘、解除铅中毒的作用；也有显著降低血糖、血脂，减少胆固醇，疏通血管的功效；对糖尿病、高血压、高血脂也有防治作用。在食品工业中可使果酱、冰淇淋、果汁凝胶化。

果胶广泛存在于植物果实、根、茎、叶中，柑橘、柠檬、柚子、苹果及皮中多含，蔬菜中也有。

八、七大营养素之外的营养素

人体除了以上七大营养素必不可少之外，还有不少烃、酚、酮、醇、酸、胺、脂类物质，也对人体生命和健康起着重要影响，现重点补充几种如下：

（一）多酚类

又称黄酮类，也可称类黄酮，是一群来自植物根、皮、叶、果中的化合物。可可豆、大豆、茶、红酒、蔬菜、水果中尤其丰富。

多酚类也被称为人体"第八类营养素"，是一组植物中化学元素的统称，因具有多个酚基团而得名。多酚在一些植物中起到呈现颜色的作用，在人体中具有很强的抗氧化、强化血管壁、降低血脂、防止动脉硬化、防止血栓形成、抑制低密度脂蛋白的产生以及促进胃肠消化、增加身体抵抗力的作用；同时还有利尿、降压、抑制癌细胞生长的作用。

多酚类（黄酮类）化合物包括多种，不同多酚有不同的生物活性，对各种疾病有不同的防治作用。多酚类群中有异黄酮、槲皮素、芦丁、儿茶素（酚）、单宁类、酚酸类、花苷类等。

1. 异黄酮

黄酮类化合物中的一种，主要存在于豆科植物中，与雌激素有相似的结构，因此称为植物雌激素，易被人体吸收，能迅速补充营养。大豆异黄酮的雌激素作用影响到激素分泌、代谢生物学活性、蛋白质合成、生长因子活性，是天然的癌症化学预防剂。数据显示，异黄酮的抗癌特性十分突出，而且只对癌细胞的生长、扩散起作用，对正常细胞无影响。异黄酮对绝经妇女雌激素水平降低起到替代作用。还是有效的抗氧化剂。

大豆是人类获得异黄酮的唯一有效来源。每百克大豆含 128 毫克异黄酮，所以，人应该多吃大豆及制品。

2.槲皮素

又名栎精、槲皮黄素，不溶于水，能溶于冰醋酸。有较好的祛痰平喘、止咳作用。此外还有降低血压、增强毛细血管抵抗力、减少毛细血管脆性、降血脂、扩张冠状动脉、增加冠脉血流量等作用。对冠心病有辅助治疗作用。对癌细胞的生长有显著抑制作用。

食物来源：洋葱、苹果、红酒、绿茶，多食有益。

3.芦丁

又称为芸香苷、维生素P、紫槲皮素、路丁、路丁粉、路通、紫皮苷。

芦丁属于维生素类药，有降低毛细血管通透性和脆性的作用，保持及修复毛细血管的正常弹性。

临床用于防治脑溢血、高血压、视网膜出血、紫癜和急性出血性肾炎、慢性气管炎等。

食物来源：苦荞、枣、杏、橙皮、番茄等。

4.单宁

一种水溶性酚类酸性化合物，也是除了木质素以外含量最多的一类植物酚类化合物。

单宁是红葡萄酒的灵魂，在酒业中单宁与其他物质发生反应，生成新物质，逐渐酝酿出香醇细致的陈年风味；单宁有很强的吸收紫外线的作用（吸收率在98%以上），又能使黑色素还原脱色，起到美白作用，也是很好的防晒佳品；单宁也具有抗氧化作用，所以葡萄酒能放10年以上称为佳酿；单宁还含有保护人类血管的物质，还可以抑制坏胆固醇，提高好胆固醇的作用，从而防止血小板凝结、预防血栓生成。

单宁是一类多酚中高度聚合的化合物。

茶叶中也含鞣酸，也称为单宁酸或茶单宁（特点是涩），是浓茶伤身的最主要物质。

富含单宁的食物：全谷、豆类以及茶叶、葡萄等。

5.儿茶素（茶多酚）

别称儿茶酚、儿茶精、茶单宁。

儿茶素是从茶叶等天然植物中提取出来的一类酚类活性物质，占茶多酚的 80%，也是茶的苦涩味来源之一。

绿茶中的儿茶素具有细胞调节以及抗氧化功能，对人体脂肪代谢以及脂肪分布，特别是内脏脂肪的减少有着明显的作用，据数据显示，多饮绿茶，体重、腰围、腹部减肥明显；儿茶素降低心血管疾病和癌症风险，还增强毛细血管的通透性，止泻、止血、抗病毒、杀真菌；又有清除自由基、抗氧化、延缓衰老功效。

儿茶素广泛存在于植物中，茶中富含，苹果、葡萄、红酒、可可中也有。

6. 花青素

花色素类，有 250 多种，目前已确定其中 20 多种为水溶性色素。广泛存在于开花植物中。随品种、季节、气候、成熟度不同有很大差别。花青素可随细胞液的酸碱改变颜色，细胞液呈酸则偏红，呈碱则偏蓝。花青素是构成花瓣和果实颜色的主要色素之一。

花青素在生理上扮演重要角色：是当今发现最有效最强有力的抗氧化剂，最强效的自由基清除剂，能够保护人体免受自由基的损伤；花青素明显抑制低密度脂蛋白的氧化和血小板的聚集，防止动脉粥样硬化；还能治疗糖尿病视网膜病、乳房囊肿；提取物能有效预防不同阶段的癌变发生。

花青素广泛存在于开花植物中，葡萄、茄子、樱桃、桑葚、草莓、山楂、牵牛花、蓝莓均有一定含量，大麦、高粱、豆类中也广泛存在。

花青素多用来做营养强化剂，安全的食品添加剂。但花青素容易降解。

7. 白藜芦醇

也是多酚类化合物之一种，是肿瘤的化学预防剂，也是降低血小板聚集，防治动脉硬化、心脑血管疾病的化学预防剂。但目前科学界对其未有明确结论。

（二）其他

① 胡萝卜素——目前至少有 600 种以上的天然胡萝卜素被发现，种类有 α、β、γ、δ、ε 等。其中 β-胡萝卜素占 80%，α-胡萝卜素

占 10%，其他（γ、δ、ε 等）占 10%。

β-胡萝卜素有维生素 A 源之称（能在体内转换成维生素 A），是一种重要的人体生理功能活性物质。β-胡萝卜素的许多生物功能都与人类健康有密切关系，比如，β-胡萝卜素是自由基的最强克星；对防治癌症有明显疗效（有的国家研究对此结论有相反意见）；排除血管毒素；预防心血管疾病，如阻塞性动脉粥样硬化、冠心病、中风等多种老年性疾病；预防眼底黄斑性眼疾、白内障；保护肝脏、延年益寿。

食物来源：主要存在于深绿色或红黄色果蔬中：如胡萝卜、西蓝花、菠菜、甘薯、哈密瓜、杏、芒果、木瓜等中。

胡萝卜素不溶于水和醇，最好配肉蛋、米面同食。胡萝卜素不宜与醋同食，过量中毒。

② 大蒜素——淡黄色粉末或淡黄色油状液体。由百合科植物大蒜中存在的大蒜氨酸在大蒜酶作用转化产生。新鲜大蒜中并不含有大蒜素，而含有它的前体 - 蒜氨酸。蒜氨酸以不稳定无臭的形式存在于大蒜中。试验证明，鲜大蒜中存在的蒜氨酸受冲击（切片或捣碎）后蒜酶活化，数分钟（15 分钟）催化蒜氨酸形成大蒜素（所以直接吃大蒜不会产生大蒜素）。大蒜素进一步分解后形成具有强烈臭味的硫化物。大蒜采用不同溶剂，控制不同条件会得到不同产物。

大蒜素具有较强的抗菌消炎作用，对慢性胃病有一定治疗作用，也防治脂肪肝。大蒜素对心血管的作用是通过降低血浆总胆固醇、降血压、抑制血小板活性、降低红细胞压积、降低血液黏度，来保护心血管。不同剂量的大蒜素均可降低血糖值（通过增加胰岛素分泌来发挥降血糖作用）。大蒜多吃，对眼、肝有害。

③ 卵磷脂——又称蛋黄素，被誉为与蛋白质、维生素并列的"第三营养素"，1844 年从蛋黄中发现，故名卵磷脂（磷脂酰胆碱）。磷脂和蛋白质是构成细胞膜的最主要的成分。

卵磷脂营养功效：

人体所需的外源性胆碱 90% 是由卵磷脂提供。

调节血清脂质水平，降低胆固醇水平，保护肝脏，加强免疫力以及抗脂肪肝的活力。改善记忆力和思维能力。

有效降低血脂及冠心病的发病率，保护心脏。

有益大脑、延缓衰老。

主要来源：蛋黄、牛奶、动物内脏及大豆和酵母。市场有售卵磷脂者。